患者を守れる すごく役立つ 臨床スキル

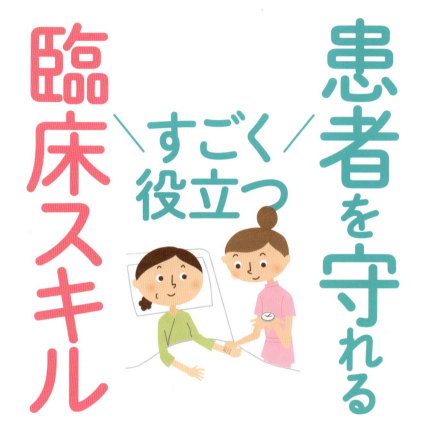

Gakken

監修者・執筆者一覧 [敬称略・掲載項目順]

監修・執筆

石松　伸一	聖路加国際病院　副院長	
藤野　智子	聖マリアンナ医科大学病院　看護部　師長　急性・重症患者看護専門看護師　集中ケア認定看護師	
道又　元裕	国際医療福祉大学成田病院準備事務局	
後藤　順一	河北総合病院　急性・重症患者看護専門看護師	

執筆

第1章 バイタルサイン測定

石松　伸一	聖路加国際病院　副院長

第2章 急変対応Q&A

比田井　理恵	千葉県救急医療センター　急性・重症患者看護専門看護師
葛西　陽子	医療法人渓仁会　手稲渓仁会病院　看護部　急性・重症患者看護専門看護師
合原　則隆	久留米大学病院　高度救命救急センター　救急看護認定看護師
新名　朋美	大阪赤十字病院　救急外来　急性・重症患者看護専門看護師
石川　幸司	北海道科学大学　保健医療学部看護学科　助教　急性・重症患者看護専門看護師
河合　正成	敦賀市立看護大学
塚原　大輔	日本看護協会看護研修学校　特定行為研修担当教員　集中ケア認定看護師
園川　雄二	東海大学医学部付属病院　救命救急センター　家族支援専門看護師

第3章 看護技術

後藤　順一	河北総合病院　急性・重症患者看護専門看護師
山田　亨	東邦大学医療センター大森病院　看護管理室　急性・重症患者看護専門看護師
髙橋　大作	立正佼成会附属佼成病院　診療看護師
増田　博紀	済生会熊本病院　救命救急センターHCU　集中ケア認定看護師
久保　晴子	東京女子医科大学病院　集中ケア認定看護師
藤﨑　智文	地方独立行政法人　大牟田市立病院　集中ケア認定看護師
山崎　千草	東京女子医科大学病院　急性・重症患者看護専門看護師
山中　源治	東京女子医科大学病院　急性・重症患者看護専門看護師
牛島　めぐみ	社会医療法人財団　白十字会　白十字病院　ICU　集中ケア認定看護師
内田　真弓	関西医科大学附属病院　消化器外科病棟　集中ケア認定看護師
杉島　寛	久留米大学病院　高度救命救急センター　主任看護師・集中ケア認定看護師
加覧　妙子	鹿児島大学病院　ICU　集中ケア認定看護師　特定看護師
壹岐　高佳	独立行政法人　労働者健康福祉機構　関東労災病院　集中ケア認定看護師　特定看護師
十文字　英雄	市立函館病院　3階南病棟ICU　集中ケア認定看護師
池田　理沙	神戸市立医療センター中央市民病院　EICU・CCU　集中ケア認定看護師
山下　亮	北九州市立八幡病院　救命救急センター/小児救急センター　集中治療室師長　集中ケア認定看護師
岡崎　美幸	山口県済生会下関総合病院　集中ケア認定看護師

荒井　奈保子	河北総合病院　がん看護専門看護師
増居　洋介	北九州市立医療センター　集中ケア認定看護師
竹林　洋子	JCHO九州病院　ICU　集中ケア認定看護師
阿萬　由香	湘南藤沢徳洲会病院　集中ケア認定看護師
神宮　かおり	鹿児島市立病院　救急病棟　集中ケア認定看護師
山村　尚裕	東邦大学医療センター大森病院　消化器外科病棟　主任看護師
當麻　麻美	独立行政法人国立病院機構　東広島医療センター　集中ケア認定看護師
穴澤　智美	河北総合病院　皮膚・排泄ケア認定看護師
阿部　絵美	前橋赤十字病院　集中治療室　集中ケア認定看護師
松井　智美	イムス東京葛飾総合病院　集中ケア認定看護師
菅野　美幸	独立行政法人国立病院機構　東京医療センター　救命救急センター　集中ケア認定看護師
大山　隼人	市立函館病院　救命救急センター　ECU　集中ケア認定看護師
松元　亜澄	上尾中央総合病院　集中ケア認定看護師
沖　良一	倉敷中央病院　救急ICU　集中ケア認定看護師
村崎　聖弥	兵庫医科大学病院　急性医療総合センターICU　集中ケア認定看護師

●本書は，『月刊ナーシング』2014年5月号（Vol.34 No.6，通巻443号）p.57～82「特集 はじめてでもできる！ 急変対応Q&A」，2014年12月号（Vol.34 No.14，通巻451号）p.10～100「特集 ケアや手技がどうしてもうまくいかないときの次の一手」に大幅加筆し，再構成したものです．

編集担当：佐佐木奈津子　　表紙デザイン：野村里香　　本文デザイン・DTP：萩原夏弥，真興社
本文イラスト：ホンマヨウヘイ，多田あゆ実，日本グラフィックス

はじめに

「目の前で患者が突然倒れた」,「たまたま病室を訪れたら患者が意識を失っていた」,「処置中に患者状態が急に悪化した」など,病院のなかでは時間を問わず急なできごとが起こりえます.ですから皆さん専門職は,このようなときに備え,日ごろから技術を学び,異変に対応し,急なできごとに立ち向かう姿勢を学んでいることと思います.

しかし,通常の病棟業務をギリギリの人数で行っているとき,たとえば夜勤帯に起こった急変を考えてみてください.日勤帯よりも少ないスタッフ数で急変に対応するだけでなく,患者家族への連絡や,不安を抱く周辺患者に対するケアを行う人員も必要です.

本書を手に取られたあなたが,現時点では経験の少ない若手のナースであるならば,このようなとき,適切な技術で対応し,現場を乗り切れるでしょうか.

このように,ひとたび起これば患者の命にかかわり,看護業務にも大きな影響を与えてしまうさまざまな現場でのできごとを未然に予測し,対処できたら…….患者を救えるチャンスも増えるうえに,現場にかかる負担も少なくなります.

第1章で詳しく解説していますが,患者の異変にはさまざまな前兆があり,ナースが日常的に行っているバイタルサイン測定により察知することができます.もちろん,変化の前ぶれに気づくためには,バイタルサイン測定を日々の流れ作業にしてしまってはなりません.忙しい毎日のなかでも,必ず確認すべきポイントをおさえ,急変の徴候をいち早く発見できるナースがそのめざすところです.

では,実際に急変が起こってしまったとき,患者を守り,病棟を維持するためにどう動けばよいでしょうか.第2章では,とくに経験の浅いナースの方に向けて,はじめての急変時にも迷わず迅速に対応できるよう,今日からできる準備や,先輩から問われやすい事柄について解説しています.

さらに,第3章では病棟で起こりがちないつもと違うとっさの場面を掘り下げ,第一選択とされるケアや手技がうまくいかないときの,第二・第三の選択肢をご紹介します.

どのスキルも現場の異変に適切に迅速に対応するための今どきの根拠を交えて解説しています.本書に携わった監修・著者の経験に基づいた実践知が,スキルアップを目指す皆さんの疑問や不安を解消し,「患者を守れるナース」へと成長していくための羅針盤となることを願っています.

2019年5月

監修を代表して　石松伸一

目次

すごく役立つ バイタルチェックと急変予測・対応技術の疑問解決
患者を守れる臨床スキル

第1章 今はこうする！バイタルサイン測定　P.9

今どきバイタルサインの4つの現実　石松伸一　　10
- 今どきの臨床でのバイタルサインの意味とは　　10
- 実際の臨床現場では，どのバイタルを・どんな場面で・どのように測定するのか　　12
- 取得したバイタル情報は，日々の臨床でどのように活かされているのか　　15
- できるナースの1日のバイタルサイン活用例とは　　17

今はこう乗り切る！実践バイタルサイン測定　石松伸一　　19
- 呼吸のバイタルサイン　　19
- 血圧のバイタルサイン　　24
- 脈拍のバイタルサイン　　28
- 体温のバイタルサイン　　32
- 意識のバイタルサイン　　36
- SpO_2のバイタルサイン　　40
- 痛みのバイタルサイン　　44
- 尿量のバイタルサイン　　49

第2章 急変対応Q&A　P.53

- Q1 はじめての急変に備えて知っておきたい「新人」の心構えや役割はなんですか？　比田井理恵　　54
- Q2 急変時に応援のスタッフから出る指示に，なかなか対応できません．物品の準備や治療の介助など，心得ておくべきことはありませんか？　葛西陽子　　57
- Q3 「心肺蘇生」の研修は済みましたがいざというときに，本当にうまく行えるのか心配です．「ここだけは」というコツはありますか？　合原則隆　　60
- Q4 急変発生時に，先輩から聞かれる「患者のレベルはどう？」「状態はどう？」という質問には，何を伝えればいいのですか？　新名朋美　　63
- Q5 「意識はあるけれど，かなり悪い状況にみえる」「呼吸や脈はとれるけど，あきらかに意識はおかしい（意識がない）」といった場合，どのように動けばいいですか？　石川幸司　　66
- Q6 急変は気づきが重要といわれますが，トレーニングではなかなかアセスメントが身につきません．どんなことに注意したらよいのでしょうか？　河合正成　　69
- Q7 状態が悪くなった患者を継続してみていく場合も，「レベルはどう？」と聞かれます．どのように伝えたらいいのでしょうか？　塚原大輔　　72
- Q8 急変時の役割で，まわりの患者や家族への配慮を指示されましたが，夜間，家族が高齢など，さまざまな状況があり不安です．　園川雄二　　75

第3章 看護技術の疑問解決 ケアや手技の 次の一手はこれ！

緊急時対応　80

挿管時にキシロカインが使えないときは，どうしますか？　後藤順一	80
用具がないため人工呼吸ができないときは，どうしますか？　山田 亨	82
心肺停止患者を発見したけれどAEDがすぐ準備できないときは，どうしますか？　髙橋大作	84
胸部に創があり心肺蘇生が行えないときは，どうしますか？　増田博紀	86
心肺蘇生中にアドレナリン投与の末梢ルートが取れないときは，どうしますか？　久保晴子	88
急変処置のための空き部屋がないときは，どうしますか？　藤﨑智文	90
低血糖発作時にブドウ糖がないときは，どうしますか？　藤﨑智文	91
敗血症性ショックで血圧が上がらない場合，どうしますか？　山崎千草	93
抜管後も努力呼吸が続く場合，どう対応しますか？　山中源治，山崎千草	96

検査・バイタルサイン　98

呼吸音がうまく聴き取れないときは，どうしますか？　牛島めぐみ	98
夜間にバイタルサインを測定しづらいときは，どうしますか？　内田真弓	100
指先でSpO_2が測定できないときは，どうしますか？　髙橋大作	102
ケロイド患者などでパルスオキシメーターが手指に装着できないときは，どうしますか？　杉島 寛	104
下肢に心電図の電極がつけられないときは，どうしますか？　加覧妙子	106
電極が適切な位置に貼れず胸部誘導がうまくいかないときは，どうしますか？　牛島めぐみ	108
点滴ルートが入っていて血圧測定ができないときは，どうしますか？　加覧妙子	110
全身浮腫のため血圧がうまく測定できないときは，どうしますか？　杉島 寛	111

採血・ルート確保　113

採血できそうな血管がみえないときは，どうしますか？　内田真弓	113
採血後，5分程度圧迫しても出血が止まらない場合は，どうしますか？　壹岐高佳	114
両上肢にシャントやルート挿入があるときの採血は，どうしますか？　壹岐高佳	116
緊急時に点滴ルートがとれそうな血管が見えない場合，どうしますか？　十文字英雄	117
痩せている患者でポート針がうまく固定できないときは，どうしますか？　十文字英雄	121
針刺し事故が起こってもすぐに洗い流せない場合は，どうしますか？　池田理沙	123
咳嗽反射が強く経鼻胃チューブが入らないときは，どうしますか？　池田理沙	124
胃管挿入後に胃泡音が確認できないときは，どうしますか？　山下 亮	125

薬剤・輸液管理　127

経口血糖降下薬が予定どおりに内服できないときは，どうしますか？　岡崎美幸	127
がん疼痛を訴える患者の痛みは，どうすればとれますか？　荒井奈保子	130

経腸栄養で下痢が止まらないときは，どうしますか？　増居洋介	132
動脈ライン管理中の患者でヘパリンが使用できないときは，どうしますか？　竹林洋子	134
大腸ファイバー（CF）検査前のマグコロールが飲めないときは，どうしますか？　岡崎美幸	136

皮膚トラブル　137

瘙痒感が強い患者へのケアは，どうすればいいですか？　阿萬由香	137
弾性ストッキングの装着ですぐ皮膚潰瘍ができるときは，どうしますか？　神宮かおり	139
皮膚トラブルがあり，弾性ストッキングが装着できない場合はどうしますか？　山村尚裕	141
水様便による肛門の皮膚トラブルにはどう対応する？　當麻麻美	143
陥没しているストーマはどうケアしますか？　穴澤智美	146
創傷被覆材を貼っても褥瘡が治らない場合は，どうしますか？　穴澤智美	148

その他のケア・処置　150

意識レベルの悪い患者の口腔ケアはどのように行いますか？　神宮かおり	150
口腔内出血が多い患者の口腔ケアはどうしますか？　阿部絵美	152
経鼻カニューラで効果的な酸素投与ができないときは，どうしますか？　阿部絵美	153
21時に睡眠剤を内服した患者が，0時に「眠れない」と訴えたらどうしますか？　松井智美	155
尿閉がある患者への具体策は？　松井智美	157
術後に腸管蠕動運動が確認できないときは，どうしますか？　菅野美幸	159
「左側臥位」の指示が出ている患者が「左側臥位禁忌」の場合は，どうしますか？　大山隼人	161
「頭部挙上30°以内」の指示が出ている患者にギャッチアップしてもよいですか？　大山隼人	163
車椅子上で90°坐位を保てない場合は，どうしますか？　松元亜澄	165
術前の患者が飲水を希望したら，どうすればよいですか？　沖良一	166
飲水制限のある患者が口渇を訴えたら，どうすればよいですか？　村崎聖弥	169

コラム

尿量の変化を見た目から確認する　石松伸一	13
呼吸は患者が調節できるバイタルサイン　石松伸一	16
報告の心得　石松伸一	48
アラーム対応　藤野智子	59
意識レベルの確認　藤野智子	74
急変患者の家族への伝え方　藤野智子	77
急変時の周りの患者への対応　藤野智子	92
血液分布異常性ショックを正しく理解しよう　道又元裕	95
「障害」と「傷害」の違いを理解しよう　道又元裕	129

索引　171

第1章

今はこうする！
バイタルサイン測定

第1章 今はこうする！バイタルサイン測定

Part 1 今どきバイタルサインの4つの現実

その1 今どきの臨床でのバイタルサインの意味とは

Point
- 最も重要なバイタルサインは血圧から呼吸に変わりつつある．
- 呼吸回数の変化を日々視ることで，急変を予測することができる．
- 新たなバイタルサイン，意識・SpO_2・痛み・尿量と組み合わせて考え，異変を見抜くことが重要．

バイタルサインとは何を指す？

　従来，バイタルサインとは，血圧，脈拍，呼吸，体温の4項目を指すものと捉えられてきました．現在でも，「バイタルサイン測定の基本」といえば，血圧，脈拍，呼吸，体温の4項目から患者の病状を把握し，日々の変化を把握したり，急変時にいち早く対応すること，という考え方が一般的です．
　なかでも「血圧」はバイタルサインの代表とされ，基礎看護領域の場においては，血圧計を用いた実技やその評価に関し，十分な指導が行われていることでしょう．

変化する血圧の位置付け

　しかしながら，医療技術は日々進歩しており，現在の臨床現場では，血圧測定は自動血圧計により簡易に行われ，また状態が悪化している患者には患者監視モニターを装着し，常時，血圧をモニタリングすることも可能になりました．
　血圧の測定，そしてその数値を最重視する考え方は，このような機器が普及する以前，血圧が，ショックに代表される急変を最も顕著に示すバイタルサインであったためといえるでしょう．
　では，現在の臨床現場におけるバイタルサインとは

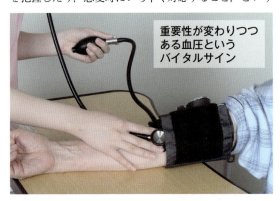

重要性が変わりつつある血圧というバイタルサイン

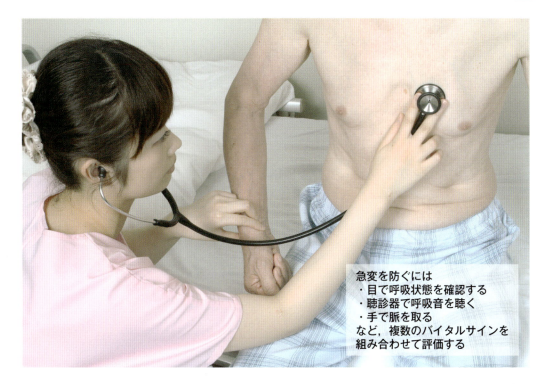

急変を防ぐには
・目で呼吸状態を確認する
・聴診器で呼吸音を聴く
・手で脈を取る
など，複数のバイタルサインを組み合わせて評価する

一体何を意味し，ナースはどのような目的でバイタルサイン測定を行っていくことが望ましいのでしょうか．この項では，重視すべきバイタルサインの考え方の変化と，その理由を示していきます．

重視され始める呼吸回数の測定

近年では，急変察知のためのバイタルサインとして，先述した4項目の基本に加え，意識，SpO_2，痛み，尿量なども含まれるようになっています．

このうち，特に注目したいのは「呼吸の回数」です．日々のルーチンとして行うバイタルサイン測定では，「本当のところ，呼吸の回数までは確認していない」という方もおられるかもしれません．

しかし，病院内で心停止した患者のうち70％に，心停止前の8時間以内に呼吸器症状の増悪がみられたという報告[1]もあるように，呼吸の異常は急変を前もって予測するための重要なサインといえます．

従来，ナースの必須技能とされていた血圧測定は，急変が起こったとき，いち早く対応するためのものであったと述べました．しかし，血圧の大きな低下といった異変が発見されたときには，すでに病状は進行しており，救命が困難なことも多々あります．

急変対応のノウハウや異変を見抜く重要性，さらにRRS（Rapid Response System）が普及したこともあり，異変の発見を血圧低下に頼り，最優先項目とすることは，もはや時代遅れといえるかもしれません．

急変対応から急変察知へ

モニタリング機器が整備され，院内で急変対応システムも構築されてきた現在におけるバイタルサイン測定の目的は，急変につながるかもしれないサインを事前に前兆によって気づき，続いて起こり得る事態を回避する役割を強く持つことになってきています．

とくに「呼吸回数の変化」，そのなかでも「増加」は，この目的を果たすために重要な臨床的意義を持つようになり，近年ではもっとも重要だと考えられています．その臨床的意義については，後述するqSOFA（p.23）というスコアでも最重要項目として取り上げられており，その活用は広まっていくと考えられます．

ぜひ，本書の読者のみなさんには，ナースの視る・聴くの技術をフル活用して，日々ルーチンになりがちなバイタルサイン測定や業務実施の際，とにかく患者の呼吸状態がいつもと比べて変化していないか，ここだけでも意識をしてもらいたいと思います．「いつもと違って何かおかしい」，この感覚を掴み，同僚に的確に伝えることが，急変察知や対応の一番の近道だと筆者は思っています．

[1] Roland M.H. Schein, et al.：Clinical Antecedents to In-Hospital Cardiopulmonary Arrest. Chest, 98（6）：1388-1392, 1990.

第1章　今はこうする！バイタルサイン測定

その2　実際の臨床現場では，どのバイタルを・どんな場面で・どのように測定するのか

Point
- バイタルサインから異変に気づくには，「五感」を磨くことが大切．
- 呼吸回数の測定時には，目を使い，じっくりと患者を観察する．
- 患者に直接触れて脈を取り，血圧を測ることで，機器ではわからない情報が得られる．

　その1 (p.10)では，バイタルサインの最近の考え方を筆者の目線で概説しました．では，その臨床感を，現場で実際にどのように行動に移していくのかを考えていきます．

バイタルサインを測定するときの基本

　まず心がけたいのは，日々ルーチンとして行うバイタルサインの測定に際してです．利便性の高い医療機器に多くを任せる場面もあるとは思いますが，ぜひあなた自身の「五感」を用いたアセスメントを常に意識してほしいと思います．

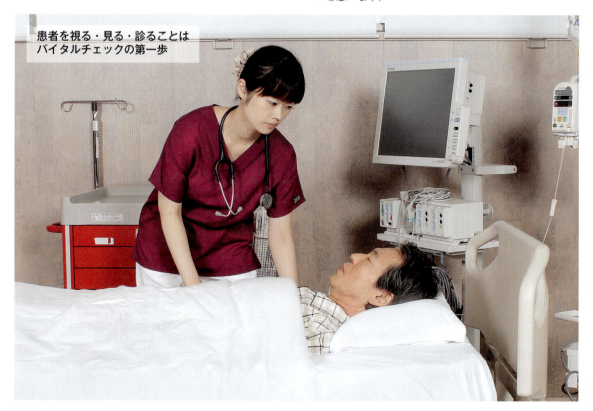

患者を視る・見る・診ることはバイタルチェックの第一歩

患者を視る，見る，診る，身体に直に触れる，音を聴くといった感覚を磨くことで，バイタルサイン測定の大きな目的のひとつである患者状態の異変に気づき，重篤な状態に陥る前触れを理解することも可能になるでしょう．

もし，いきなり身体に触れにくければ，「調子はいかがですか？」と声をかけながら，握手するように手に触れ，握ってもよいかもしれません．皮膚の温度，発汗状況，力の入り具合などがきっと感じ取れるでしょう．

このように，実際の臨床現場で，早い段階で急変の前兆を見抜くために，毎日の訪室時に，どのバイタルサインを，どのように測定しているのかを具体的にみていくことにします．

誰もができる！「目」を使ったバイタルサインの確認

意識のバイタルサインを，患者を見た瞬間に確認する

入院患者のもとに訪れたときには，まず「目」を使ったバイタルサインの確認をします．「目でバイタルってどんなふうに？」と疑問に思われた方もいるかもしれませんが，いたってシンプルです．

きっと皆さんも，患者の表情や顔色をぱっと見て，いつもどおりか，昨日と異なった様子はないか，「第一印象」を確認しているのではないでしょうか．第一印象から患者状態を判断することは，患者のその日の調子や，意識状態の確認する第一歩になります．

青白い面持ち，ぐったりしている様子，元気がない印象，などであれば，まず気に留めるでしょう．そしてさらに声掛けをしたり，肩をたたいて反応をみるなど，次の行動に移すかもしれません．これらの確認や評価は，意識レベルの確認の基本のひとつといえるでしょう．

目で見るだけでは不十分なバイタルサイン

モニターで確認できる基本のバイタルサインこそ，実測が重要な場面も

血圧や脈拍，呼吸の回数や値は，いまやどの病室にも備え付けられているモニタリング機器の表示をみるだけで確認できるようになりました．こうした医療機器の普及は，手間を減らし，急変を未然に防ぐことに大きく貢献しています．

ただし，モニターの表示を日々記録しているだけ，というようであれば，患者状態を詳しく把握することはできませんし，ナース自身のスキルアップにもつながりません．機器を有効に活用しつつも，臨床でさまざまに起こりうる事態に対応するために，自身で聴いて・触れて・考えるという基本を忘れずに現場に向かうことからはじめてみましょう．

呼吸は自分で測り，実測値を取得しよう

とにもかくにも今やバイタルサインの主役となった呼吸回数は，最低でも30秒間，理想的には1分間の時間をとり，自分自身でカウントしましょう．

1分間は日々の忙しい業務をこなしていく中では非常に長い時間に感じるかもしれません．しかしこの時間は，根拠に裏付けられた，一人の患者の急変予測のもっとも

---

column　尿量の変化を見た目から確認する

見た目でぱっと確認できるサインには，実は尿量もあります．ベッドに備え付けられた尿バッグをみて「いつもより少ない」と感じたら，血圧をはじめ，他のバイタルサインを確認することで，出血や脱水に気づけることもあります．

患者の部屋に訪れ，第一印象を確認したあと，サッと目線を尿バッグや精密尿量計に移すことを当たり前のようにやっている先輩は多いのではないでしょうか．この習慣によって，いざというとき変化に敏感になれると思います．

特に尿量低下が重大なサインとなりやすい，術後まもない患者のもとに訪れる場面では意識してみましょう．

（石松伸一）

効果的な手段になるのです．

また，聴診器でただ聴くだけでなく，頭を働かせて呼吸音を聴取することも重要です．

なぜなら，呼吸音とは「異常音がなければ安心」というバイタルサインではないからです．

たとえば，ゼーゼーという特徴的な喘鳴が聴こえるはずの気管支喘息の発作を起こしている患者で，急に喘鳴が聴こえなくなったらどう評価するでしょう．「喘鳴が聴こえなくなったから発作が軽快した」と捉えるでしょうか．いえ，即効性のある治療を行ったならまだしも，増悪の只中での喘鳴の消失は，むしろサイレントチェストというさらなる増悪の可能性を視野にいれるべき，です．

このように，視る・聴く・触るに加えて，たくさんの知識を総動員して考えることが，実践的なバイタルサインの評価になります．

🍀 血圧測定では，患者に触れ，脈拍測定の機会を増やすことを目指す

血圧の測定は，自動血圧計の使用が増えていくなかで，単なる作業になっていることも増えているでしょう．もしかすると，ここ1週間，患者の脈に触れていない，なんていうケースもあるのではないでしょうか．しかし，一歩踏み込んで，手動式血圧計を用いた血圧測定や，自分の手で脈を取る機会を増やすことは，「五感を使ったアセスメント」の力を鍛えるチャンスです．

患者に触れる際には，先述した握手のように，血圧や脈の確認だけに終始せず，浮腫や冷感・熱感，乾燥の有無などもみてみましょう．触れることで，体温計を使う前に体温の変化に気づけることもあるかもしれません．

測定機器も「使い方」次第で誤差が生じる

🍀 体温測定というルーチンのなかでの注意点

体温測定は時として，いや時としなくても日々の業務に入り込んでしまいがちですね．重要であることは理解している一方で，ルーチンのチェックの場合，患者自身に行ってもらうことも多いバイタルサインでもあります．体温の変化が，その瞬間に病態の重篤化につながる場面は考えにくいのも確かです．血圧，呼吸，脈拍と比べて柔らかめに捉えられている現れでしょう．

その実務は致し方ないとしても，一つだけ，正しい測定のためには，体温計を渡すたびに「腋窩にしっかり挟んでください」と，正しい使い方を伝え，日々正確な数値を得られるようサポートすることを心がけてみてください．

体温の上昇はインフルエンザなどの感染症の察知に，また，後述しますが特徴的な熱型は敗血症や特別な疾患を知らせる重要なサインにもなりえます．ですから，正しい数値の把握だけはしておきたいものです．臨床でみられる体温の異常は，「実はうまく測定できていなかっただけ」ということが少なくないようですので，ぜひ，一言添えてみることをおすすめします．

🍀 患者一人ひとりのいつもの数値を知り，気付きと疑いを持つこと

日々ルーチンとして行うバイタルサインの測定は，患者一人ひとりの「いつもの状態」を把握するために行うものという要素をもっています．患者のふだんの数値を把握し，変化を捉え，ときに疑い，便利なデバイスを正しく使いこなしながら評価につなげていくことが肝要です．

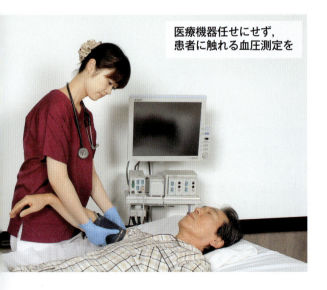

医療機器任せにせず，患者に触れる血圧測定を

その3　取得したバイタル情報は，日々の臨床でどのように活かされているのか

> **Point**
> - ショックには，ナースだからこそ気づける前ぶれがある．
> - 患者一人ひとりの正常値を知っておくことで，急変を未然に防げる．
> - 昨日と今日の「バイタルサインの違い」を見過ごさない．

ショックを回避！取得したバイタル情報から急変を予測できる

ショックとは？なぜ起こる前の察知が重要？

では，日々測定し続けたバイタルサインはどんな場面で活用していけるのでしょうか．

バイタルサインの変化をすぐに活かせる急変の代表といえば，「ショック」があげられます．ショックとは，疾病や治療などの侵襲により生体の恒常性（ホメオスタシス）が破綻し，重要臓器の血流が維持できなくなるために障害が起こり，生命が危機的状態に陥ることです．

ショックには，出血や脱水など，体液の減少が原因となる循環血液量減少性ショックや，心筋梗塞などにより心臓のポンプ機能が障害されることで起こる心原性ショックなど，大きく4つに分類されますが，いずれも起こってからでは手遅れになりかねません（表1）．

すべてのショックが「急に起こる」わけではない

ここで押さえておきたい重要なポイントは，ショックとは，血管の損傷や心臓の障害といった異変など，何らかのプロセスを経たうえで起こっているということです．

たとえば，心原性ショックに至る前には，心ポンプ機能が低下して血液を十分に送り出せなくなるため，脈は弱くなり，酸素を取り込むために呼吸回数は増加します．また，循環血液量減少性のショックは，その名の通り体液が減ることにより起こるため，身体に水分を溜め込もうとして尿量が減少します．

大きな血圧低下の前に，複数のバイタル情報から予測を立てる

過去には，血圧が大きく下がることでショックに気づき，ICUでの集中的な管理を要する「急変対応」が行われていましたが，いまは「急変察知」の時代です．血圧が

表1　ショックの分類とその原因

ショックの分類	原因疾患	循環障害の理由
循環血液量減少性	出血，脱水，熱傷	体外へ血液，体液を失う
血液分布異常性	敗血症，アナフィラキシー，（迷走神経反射）	血管が拡張し，結果的に循環する体液が減少する
心原性	心筋梗塞，弁膜症，心筋症，心筋炎，重症不整脈	循環ポンプの深刻なダメージ
心外閉塞・拘束性	肺血栓塞栓症，緊張性気胸，心タンポナーデ	体液が循環する通り道と循環ポンプへの外部からの物理的な圧迫

第1章 今はこうする！バイタルサイン測定

普段より低下しており，呼吸回数の増加や，脈拍数の増加，尿量の減少がみられたときには，ショックが起こるかもしれないと考えられるようになりました．

また，先に述べたように患者の第一印象やいつもと違う変化も重要なバイタルサインといえます．「いつもより意識状態が悪そうだ」，「いつもと違って何かおかしい」と違和感を覚えたときには，すぐに患者に触れて血圧を実測する，以前の数値と比べるなどしましょう．触診の際に震え（シバリング）がみられたり，脈が触れにくくなっていると気づいたときには，呼吸回数など，ほかのバイタルサインもすみやかに確認し，状況を報告しましょう．

一例ですが，患者の家族から「今日は，いつもと様子が異なるんです」という訴えがあり，その後に急変してショックに陥った，というケースは少なくありません．低酸素血症でせん妄のような状態になっていたのか，すでにショックがゆるやかに進行しており虚脱状態になっていたのか，状況は特定できませんが，ちょっとおかしいを見過ごさないかかわりが重要です．

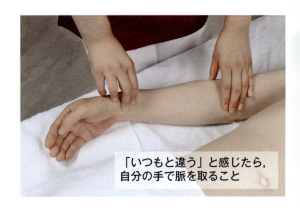

「いつもと違う」と感じたら，自分の手で脈を取ること

🍀 日々取得したバイタル情報との「違い」をみる

血圧測定では，教科書的な正常範囲との差異をみるのではなく，患者のいつもの血圧値や，降圧薬などの服用有無を把握したうえで，「いつもとの違い」の有無やその程度を確認することが大切です．

体温の変化については，上昇だけでなく低下にも目を向けます．たとえば敗血症性ショックでは，初期にwarm shockが起こり，増悪に伴いcold shockに移行することが知られています．またそのプロセスで，二峰性の体温変化が現れるともいわれています．日々正確な体温測定による検温板があればこそ，この変化が見て取れますし，その患者の平熱を理解していればこその情報です．

患者は一人ひとり個別性を持っており，基本的なバイタルサイン（体温や呼吸，血圧など）には個人差があります．急変の前ぶれを的確に見抜けるナースは，日々の測定で得た「その患者にとっての正常値」というデータをみて，急変察知に活かしているのです．

---

column 呼吸は患者が調節できるバイタルサイン

ただし，呼吸というバイタルサインは，測定を受けるときの緊張で変化したり，患者の意識によって調節もできるなど，一定の評価を行うには難しい特性も持っています．そのため，測定者は呼吸の変化のみに着目するのではなく，ほかのバイタルサインと組み合わせ，フィジカルアセスメントと臨床推論によって，患者に今何が起きているのか，自分は次に何をすべきかを考えていく必要があります．そのためにも，基本として呼吸回数を正しく実測できるようになること，また，昨日と今日の小さな変化を見逃さないよう，洞察力を磨くことが大切です．

（石松伸一）

その4 できるナースの1日のバイタルサイン活用例とは

> **Point**
> - 患者のバイタル情報と既往や投薬状況を組み合わせて考える．
> - 術後はじめての歩行時に息切れや失神が起こった場合，深部静脈血栓症の疑いあり．
> - 重大疾患の疑いを持ったときには，その他のバイタルサインや異変を確認してすみやかに報告する．

複数のバイタル情報を組み合わせて推論する

🍀 **バイタルサインだけでなくあらゆる徴候を組み合わせて推論する**

ここまで，主にショックの前兆を例として示しながら，急変察知のためのバイタルサイン活用方法について解説してきました．しかし，病院内で起こる急変の種類は，それこそ無数にあるでしょう．できるナースは，患者の昨日と今日の変化に気づいたとき，複数のバイタルサインを組み合わせ，さらには投薬状況や既往，受けている治療，患者の年齢なども確認することで，無数の選択肢のなかから「今，目の前の患者に何が起こっているのか」「その原因は何か」を考えています．

たとえば，術後まもない患者がはじめて離床したときに，息があがっていたとします．このとき，患者や家族は，「体力が低下していて疲れた」と言うかもしれません．しかし，できるナースはここで疲労と思い込むことなく，呼吸回数やSpO₂を測定し，さらには胸痛の有無も確認するでしょう．これは，深部静脈血栓症を発症するリスクがある患者の初回歩行後に起こりやすい肺塞栓症を疑ったからです．

重大疾患の前兆として現れる変化のパターンや組み合わせを知る

急変に至る前に，肺塞栓症などの重大疾患に気づくためには，複数のバイタルサインを確認することが欠かせません．なぜなら，明らかな血圧の低下など，ひとつのサインが著しく変化しているときには，もう急変が起こっているからです．

Aという急変の前には呼吸数，脈拍数などはどう変化するか，Bという急変では血圧や体温がどう動くかというように，起こりうる急変とバイタルサインの変化のパターンを覚えていくことが，いざというときに役立ちます．

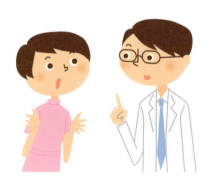

第1章 今はこうする！バイタルサイン測定

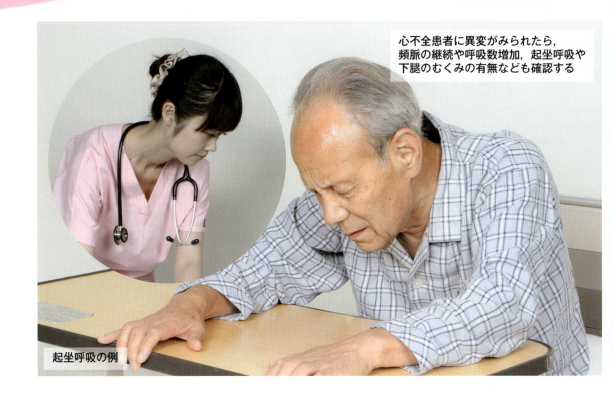

心不全患者に異変がみられたら，頻脈の継続や呼吸数増加，起坐呼吸や下腿のむくみの有無なども確認する

起坐呼吸の例

できるナースは患者背景に応じて報告方法も変えている

🍀 患者背景から指示の理由を考える

　医師からあらかじめ「頻脈がX分以上続いたら」「心拍数がY以下になったら」とコール指示を受けている場合，新人ナースでもごくふつうにバイタルサインを確認し，コールをして指示を仰ぐことができるため安心ですね．ところが，このようなコール指示があるときでも，できるナースは一歩差のつく報告を行っています．

　たとえば，「頻脈が30分以上続いたらコール」と指示を受けたとしましょう．できるナースはこの時点で，患者の年齢や受けた治療内容，既往などを確認し，その患者に頻脈が持続的に起こる原因を数個に絞り込んでいます．前の項目では，病院内で起こる急変の種類は無数にあると述べましたが，目の前の一人の患者に起こる可能性が高い急変や前兆は，患者背景を確認することである程度絞り込むことができます．

🍀 指示の値に達する前に，ほかのバイタルサインを確認しておく

　仮にコール指示のあった患者が心不全で入院している方だとすれば，頻脈に継続がみられはじめた時点で，呼吸回数など，脈拍以外のバイタルサインを確認しましょう．同時に，下腿のむくみや疲労感といった心不全徴候の増悪の有無もみられるとなお理想的です．

　こうした確認をしておくことで，いざ30分経ったときに，ただコールを入れて指示を仰ぐだけでなく，より意義のある状況を報告することができます．おそらく，できるナースは，「ほかのバイタルサインに異常はみられません.」「心不全徴候はみられません.」といった内容も加えていることでしょう．これにより，報告を受けた医師も続いて行うべき対応の選択肢を絞ることができ，より早く適切な処置を行うことが可能になります．

（石松伸一）

Part 2 今はこう乗り切る！実践バイタルサイン測定

呼吸のバイタルサイン

今はこうなっている 「呼吸」というバイタルサイン

呼吸回数こそ，急変をいち早く知らせるサイン

「もう知っている」，という方もおられるかもしれませんが，「今」，患者の異変をいち早くとらえるという点で，バイタルサインの中で重要度が増しているのが「呼吸回数」の評価です．何はなくても今どきの臨床現場では，「呼吸回数増加は患者急変の可能性あり」，ととらえて対応すべきと考えておきましょう．

いままで呼吸は，血圧や不整脈（脈拍）のインパクトに隠れていたかもしれませんが，そもそも呼吸は命を司る機能ですし，そのメカニズムは呼吸中枢に由来し，意識的に変化させるのも可能な一方，迷走神経（自律神経）による反射にも影響を受ける，全身がかかわる機能です．すべての臓器に酸素を供給する役目のスタートである呼吸の変化は，身体に起こっていることを知らせてくれる重要サインであったわけです．

呼吸回数は投薬状況に左右されない

呼吸が大きく注目される前は，血圧のモニタリングのみでは急変察知が間に合わない状況がわかり，次の手立てとして脈拍が患者変化をいち早く見抜くサインだという認識があったと思います．事実，その重要性は今も健在です．

ただし，医療のガイドラインが整い，循環器疾患に対する治療法が確立，循環器に問題のある患者さんには，β遮断薬などの降圧薬が処方されるケースが増えて，結果，脈拍の変化を本当に伝えてくれているか，わかりにくい場面も増えてきた印象です．

そんなときでも，呼吸だけは，生体の大きな変化を呼吸回数によって代償し，「危ないよ」「気づいてね」と知らせてくれていたのです．

ナースだからこそ気づける呼吸回数の変化

また，呼吸が急変察知の主役となったことで，医療現場で患者に一番近い存在であるナースの役割がいっそう重要になったともいえるでしょう．呼吸は，視診や聴診器による聴診で取得できる非常に身近なサインでもあり，ケアの前後で聴診を行う場面も増えてきたようです．何かにつけてナースが「気にかけられる」項目といえるでしょう．

さらに，臨床現場で欠かせない機器となったパルスオキシメーターの存在も大きいでしょう．SpO_2を簡便に把握できるいまの環境は，ナースの呼吸に対する関心を高めてもいるはずです．メカニズムが異なりますから，身体の中で何が起こっているのかは，個々で評価は必要ですが，「あれ，サチュレーションが低いな」「じゃあ，呼吸回数はどうだろう」なんていう観察シーンは，きっと大事な臨床的な気づき，ですよね．

臨床で「できる」ナースを目指すのであれば，まずはバイタルサインの中心となった呼吸を理解するために，基礎知識と具体的な測定技術を身につけることが肝要です．

第1章 今はこうする！バイタルサイン測定

> **Point**
> - 呼吸の変化は，身体のSOSをいち早く知らせるバイタルサイン．
> - 呼吸回数の増加は，急変の前兆であることが多い．
> - 敗血症を見抜くqSOFAでも，呼吸回数が重要な指標となっている．

なぜ，呼吸回数の測定が重要か？

　急変をいち早く察知するためのバイタルサインとして，重要度を増した「呼吸」の把握．なかでも，呼吸回数の変化は，ナースにとって見逃すことのできない項目になってきました．急変を察知するための変化として，とくに「増加」は見落とせません．

　身体が何らかの危機に瀕しているとき，生体はまず酸素を取り込もうとするため，血圧や脈拍といったバイタルサインの変化に先んじて，呼吸回数の増加がみられる傾向があります．そのため，患者の訴えが何もなくても，呼吸回数のみが増加した段階で適切にアセスメントすることができれば，急変を未然に防げる可能性も高くなります．呼吸回数の変化にいち早く気づくために，まずは正常な呼吸回数と測定方法を確認しましょう．

正常な呼吸回数を知り，正しく測定しよう

　年齢などの条件により差異はありますが，正常な呼吸回数の目安は，成人で12〜24回/分といわれており，一般に10回/分以下を徐呼吸，30回/分以上を頻呼吸と分類します．日々のバイタルサイン測定の際には，次の方法で呼吸回数をカウントしましょう．

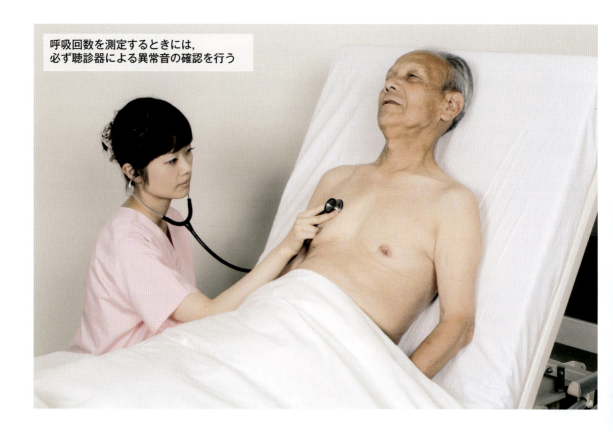

呼吸回数を測定するときには，必ず聴診器による異常音の確認を行う

図1　呼吸音の種類と病態

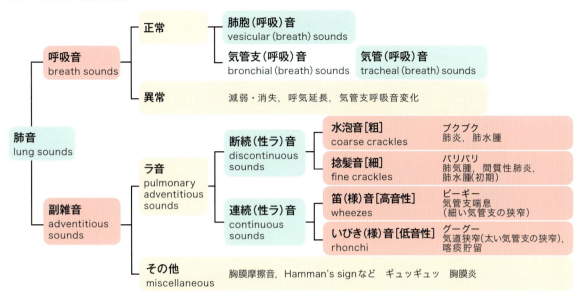

🍀 呼吸回数の測定方法

1. 患者に意識させすぎないよう気をつけつつ、「今から呼吸回数を数えます．安静にし，話をしないで楽にしていてくださいね．」と声を掛ける．
2. 30秒間測定し，回数を2倍にして1分間の呼吸回数とする．
※理想的には，1分間実測を行う．
3. 測定中に患者の表情や胸郭の動きを確認し，苦しそうな呼吸か，落ち着いた呼吸か，呼吸の状態を確認する．
4. 患者の胸に聴診器を当て，異常呼吸音の有無を確認する（図1）．

❗ここに注意

呼吸は，ほかのバイタルサインとは異なり，患者が「意識すること」により変動すること，させることも可能なバイタルサインです．本来，不随意運動として無意識下に行われている呼吸が，随意運動を伴う呼吸とならないよう，測定者が自然体を保ち，患者に意識させすぎないよう気をつけましょう．

聴診器で呼吸音を聴く

呼吸数の測定時には，聴診器を胸に当て，異常な呼吸音がないかを確認することも大切です．

図1のように，呼吸音が減弱しているときや，特徴的な異常音が聴こえるときには急変の可能性を考え，ただちに医師や先輩に報告しましょう．

❗ここに注意

呼吸音を聴取するときには，「特徴的な異常音が聴こえない場合ほど，危険性が高いこともある」という注意点を念頭に置いておきましょう．身体に何らかの異変が起こっているとき，必ずしも異常音が現れるわけではありません．具体例として，気管支喘息に特徴的な高音の喘鳴（wheezes）が聴こえない「サイレントチェスト」が挙げられます．サイレントチェストは，気道が高度に狭窄し，空気を吐き出すことができない重篤な状態です．

異常音のない危険に気づくためには，日ごろから患者の既往を把握したうえでバイタルサインの測定に臨む姿勢が欠かせません．本項で挙げたサイレントチェストに気づくためには，既往の確認に加え，後述するSpO_2（経皮的動脈血酸素飽和度）の低下が起こっていないかを確認することも大切です．

第1章　今はこうする！バイタルサイン測定

図2　呼吸の正常パターンと異常パターン

正常			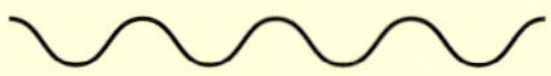	12〜24回/分	正常換気量は約500mL（成人）
呼吸量の異常	呼吸回数の異常	減少	徐呼吸 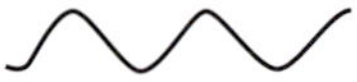	10回/分以下	睡眠時無呼吸症候群（10秒以上） 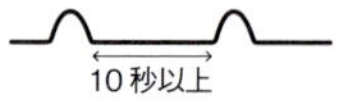
		増加	頻呼吸 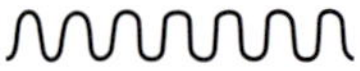	30回/分以上	交感神経系賦活時
	一回換気量の異常	減少	低呼吸 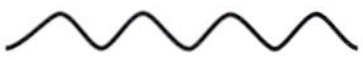	浅い呼吸	
		増加	過呼吸 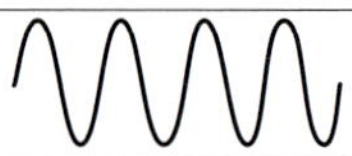	深い呼吸	パニック障害
呼吸リズムの異常	周期的な異常		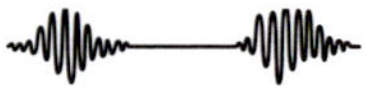 Cheyne-Stokes呼吸（チェーン ストークス）	無呼吸期と過呼吸期を繰り返す	うっ血性心不全，脳幹より上位の中枢神経系の障害，高齢者（睡眠時）
			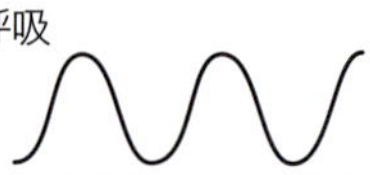 Kussmaul呼吸（クスマウル）	速くて深い大呼吸	糖尿病性ケトアシドーシスや尿毒症などの代謝性アシドーシス
	不規則な異常		あえぎ呼吸	下顎で行う呼吸	橋・延髄レベルの障害
			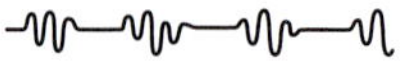 Biot呼吸（ビオー）	失調性の呼吸	
体を使っての代償	体位の異常		起坐呼吸	坐位で改善し，臥位で増悪する呼吸困難	左心不全，大量腹水，横隔膜麻痺
			側臥位呼吸	主に健側を下にすると楽になる呼吸	片側性肺炎，拡張型心筋症によるうっ血性心不全
			奇異呼吸	腹部が吸気時にへこみ，呼気時に膨らむ	神経筋疾患，頸髄損傷など，両側横隔膜の筋力低下

呼吸の浅さ・深さを観察する

実測することで患者観察のための時間も生まれる

呼吸というバイタルサインを急変察知に役立てるためには，回数を正しく数えるだけでなく，胸郭の動きなどを丹念に観察し，呼吸の浅さ，深さを見極めることも重要です．

そのためにも，呼吸回数の確認では医療機器にすべてを委ねず，実測を原則とすることが大切なのです．最低でも30秒間，可能な場合は1分間実測し，この時間に浅い呼吸（低呼吸）や深い呼吸（過呼吸）になっていないか，呼吸のリズムは規則的か不規則かを，じっくりと観察しましょう．

努力呼吸やあえぎ呼吸は危険のサイン

肩で息をしているような努力呼吸や，下顎で息をするようなあえぎ呼吸，ふだんより弱い微弱な呼吸と見て取れるときには，たとえ呼吸数が正常範囲内でも緊急を要する事態であると考えたほうがよいでしょう．

呼吸の正常パターンと異常パターンを図2に示します．

qSOFA（クイックソーファ）スコアから敗血症を疑う

呼吸回数は敗血症を疑うためにも重要なサイン

近年，敗血症を疑うためのツール，SOFAスコアが示

表1　qSOFAスコア

意識障害	GCS＜15
頻呼吸	＞22回/分
収縮期血圧	≦100mmHg

各1点とし，2点以上であれば敗血症を疑う

図3　RRSの例

① 状態が通常と異なる患者を発見
（バイタルサインなど，施設が定めた一定の基準で判断）
↓
② 専門チームに連絡
↓
③ 治療開始

され，またその簡易版の一臨床でも応用可能なqSOFAスコアが広く使われるようになりました．

表1に示されるように，qSOFAスコアとは意識レベル，呼吸数，血圧の3つのサインのみで評価できるツールです．臨床現場のナースの日常的なアセスメント項目でもあり，活用しやすい指標といえるでしょう．「呼吸数が1分間に22回以上に増え，収縮期血圧が100mmHg以下に低下している」というように，qSOFAスコアが2点以上であるときには，ICUなどでの集中治療が推奨されています．

臨床的な一ケースでいうなら，できることなら血圧が下がってしまう前に異変を見つけたいわけですから，呼吸が早い印象があって，患者の様子がいつもと違う（ソワソワしている，精神状態が不安定，ぼーっとしているなど）なら，敗血症のリスクありで共有する，と決めてしまうのもいいでしょう．

もちろん，患者の全身状態がどのくらい悪いのかを計るためには，qSOFAのスコアだけに着目をするのではなく，患者に起こりうる感染症の病態や患者の症候，触診による冷感・熱感の有無，前後の比較など，基本的なアセスメントも同時に行いながら，起こっていることの推論ができるよう，五感を磨いていくことも重要です．

呼吸数とRRS（Rapid Response System）

最近では，院内にRRS（Rapid Response System，図3）が導入されることも増えてきました．RRSでは，患者にいつもと異なる異変がみられた段階で，主にナースが専門チーム（RRT）にコールを入れ，大事に至る前に治療を開始するシステムです．RRSの中心的役割を果たすのは，対応を行う専門チーム，そして，急変を察知する病棟勤務のナースです．専門チームの起動基準は各施設がそれぞれに設けていますが，基本的には呼吸回数，血圧，意識レベルといった基本的なバイタルサインが指標となっています．なかでも，qSOFAスコアの広がりによって，とにもかくにも呼吸数を見よ，という共有がなされることも多くなってきています．

勤務先にRRSが導入されている場合には起動基準を確認し，RRSの中心は自分たちナースであるという意識を持って，異変を見落とさないための洞察力と技術の習得に努めていきましょう．

血圧のバイタルサイン

今はこうなっている 「血圧」というバイタルサイン

現在，バイタルサインで最も重要なものといえば？

血圧は，ナースにとってバイタルといえば血圧，血圧といえばバイタルとなるほどに代表的なサインの1つです．看護学生時代の演習では，大きな血圧計を準備して，聴診器を当てて脈を取りながらコロトコフ音を聞き取って測定．臨床現場でも血圧測定はルーチンのケアになり，上はいくつ，下はいくつと記録に残してきた馴染みのバイタルでしょう．そしてこの数値は，患者の異変を察知する代表的バイタルサインとされてきました．

ショックに代表される患者急変も，血圧の低下がその発見のサイン．いち早く患者変化を察知する何よりの目安として，「バイタルサインで一番重要なのは？」の問いに，「血圧」と答えることが多かったものです．

自動血圧計の普及による血圧測定の変化と課題

このように，バイタルサインの中心として位置づけられてきた「血圧」の評価法や扱いは，時代とともにも変わってきました．まず，臨床での血圧測定は，上記の方法から「自動血圧計」にとって代わられる場面も増えてきました．患者の腕にカフを巻き付け，後はボタンを押すだけ．後述の脈拍も一定の間隔で測定し，数値表示してくれるとあって便利さは向上し，多くの病院で導入されています．

一方，脈を実際に触知して感じる強弱など，本来，大いなる基本である，実際に患者に触れてその状態を知るという技術を，臨床現場でどのように身に付けていくかが課題にもなっているそうです．

「血圧が下がってから」では，もう出遅れている

さらに，バイタルサインとしての血圧の重要性は揺らぐものではないものの，たとえば急変を察知するサインとしての「血圧」については，その重みが変わってきてもいます．

「急変が起こる数時間前には，何かしらの変化が患者に起こっている」という論文が示すように，血圧が大きく低下してショックという状態になる前に，その他のバイタルを含めたさまざまなサインが患者から発信されている，ということです．

ですから，いま最善の急変対応においては，血圧が下がってからではもう出遅れているととらえるのが一般的だと思われます．呼吸や脈拍，それ以外の多くの患者情報から，血圧が下がるかもしれない状況を早めに知って，急変による血圧低下→ショックを起こさせないようなアセスメントを行うことが，いまどきの血圧のとらえ方といえるでしょう．「血圧が下がるかもしれない状況を早めに知る」，こう言葉にすると難しそうに聞こえるかもしれませんが，実は，皆さんが日々行っているバイタルチェックをほんの少し見直すだけで可能になります．

血圧においてもまずは基本を，そして臨床の実際について触れていくことで実践を学んでいきましょう．

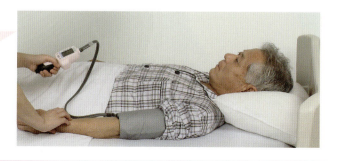

手動式血圧計による実測の方法を今一度おさらいしよう．

> **Point**
> - 異変を感じたら，自動血圧計から手動血圧計に切り替える．
> - 緊急時には，動脈触知によりおおよその血圧を測定する．
> - 降圧薬などを使用している高血圧患者の場合，ショック状態でも血圧は正常値を示すことがある．

血圧は「確認」ではなく「測定」しよう

血圧に対する意識を高く持つこと

　精度も利便性も高い医療機器が，あらゆる病室に配備されるようになったことで，「血圧」はモニターをぱっとみて「確認」するもの，ボタン1つで取得できる数値，という意識をお持ちの方も増えているかもしれません．しかし，血圧測定を機器任せにし，表示を確認して記録する日々を繰り返していては，「低下しそうだ」という段階で介入することはできないでしょう．常に自身が「測定」するものという意識で，血圧と向き合う姿勢が大切です．

自動血圧計と手動式血圧計の使い分けが重要

　もちろん，日々ルーチンとして行うバイタルサイン測定においては，自動血圧計や患者監視モニターの確認が効率的です．ですから，血圧というバイタルサインの測定においては，自動血圧計による確認と手動式血圧計による実測を，状況に応じて使い分ける力が重要になると考えます．

　先にも述べたように，血圧が顕著に低下しているときにはすでに急変が起こっており，この時点からの介入では救命が困難なケースも少なくはありません．自動血圧計の示す数値と患者の様子をよく観察し，少しでも異変を感じたときには手動式血圧計での実測に切り替えてみましょう．

触診法をおさらい

　まずは触診法の方法を復習してみましょう．血圧の測定だけでなく，脈の強弱や不整脈の有無もあわせて確認することで，急変の予測と回避につながることは少なくないはずです．

触診法の方法

1. 患者の上腕にマンシェットを巻きます．マンシェットの下縁が肘関節よりも2～3cmほど上に来る位置に巻き，ゴム嚢の中心が上腕動脈の上にかかっていることを確認しましょう．
2. 患者の橈骨動脈に，示指，中指，薬指の3本指をあてます．
3. 加圧を開始します．脈が触知されなくなったところから，さらに20mmHgほど加圧します．
4. 少しずつマンシェットの圧を下げ，はじめて脈が触れたところを収縮期血圧とします．
5. このとき，不整脈や皮膚の冷感・湿潤の有無なども確認しましょう．

患者に触れることの意義

　患者に触れることは，五感を使ったアセスメントの基本であり，急変にいち早く気づくために欠かせない行為です．熱い，冷たい，発汗している，緊張している，脱力している，乾燥している，など，得られる情報は多岐にわたります．医療機器の進歩に伴い，患者に触れる機会が減りつつある現代だからこそ，意識的に実践するよう心がけましょう．

　触れるという行為は，急変察知に役立つだけでなく，患者が安心感を得ることにもつながります．

聴診法（コロトコフ法）のおさらい

　異変を感じたときに用いる血圧測定法として，触診法とともに聴診法も挙げられます．ここでは，代表的なコロトコフ法の測定方法を示します．

第1章 今はこうする！バイタルサイン測定

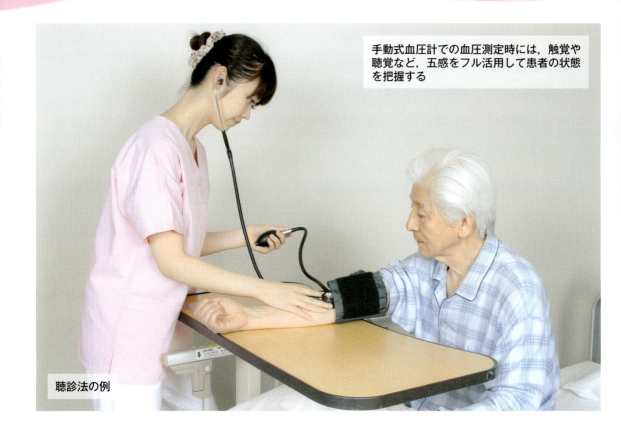

手動式血圧計での血圧測定時には，触覚や聴覚など，五感をフル活用して患者の状態を把握する

聴診法の例

聴診法（コロトコフ法）の方法

1. 患者の上腕にマンシェットを巻きます．
2. 上腕動脈を触知し，その位置に聴診器をあてて脈動を確認します．
3. 患者の普段の収縮期血圧よりも20mmHgほど高い値まで加圧し，少しずつマンシェットの圧を下げていきます．
4. コロトコフ音が聴こえてきたら，その圧よりも20mmHgほど加圧します．
5. 再びマンシェットの圧を下げていき，コロトコフ音がはじめて聴こえたところを収縮期血圧，音が消失したところを拡張期血圧とします．

触診法と聴診法の違い

2つの測定方法では，聴診法に比べ，触診法のほうが記録される血圧値は低くなる傾向にあります．この点を加味することで，2つの測定方法から血圧をより正確に読み取れるようになります．

緊急時には動脈触知による測定を

血圧は，動脈触知により，おおよその値を把握することも可能です．表1は，各動脈に触知して脈を触れたときの血圧の目安値です．患者の意識が悪化しており，一刻を争うと判断されるような緊急時には，まず頸動脈が触れるかどうか確認し，ショック状態かどうか判断するのは，実践的な評価のひとつでしょう．

ただし，実践経験がなければ，適切な触知部位，急変時の脈の強弱や速さなど，とっさに実施や判断ができないこともあるといいます．ここでもやはり，普段からのリアルな実践が重要で，見る・聞く機会を作ることに重きをおいてほしいと思います．

血圧の捉え方　常にデータを比較する

血圧には，表2のように正常域とされる数値があります．このうち，収縮期血圧120mmHg未満かつ拡張期血圧80mmHg未満の至適血圧が，脳卒中や心筋梗塞，慢性腎臓病などによる死亡リスクが最も低く，至適血圧を超えて高値になるほどリスクも高くなっていきます．

表1 動脈触知による血圧の目安値

- 頸動脈が触れる：60mmHg以上
- 大腿動脈が触れる：70mmHg以上
- 橈骨動脈が触れる：80mmHg以上

表2 血圧の正常域

分類	収縮期血圧		拡張期血圧
至適血圧	＜120	かつ	＜80
正常血圧	120〜129	かつ/または	80〜84
正常高値血圧	130〜139	かつ/または	85〜89

　では，個々に測定した患者の血圧が至適血圧とされる範囲にあれば，常に「正常」と判断してよいのでしょうか．

　実際には，普段の収縮期血圧が90mmHg台と正常域を下回っていても，無症状で健康に暮らしている人はたくさんいます．これとは逆に，高血圧の診断を受けている患者の収縮期血圧が至適血圧とされる120mmHgに低下し，不調を訴えることもあります．このような例からもわかるように，表2で正常域とされる血圧は，必ずしも一人ひとりの患者にとって「正常」というわけではありません．

　重要なことは常に患者の普段の血圧を把握し，日々の「変化」に着目することです．高く出る高血圧，低く下がる急変サイン，だけではなく，血圧を評価する際には，前回の測定時と比べて数値がどのように変化しているか，変化の程度はいつもとどう違うかといったように，常に各人の過去のデータと比較することが肝要です．

疾患・投薬状況を把握する

　血圧の評価は，患者の疾患や投薬状況によっても変わります．とくに降圧薬の投与を受けている高血圧患者の血圧がいつもよりも低下したときには，たとえ値が正常域であったとしても，急変の可能性を考えましょう．

　このように，薬剤により血圧がコントロールされている患者の場合には，意識レベルが低下していないか，ふらつきなどの症状があるかどうかを確認し，多角的な視点からショックを起こしていないかどうかを判断することが重要です．

　また，糖尿病や腎疾患などでは，血圧管理の目標がそれぞれに異なります．患者の持つ疾患や病態を把握しておくこと，さらにその疾患，病態に対する血圧管理の目標値を知っておくことが，適切なアセスメントにつながります．

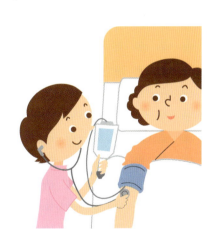

第1章 今はこうする！バイタルサイン測定

脈拍のバイタルサイン

今はこうなっている　「脈拍」というバイタル

なぜ，脈を取る機会が減ったのか？

「脈を取る」という患者評価は，ナースにとって非常に日常的なバイタルサインの技術として臨床を支えてきました．今もなお，その重要性は変わらないのですが，「血圧」の項でも述べたように，「脈を取る」機会が減った印象があるという複数の声を，若手の院内教育にかかわっているナースの方から耳にしました．その理由としてあがるのは，脈拍測定の技術をきちんと学べていない新人が増えた，自動血圧計が自動的に測定してくれるから，パルスオキシメーターで表示されているから，などなど．"忙しくてとても無理"という声がなかったのはひと安心ですが，気づけば「触れて脈を取らなくなった」という状況はあるようです．

名脇役，「脈拍」の真価は 急変対応時に発揮される！

もちろん，触知の機会は減ったとしても，上記モニタリングによって得られる数値が，頻脈，徐脈，また心電図波形による不整脈として，その変化を伝えてくれます．「呼吸」の項目で触れた薬の影響などで，一部の患者さんで脈拍から得られる日常変化がマスクされることは確かにあるでしょうが，立派な助演役．主役だけはひとまず呼吸に譲った，という状況だと思います．

そして名脇役の真価は，看護の臨床においては，やはり急変対応時に発揮されるでしょう．脈拍というバイタルサインは，教科書的には脈拍数という数値に重きが置かれているはずです．正常，異常についての問題が，ナース国家試験でも出題されています．

いざというとき， 「脈拍触知」を正しく行えますか？

では，いかなるモニタリングもされていない状況で患者がぐったりしていて，急変が疑われる場合はどうでしょう．自動血圧計も周りになく，1分間の呼吸数や脈拍数も「この瞬間」の判断材料にはなりません．そんなときこそ，患者に呼びかけつつ，反応をみながらの脈拍触知が最優先です．橈骨動脈が触れなければ血圧80mmHg以下，大腿動脈が触れなければ血圧70mmHg以下，血圧60mmHg以下＝重篤なショックもしくは蘇生が必要と判断できるのです．

ですから，いざというとき，どの部位を触れればいいかわからない，どんなふうに触れればいいかわからない，ということでは困りますよね．イラストや写真から脈拍触知の基礎を確認し，忙しい日常で，ふだんは脈拍測定を便利なモニタリングには頼る場面があったとしても，「脈拍はいつでもアセスメントできる」と，すぐに動けるナースを目指しましょう．

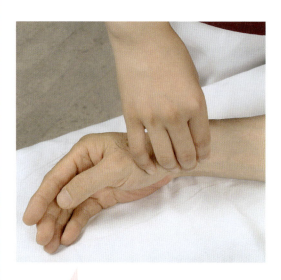

橈骨動脈が触れなければ血圧80mmHg以下と考えられる．
モニタリングがなされていない患者のバイタルサイン測定方法を確認しよう．

> **Point**
> - 脈拍は，血圧よりも早く急変を知らせるバイタルサイン．
> - 脈拍数はβ遮断薬などにより影響を受ける．脈拍のみに頼らないバイタルチェックが必要
> - 「突然」「急な」頻脈がみられたときは，頻脈性不整脈を疑う．

なぜ，脈拍で急変察知できるのか

　ここまでの項では，医療機器の登場により，血圧至上主義であったバイタルサインの在り方に変化がみられ，いち早く急変を察知できる呼吸の重要性が増したという歴史について解説しました．では，基本のバイタルサインである脈拍は，どこに位置づけられるのでしょうか．

　実は，血圧を再重視する考え方に変化がみられはじめた時期，最初に「血圧よりも早く急変を知らせるバイタルサイン」として注目を集めたのは，呼吸ではなく脈拍でした．脈拍数は，整脈の場合，心拍数と一致するため，脈拍数を測定することで心機能は正常に機能しているか，身体に何らかの異変が起きていないかを知ることができます．たとえば，頻脈を呈している場合には，心臓のポンプ機能が低下しており，1回の拍動で十分な血液を全身に供給できていない可能性が考えられます．あるいは，身体が酸素を多量に欲するような異変（出血など）が起きている可能性も考えられるでしょう．

　このように，脈拍数に増減がみられるときとは，心臓や身体に何らかの変化が起きており，酸素の需要と供給バランスを調整する必要が生じているときといえます．

ここに注意

　ただし，心室の期外収縮や頻脈性の不整脈（発作性心房細動など）が起こっている場合には，心拍数と脈拍数に差異が生じます．心臓の収縮が正常な血液循環と連動せず，早く起こる病態では，1回の収縮で全身が必要とする血液は拍出されません．そのため，心臓が収縮しても，脈が触れないことや弱くなることがあります．心拍数と脈拍数は，必ずしも一致するわけではないことを念頭に置きつつ，脈拍というバイタルサインを確認することが大切です．

表1　脈拍数の基準値

新生児（生後4週未満）	120〜140回/分
乳児（生後1歳未満）	100〜120回/分
幼児（1〜6歳）	90〜110回/分
学童（6〜12歳）	80〜90回/分
成人	60〜100回/分
高齢者（65歳以上）	50〜70回/分

脈拍数が急変察知の材料にならないことも

　整脈の場合，脈拍数の変化は，血圧の顕著な低下よりも早くに患者状態の変化を知らせるサインであると述べました．では，なぜ「脈拍はバイタルサインのなかでも最重要」という結論には至らなかったのでしょうか．これは，人口構造の変化に伴い，病院にも高齢患者が増えたことが関係しています．

　高齢者は自律神経機能の低下だけでなく，高血圧や心臓病などの循環器疾患を抱えています．そのため，β遮断薬などの降圧薬を処方されている患者も多いのが，わが国の現状です．β遮断薬は，心臓の過剰な働きを抑制することで血圧をコントロールする薬剤であり，投薬中は心拍数，脈拍数ともに減る方向に働きます．このように，脈拍数は薬の影響によっても変わるため，高齢化が進む現代においては，急変察知のためのバイタルサインとして適さないケースも多いというわけです．

　とはいえ，モニタリング下になく，突然異変を来した患者を目の前にしたとき，脈拍というバイタルサインを確認することは，適切な対応のための重要な判断材料となります．いざというときに焦ることなく対応できるよう，今一度，正しい脈拍の測定方法を確認しておきましょう．脈拍数の基準値を表1に示します．

第1章 今はこうする！バイタルサイン測定

図1　橈骨動脈の位置と脈拍測定できる動脈

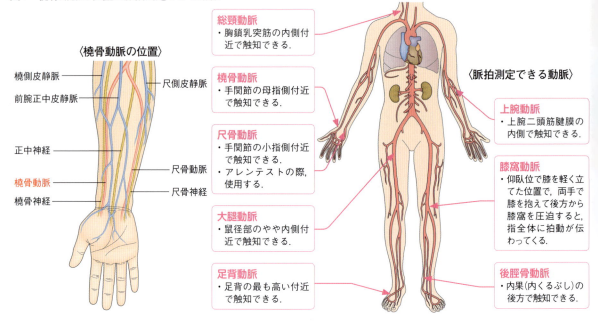

脈拍測定の基本

患者に触れて脈を取る意義

　脈拍の状態はモニターの表示をみるだけでも確認できますが，血圧の項目でも述べたように，患者に直接触れるバイタルサイン測定は，「五感を使ったアセスメント」の基本といえます．自身の手で脈を取り，同時に浮腫や冷感の有無などを確認することで，モニターには表示されない異変に気づく機会もあるでしょう．

脈拍の測定方法

1. ベッドに横になったり，座っている状態で10分ほど安静を保ってもらい，脈拍が落ち着いた状態で測定します．運動や食事，入浴後など，脈拍が変動しやすいタイミングは避けましょう．
2. 患者の橈骨動脈に，示指，中指，薬指の3本指を軽く押しあて，30秒間測定します．脈拍数，脈の強弱，リズムを確認しましょう．
3. カウントした脈拍数を2倍にし，1分間の脈拍数として記録します．

不整脈が疑われるときの対応

必ずモニター心電図を確認する

　脈のリズムから不整脈が疑われる場合には，脈拍触知と同時に，聴診器を用いた心音の聴取を行いましょう．「脈拍数に比べ心拍数が多い」など，双方の差から不整脈と判断できる場合があります．

　不整脈の可能性があると判断できる場合には，触知と心音聴取のみで終わらせず，必ずモニター心電図を用いて不整脈の特徴を確認しましょう．モニター心電図からわかる詳細なデータが，不整脈の正確な診断や治療方針の決定につながります．また，モニターで表示される心拍数と，実際に触知する脈拍数の1分あたりの差異も重要な情報です．

橈骨動脈に触れられないときは？

　図1の通り，脈拍測定できる動脈は，総頸動脈や大腿動脈，上腕動脈など，橈骨動脈のほかにも多数あります．けがの治療中など，橈骨動脈に触れられないケースもあるため，覚えておきましょう．

不整脈が疑われるときは,
必ずモニター心電図を確認する

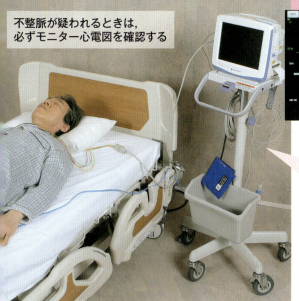
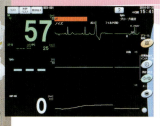
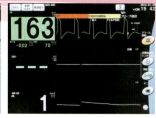

- 不整脈の可能性があると判断できる場合には, 触知と心音聴取のみで終わらせず, 必ずモニター心電図を用いて不整脈の特徴を確認する.
- モニターで表示される心拍数と, 実際に触知する脈拍数の1分あたりの差異も重要な情報である.

注意が必要な脈の状態とは

危険な徐脈と頻脈の数値

脈拍数が基準値よりも多い場合を頻脈, 少ない場合を徐脈と分類します. このうち, 生命維持が困難とされる危険な数値は, 徐脈では「1分間の脈拍数が40回以下」, 頻脈では「1分間の脈拍数が140回以上」です. 通常, 安静時に140回/分を超える頻脈を呈することはまれですが, 危険な領域に至る前に異変に気づき, アセスメントすることが理想的です.

感染症が疑われる「比較的徐脈」

「比較的徐脈」とは, 高熱のわりに脈拍数が増えない状態を指し, オウム病や腸チフスなどの感染症を発症しているときにみられます.

通常, 体温が0.5度上がると心拍数は10回ほど増えるため, 整脈の場合は脈拍数も10回程度増加します. ところが, 上記の感染症に罹患していると, 体温の上昇と脈拍数の増加は比例せず, 39度を超えるような高熱をきたしていても, 脈拍数は目安数よりも少なくなる傾向があります. 比較的徐脈をきたす感染症には, ほかにもレジオネラ症やブルセラ症, パラチフスなどが挙げられます. これらの感染症を疑い, 早期に対処するためにも, 脈拍と次項で解説する体温を組み合わせてアセスメントすることが大切です.

体温の上昇度合いに比べ脈が早い

比較的徐脈とは逆に, 1度の体温上昇につき, 脈拍数が20回/分を超えて増加している場合も, なんらかの感染に加えて循環血液量の減少などが疑われる危険な兆候です.

突然に頻脈が起こる頻脈性不整脈

整脈だった患者の脈拍が突然速くなった場合には, 頻脈性不整脈を疑い, ただちに報告するとともに, モニター心電図で心拍数を測定しましょう. 頻脈性不整脈が心室に由来している場合には, 突然死のリスクも高まります.

危険な頻脈性不整脈を見抜くために, 頻脈の患者に出会ったときには, 必ず「突然」「急に」脈が速くなったかどうかを訊ねるようにしましょう.

体温のバイタルサイン

今はこうなっている 「体温」というバイタル

触れて最初にわかる体温は感染症を疑うサイン

体温というバイタルサインは，血圧，呼吸，脈拍とは少し違った印象があるかもしれません．確かに，「代謝」の指標としても表される体温は，その変化が生命に直結しそうな前者3つのバイタルに対し，とにかく急を要す，という場面が想像しにくいでしょう．

しかし実際は，多くのケースで体温の上昇は感染の可能性が疑われる重要なサインです．昨今では，インフルエンザなどの流行感染症の見きわめに活用すればパンデミックを防ぐプロセス（空港での赤外線カメラによる入国者の体温モニタリングなど）にもなりますし，敗血症の前ぶれとして現れているような場合は，その対応が遅れたならば，ショックへとつながる生命危機と隣り合わせのサインになります．

何より患者に触れて最初にわかるのは，その患者の体温です．アセスメントの基本に照らせば，最も手早く患者状態の良し悪しを知ることのできるバイタルサインでもあるのです．ただし，日ごろから解熱鎮痛薬を内服している場合は体温があてにならないこともあるため，投薬状況の把握はここでも欠かせません．

「発熱したら解熱」はもう古い？ クーリングの判断は慎重に

看護の臨床ではしばらくの間，発熱患者に対して，その熱は下げるほうがよいのか，それとも積極的に下げる必要はないのか，では解熱を行うとしたら何度からか，などが，さかんに議論されてきました．

いま，おおよその方向性は出ている模様で，「発熱は生体がさまざまな侵襲から自身を守ろうとするための反応の結果であり，それをクーリングなどで妨げることは好ましくない」，「ただし患者からの希望があれば，必要性を判断して実施を検討する」という考えで現場の運用は落ち着いたかな，というところです（熱中症の急性期の対応などは別として）．

体温に変化がみられるときは原因の探索を

これまでの一般的な体温の評価は，ルーチンの検温を軸にして，発熱患者であれば日々の変化を熱型などで残し，医師と共有して解熱や抗菌薬投与などの治療指示を受けたり，急な発熱のケアとしては，氷枕を用意して，さらに冷却ジェルシートを使用する，などの状況だったと思います．

しかし先述のように，「発熱時は積極的にクーリングするのがいい」という根拠は乏しくなりました．体温というバイタルサインは，それを下げにいくための判断基準ではなく，感染症など身体の中で起こっているできごとを理解するためのサインという位置づけへと変わったように思われます．

もちろん，それでも発熱時に患者がクーリングを望むような場合は，冷やすことが害にならないかを評価しながら，患者のニーズにどう応えていくのを考えることが重要であるのはいうまでもありません．

この大前提を踏まえたうえで，体温というバイタルサインが変化したとき，どう対応するのがよいか，いち早く原因を探索するために，体温の何をみればよいのかを学んでいきましょう．

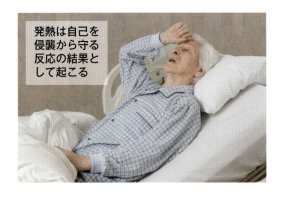

発熱は自己を侵襲から守る反応の結果として起こる

> **Point**
> - 患者の平熱を知るためにも，正しく測定できるようサポートする．
> - 最近では，発熱したとき自然な解熱を待つケースが増えている．
> - 体温の低下がみられるも場合も，急変の可能性を考える．

体温測定前には丁寧な説明を

　体温の変化をみて適切にアセスメントするためには，何を置いても正確な測定が欠かせません．では，体温を測定するのは「誰」でしょうか．

　ルーチンとしての体温測定は，一般的に患者自身が腋窩に体温計を入れる方法で行われており，測定時のナースの仕事は「体温計を渡すこと」が中心になりがちです．

　しかし，腋窩で測る体温は，体温計の入れ方により不正確な値となりやすい傾向があります．患者に体温計を渡すときには，「体温を測ってください」の一言で終わらせず，体温計の使い方をわかりやすく説明しましょう．詳しくは後述しますが，体温を評価するためには「変化の度合い」を確認することが重要です．そのためには，毎回の測定で正確な数値を把握することが欠かせません．

体温の正常値とは？　体温の捉え方

　これまで，「発熱」の定義は37.5度以上とされてきました．これは感染症法に基づく指標が知識として捉えられた数字だと思いますが，実際の臨床現場においては，安易に体温を下げない方向付けとも相まって，さまざまな文献的な検討から，約38.2度以上を発熱と捉える見方が主流になりつつあります．

　ただし，体温は，個人差が大きいバイタルサインであり，年齢や性別，季節，女性の場合は妊娠中や生理中であるかどうかによっても変わります．たとえば，平熱が35度台の患者の体温が，37度台前半まで上昇することは，まさしく「発熱」であり，数値による定義からは離れた個別的な対応が必要になります．体温というバイタルサインを真に役立てるためには，日々の記録や会話から，一人ひとりの平熱を知ることが重要であるといえるでしょう．

　また，体温は測定部位によっても異なります．こちらも個人差はあるものの，腋窩，口腔内，直腸の順に，0.5度ほどずつ高くなっていくのが一般的です．さらに，臨床の場で普及が進んでいる鼓膜での体温測定では，腋窩体温よりも少し高い数値が出る傾向があります．測定部位による体温の違いを覚え，これらを踏まえたうえで体温を評価するスキルが求められます．

体温は「変化の度合い」を見る

🍀 一日に1度以上の変化がみられたら対応を

　体温は一日のなかでも変動するバイタルサインです．一般的には，午前6〜7時頃が最も低い値となり，午後3〜4時頃に最も高い値を示しますが，ここで覚えておきたいポイントは，身体の恒常性によって「通常，一日の変動範囲（日内変動）は1度未満に保たれる」ということです．したがって，平熱よりも1度以上高い場合や低い場合には，発熱や体温低下などの異変が起こっている可能性を評価する必要があります．

🍀 日々の測定と対話が原因特定につながることも

　発熱の原因探索のためには，体温以外のバイタルサインや投薬状況，既往といった多様な情報の把握も重要です．また，先述したように，患者の平熱によっては，一般的な正常値といわれる37度付近の発熱でも非常につらく，微熱ではなく高熱と判断すべき場合があります．

　患者にとって病院内で最も身近な医療者であるナースは，患者の訴えや状態から，異変の程度を正しく見抜くことができる存在でもあります．さまざまな情報を組み合わせて総合的に考え，適切なアセスメントにつなげていきましょう．

第1章 今はこうする！バイタルサイン測定

図1　3つの熱型（稽留熱，弛張熱，間欠熱）

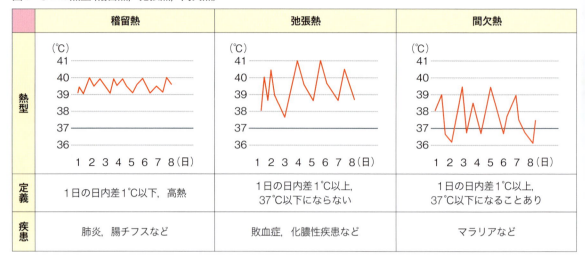

「発熱したら解熱」が適切ではない理由

自然な解熱を待つケースも増えている

　発熱は，体内に侵入した細菌や微生物を攻撃するなど，生体が自己を守るために起こる反応の結果であり，医療的介入による解熱への見解は大きく変わりました．現在の臨床では，生体の健康な反応ともいえる発熱を，安易に妨げる行為は好ましくないとする考え方が主流で，クーリングを行うか否かは，ケースごとに判断されるようになっています．このような経緯から，自然な解熱が期待できる場合，解熱薬を用いないことも増えていますし，氷嚢などの使用も解熱効果は期待されない点で，ルーチンではなくなっています．

　もちろん，患者が発熱による不快さや苦痛を強く訴えている場合は，この限りではありません．ニードに即した対応をしていきます．

　また，熱中症など即座にクーリングを行うべき科学的根拠が示されている病態においては，体温を下げるための速やかな処置が必要です．

熱型の確認から原因疾患を推測できる

　積極的な解熱を行わない発熱には，自然な解熱が期待できるケースのほかに，原因が特定されていない不明熱もあります．不明熱の場合，あえて解熱せず，発熱の程度や熱型をみることで，原因を特定できることがあり

ます．

　日内変動が1度以内で高熱が持続する稽留熱では，図1で示した肺炎や腸チフスのほか，髄膜炎などの危険な疾患の可能性も考えられます．

　日内変動が1度以上であるものの，37度以下にはならない弛張熱は，敗血症が疑われる熱型のため，ICUなどでの集中的な管理が必要になることもあります．

　日内変動が1度以上あり，体温が37度以下にまで下がる時期もある間欠熱は，マラリアに特徴的な熱型として知られています．

ショックの前兆を見抜くために

　弛張熱から敗血症と推測できることからもわかるように，体温は敗血症性ショックの前兆を示す重要な指標といえます．特徴的な熱型のほか，以下のいずれかに該当する場合は，敗血症を疑い，可及的速やかにICUで集中管理することが望ましいと考えられます．

・前触れや原疾患がなく，急に発熱した．
・シバリング（震え）が現れはじめた．
・脈が触れにくい
・顔面が蒼白である．蒼白になりはじめた．
・意識レベルがわずかに低下した．

　このように，敗血症性ショックの前兆に気づき，未然に対処するためには，体温というバイタルサインを確

認するだけでなく，顔色や震えの有無を目で視ること，直接脈に触れて減弱を確認することなど，まさに「五感を使ったアセスメント」が重要になります．

🍀 体温の低下も見逃さない 36度以下は要注意

また，敗血症性ショックを未然に防ぐには，体温の低下にも注意が必要です．(旧)SIRSの診断基準(**表1**)には，以下のように体温の指標も含まれています．

敗血症性ショックの初期は，体温が上昇するwarm shockが起こり，増悪に伴いcold shockに移行していきます．発熱という比較的わかりやすい変化だけでなく，体温の低下も見逃さないようにしましょう．

敗血症に関して，体温低下についてさらにもう少し踏み込むと，実は体温が高いところで経過する敗血症よりも体温が上がらない敗血症のほうが予後が悪い，というデータも見られるようです．体温の上昇は感染などに対して起こるべき正常な免疫応答反応であり，むしろ体温の低いときこそ注意すべきというのは，体温の役割を理解するうえでのわかりやすい評価かもしれませんね．

表1 (旧)SIRSの診断基準
以下の2項目を満たす場合，SIRSと診断する．

体温	38度以上または36度以下
脈拍数	90回以上
呼吸数	20回以上またはPaCO$_2$ 32Torr以下
白血球数	12,000/mm^{3}以上または4,000/mm^{3}未満，または未熟型白血球10％以上

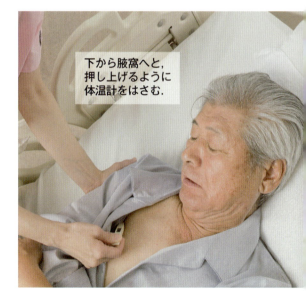

下から腋窩へと，押し上げるように体温計をはさむ．

第1章 今はこうする！バイタルサイン測定

意識のバイタルサイン

今はこうなっている 「意識」というバイタルサイン

急変察知だけでなく予後にもかかわるサイン

　臨床的な指標として意識障害をバイタルサインの仲間として捉えることに，あまり異論はないのではないかと考えます．

　基本原則は血圧，脈拍，呼吸，体温だからでしょうか．看護のヘルスアセスメントなどの教科書には，ただJCSとGCSの表が載り，「意識障害の評価に使われる」という解説程度という寂しい取り扱いをされている状況も見られます．しかし，急変察知や継続した状態変化の把握に意識評価は不可欠で，その重要性は，血圧や呼吸に肩を並べるものと考えます．

　何よりの証拠に，心肺蘇生におけるファーストステップは，声かけをして反応があるかどうか．つまり，意識の有無を第一評価にしているわけですから．

　意識障害といえば脳神経系の異常の評価における代名詞でその役割はいまも変わりませんが，加えて心肺蘇生の評価しかり，急変対応時の基本しかり，まずは意識の有無を確認するのが臨床実践です．意識障害は循環，呼吸，脳神経すべての評価にかかわってくる患者のその後を左右するサインといえるでしょう．

「レベルはどう？」と聞かれたら意識状態について報告を

　患者状態の変化を先輩らに告げたとき，「レベルはどう？」と聞かれたことはないでしょうか．特別な状況でない場合，このレベルは意識状態を指していることが多いようです．同時に，患者状態の良し悪しについても，このレベルという表現が用いられるケースも見られます．患者状態がすごく悪くなれば，レベルダウン．変化がなければ，レベルを維持しています，などですね．

　そして結局，この患者状態の評価も，意識状態の有り様を指していることに皆さんは気づくはずです．視点が定まりシャキッとしていれば，レベルは低くなさそうです．一方，ぐったりとして生気がないようであれば，きっとレベルダウンです．急変後の経過で患者変化をオンタイムでつかむには，意識レベルを丹念に見ていくことが近道でもあります．

　このように意識障害や意識状態は，臨床的バイタルサインとして基本の4つと並ぶ存在であることは，すでにおわかりかと思います．

JCSとGCSはどちらを使う？ 二刀流を目指そう

　なお，JCSとGCSのどちらを使うか，という質問が時折寄せられます．一般的な臨床状況では，JCS，いわゆる3-3-9度方式を使うことになるのでしょうが，より詳細に患者の症状をアセスメントすることのできるGCSも，好んで用いられるケースが増えてきました．その特徴は後述します．

　実際は，施設やシーンに応じて活用方法は変わると思われますが，1つ，GCSはその評価が少し複雑になることに留意してください．とくに動きを現すモーションの「M」は，つけにくいともいわれますので，できるナースと言われるためには，Mの評価を少し多めに勉強しておくとよいでしょう．

　ここでは，上記をふまえ意識障害というバイタルサインの評価を復習し，知識と技術を思い返しておきましょう．日々患者との出会いから始まる，最初にわかるサインでもありますので．

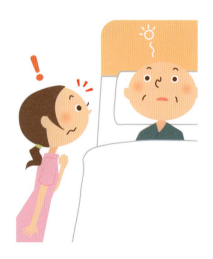

36

> **Point**
> - 患者の第一印象から感じた異変を見過ごさない．
> - 日ごろから五感をフルに使い，患者の言動や顔色の確認を行う．
> - JCSとGCS，どちらのスケールも把握しておくことが理想的．

日々の意識の確認は「第一印象」から

　意識状態の確認は，入院患者の訪室時や外来受診患者の診察時に，患者を視た瞬間から始まります．朦朧としている，言動がおかしいといった，一見して気づくことのできる意識の異変も，立派な意識というバイタルサインのチェックといえます．眠っている患者に対する声かけや，身体に触れて刺激を与える行為も，呼吸や血圧の測定に先行して行われる意識確認のための立派なバイタルチェックです．

　このように，意識というバイタルサインの確認では，ナースによる「五感を使ったアセスメント」の真価が発揮されます．JCSやGCSといったスケールについては次項で詳しく述べますが，まずは患者の第一印象や声かけ時の反応に日々気を配ることが，意識状態の変化や意識の変容を見落とさないための第一歩となるのです．

JCSとGCSによる意識レベルの評価

JCSの特徴

　現在，日本で広く使われているJCS（ジャパン・コーマ・スケール，表1）は，意識レベルを，Ⅰ．覚醒している，Ⅱ．刺激をすると覚醒する，Ⅲ．覚醒しない，の3段階に分けたうえで，さらに刺激への反応から3段階分類を行うことで，意識レベルを0～300までの点数で評価するスケールです．このような評価法のため，JCSは別名

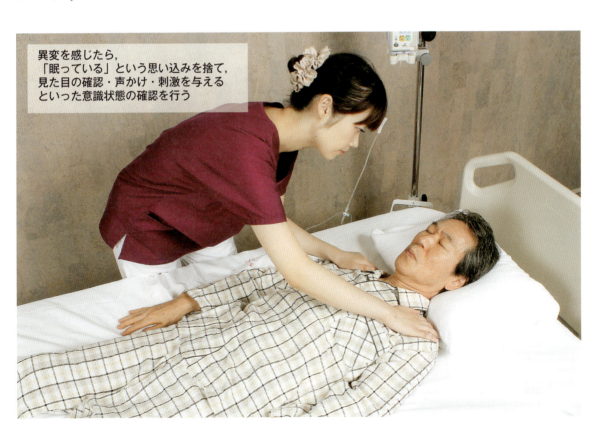

異変を感じたら，「眠っている」という思い込みを捨て，見た目の確認・声かけ・刺激を与えるといった意識状態の確認を行う

第1章 今はこうする！バイタルサイン測定

表1 JCSとGCS

● JCS（Japan Coma Scale）

	0	意識清明
Ⅰ（1桁）刺激しないで覚醒している状態	1	ほぼ意識清明だが，今ひとつはっきりしない
	2	見当識（時・場所・人の認識）に障害がある
	3	自分の名前や生年月日が言えない
Ⅱ（2桁）刺激すると覚醒する状態	10	普通の呼びかけで開眼する．運動の指示に応じ，言葉もでるが，間違いが多い
	20	大声で呼ぶ，体を揺するなどで開眼する
	30	痛み刺激を加えながら呼ぶと，かろうじて開眼する
Ⅲ（3桁）刺激をしても覚醒しない状態	100	痛み刺激に対して払いのけるような動作をする
	200	痛み刺激に対して少し手足を動かしたり，顔をしかめる
	300	痛み刺激に反応しない

● GCS（Glasgow Coma Scale）

開眼機能(E)		最良言語反応(V)		最良運動反応(M)	
自発的に開眼する	4	正確な会話	5	命令に従って四肢を動かす	6
呼びかけで開眼する	3	混乱した会話	4	痛み刺激に対して手で払いのける	5
痛み刺激を与えると開眼する	2	混乱した単語のみ	3	痛み刺激に対して四肢屈曲，逃避反応	4
開眼しない	1	理解不能の音声のみ	2	痛み刺激に対して四肢の異常な屈曲反応	3
		発話しない	1	痛み刺激に対して四肢の伸展反応	2
		気管挿管中，気管切開中	T	全く動かない	1

3-3-9度方式と呼ばれることも多く，数値や桁数から重症度を迅速に共有できるといった利点があります．ただし，JCSでは「開眼するかどうか」に重きが置かれており，四肢の反応があっても重症度が高くなるといった欠点も存在します．

🍀 GCSの特徴

GCS（グラスゴー・コーマ・スケール，表1）は，アメリカをはじめ，世界で一般的に使用されている指標です．もともとは頭部外傷患者の意識レベルを評価するために作られたGCSは，開眼，言語機能，運動機能の3項目をそれぞれ独立させて評価し，合計点数から重症度分類を行うため，多角的に意識レベルを評価することができます．

また，JCSは患者が「開眼するかどうか」で重症度が大きく変わってきますが，GCSは，言語反応や四肢の反応も組み合わせて評価することができます．ただし，この利点は裏を返すと，合計点数からでは患者状態がわからないという欠点にもなりえます．

Mの評価のしにくさは先述のとおりです．M1～M6までの細かな評価は，判断に習熟が必要です（図1）．

🍀 患者状態や緊急度に応じて併用や使い分けを

このように，JCSにもGCSにも一長一短があるため，状況に応じた使い分けや併用が必要になることもあります．日々の意識レベルの評価では，施設の用いるスケールを使用することが多いと思われますが，いざというと

図1　GCSの「M」の評価の例

- 除皮質硬直（GCSのM3に相当）

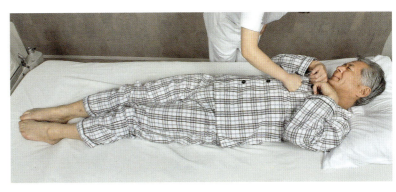

- 除脳硬直（GCSのM2に相当）

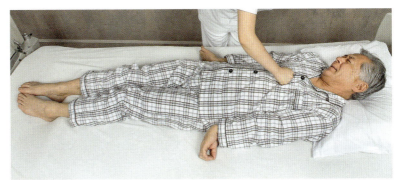

きのためにどちらのスケールにも馴染んでおくとよいでしょう．表2にJCSとGCSの対応関係を示します．また，どちらかのスケールのみを使用する場合には，欠点の部分も踏まえたうえで評価することが大切です．

ここに注意

患者にせん妄がある場合，上述した方法での意識レベルの評価は難しくなります．疾患や年齢から，せん妄を生じる可能性があると判断できる場合には，せん妄スクリーニングツール（DSTなど）を利用し，症状の有無を確認しましょう．

表2　JCSからみたGCSの目安

JCS	GCS		
0	E4	V5	M6
10	E3	V4	M5〜6
100	E1	V1〜2	M4〜5
300	E1	V1	M1

勤務先の病院でJCSもしくはGCS片方しか用いない方は双方がどのように対応しているか，この表で確認してみましょう

SpO_2のバイタルサイン

今はこうなっている 「SpO_2」というバイタルサイン

パルスオキシメーターはナースのお守り

　指先や耳朶にパルスオキシメーターのプローブを装着するだけで，簡便に測定できるバイタルサイン，「SpO_2」．動脈血中の酸素飽和度に近似した数値を経皮的に測ることができ，数値はモニターの表示をみるだけで確認できるため，測定に難しい技術は求められません．患者の状態変化にも気づきやすいデバイスとして，パルスオキシメーターをお守り代わりにしている方も多いのではないでしょうか．

　この便利なデバイスが登場する以前には，呼吸不全やその前兆を見抜くために動脈血採血を伴う血液ガス分析を頻回に実施し，酸素飽和度を管理していました．そのため，患者への侵襲が伴わないパルスオキシメーターは，機器が小型化されると同時に，医療者と患者双方にメリットの大きいデバイスとして，瞬く間に普及したのです．皆さんも日常的な管理と急変察知のために，日々パルスオキシメーターを用いて，SpO_2の記録を確認していることでしょう．

急変察知のためには，SpO_2の確認のみでは不十分

　しかしながら，患者の変化にいち早く気づき，適切にアセスメントするためには，SpO_2の値のみをみればよいというわけではありません．

　そもそもSpO_2とは，経皮的に測定された酸素飽和度の近似値のこと．必ずしも動脈血酸素飽和度（SaO_2）と一致するわけではありません．また，パルスオキシメーターは，指先や耳朶を巡る血液から，動脈血のみの酸素飽和度を選択的に導き出すために「動脈の拍動」を利用しています．

　そのため，末梢循環が障害されている患者など，動脈の拍動が得られないケースでは，表示される数値と実際のSaO_2の値にずれが生じてしまうこともあります．また，装着の方法や部位，プローブの汚れなどによっても誤差が生じやすいというデメリットもあります．パルスオキシメーターの使い方や条件，SpO_2という「補助的」なバイタルサインへの十分な理解がなければ，たとえ便利なデバイスであっても実臨床に役立てることはできません．

100％に近づけることが最善ではない？　変わるSpO_2の管理

　さらに，もう1つの注意点として，SpO_2という指標に関して多くの知見が得られたことで，その数値の管理に関しては，ただ高ければいいというものではなくなってきたことに注意しておきましょう．

　まず知っておきたいのは，それぞれの患者により危険となるSpO_2値は異なることです．健常時に100％の方もおられるでしょうが，むしろそれが維持されているのはまれだと思います．

　人口構造の変化とともに病棟にも高齢者の割合が増え，90％台前半の数値が日常である患者も少なくありません．疾病によっては90％前後で推移する状況を見守るケースもあるでしょう．

　また，クリティカルケア領域においては，サチュレーションを改善させるための酸素療法に関して，過剰投与による害が問題とされるようになりました．酸素の過剰投与は活性酸素を産生し，細胞や組織傷害の原因になるとされ，とくに患者状態がシビアなICUなどではその回復の遅れが指摘されています．過去には高ければ高いほどよいとされてきたSpO_2の数値は，現在90％台前半程度の低め安定で管理することが望ましいといわれるようになりました．

　直感的で簡便に数値が見て取れるSpO_2の重要性は，臨床現場においては不可欠ですが，その数値のみにとらわれることは避けねばなりません．前後の比較，呼吸や血圧をはじめとする基本バイタルサイン，患者の既往，年齢といった背景，そして症状や訴えを組み合わせて対応を考えていく，光る脇役と捉えるべきサインだと考え，基本知識と活用のポイントをおさえていきたいところです．

> **Point**
> - パルスオキシメーターでの測定時は，患者状態や爪の状態，ネイルの有無，センサーの汚れがないかを確認する．
> - 高齢化に伴い，平常時からSpO₂90％以下の患者も増えている．
> - 過剰な酸素投与は危険．酸素療法ではSpO₂90％前半の維持を目指す．

なぜ体表から酸素飽和度を測定できるのか

SpO₂とは？酸素飽和度（SaO₂）との違い

複雑な過程を経ずにSpO₂を測定し，患者変化を記録できるパルスオキシメーターは，若手のナースにとってお守り代わりのような存在になっています．では，皆さんが日々測定しているSpO₂は，具体的には何を表す数値なのか，すぐに答えることはできますか．

SpO₂とは，Saturation（飽和度），pulse oximeter（パルスオキシメーター），O₂（酸素）を組み合わせた造語であり，語源となった3つの単語からもわかるように，「パルスオキシメーターにより脈波から測定された酸素飽和度」のことを指します．

つまり，SpO₂とは，指先や耳朶にプローブ（センサー部分）を装着するパルスオキシメーターで測定することが大前提にあるバイタルサインであり，実際の動脈血中酸素飽和度（SaO₂/以下，「酸素飽和度」）とは異なります．

モニターに示されたSpO₂の値は，酸素飽和度に極めて近似した数値ではあるものの，後述する測定困難な条件下では不正確な数値が示されることも多く，医師の指示のもと，動脈血採血による血液ガス分析を行う必要が出てくることもあります．

パルスオキシメーターの仕組み

動脈血中には酸素と結合した酸素化ヘモグロビンが多く含まれているのに対し，静脈血には酸素を手放した還元ヘモグロビン（脱酸素化ヘモグロビン）が多く含まれています．パルスオキシメーターのプローブからは，赤色光と赤外光という，波長の異なる2つのLED光が発せられていますが，このうち赤外光は還元ヘモグロビンに吸収されやすく，赤色光は酸素化ヘモグロビンに吸収されやすいという性質を持っています．

パルスオキシメーターは，こうした2つのヘモグロビンと光の性質の違いを利用し，光の透過率を測ることで「動脈血中の酸素飽和度」を導き出しています．

ただし，上記の仕組みだけでは，静脈血やほかの組織も含んだ値が算出されてしまいます．この問題を解決するため，パルスオキシメーターには，「変動する値のみを検出する」という一工夫が加えられています．静脈血や組織中の成分はほとんど変動しないのに対し，動脈血中の成分は動脈が拍動する度に変動します．このように，脈動を利用して動脈血中の酸素飽和度を算出しているため，パルスオキシメーターでは脈拍も測定することができます．

正確な数値を測定するための注意点

パルスオキシメーターの仕組みからもわかるように，SpO₂を正確に測定するためには，「十分な脈動が得られていること」が前提条件となります．そのため，たとえば末梢循環が悪化している場合には，正確な数値は表示されにくくなります．次のような場合には耳朶での測定や，測定方法の変更を検討しましょう．

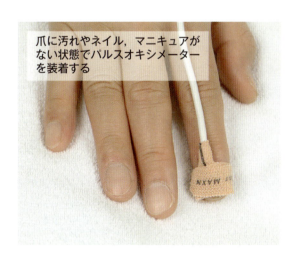

爪に汚れやネイル，マニキュアがない状態でパルスオキシメーターを装着する

第1章 今はこうする！バイタルサイン測定

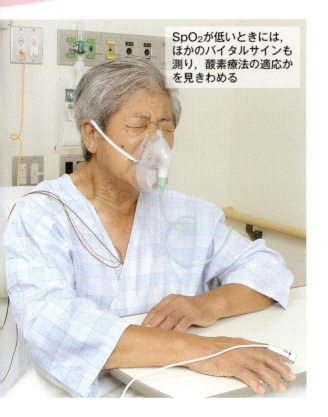

SpO₂が低いときには，ほかのバイタルサインも測り，酸素療法の適応かを見きわめる

🍀 SpO₂の測定が困難になるとき（一例）

- 血圧が低い
- 血流が悪い
- 脈拍が減弱している
- 脈が触れない
- 爪にマニキュアを塗っている
- 爪白癬がみられる

🍀 パルスオキシメーターのプローブ部分の汚れが原因ということも

　末梢循環の障害や爪の状態といった被測定者サイドの問題だけでなく，パルスオキシメーター側に問題がある場合にも，正しいSaO_2と表示される数値に乖離が生じることもあります．

　たとえば，センサーが汚れていたり，機器が劣化している場合などが挙げられます．このほかには，体温計と同じように，うまく装着できていなかったということも考えられます．患者状態に変化がみられず，SpO_2の数値だけが変わったという場合には，パルスオキシメーターのプローブを拭く，交換するなどして再度測定してみましょう．

🍀 測定が難しいときの対応

　パルスオキシメーターには問題がなく，末梢循環が悪いといった原因によりSpO_2の測定が困難な場合には，血液ガス分析などへの切り替えも考慮する必要があります．状況を先輩や医師に報告し，指示を仰ぎましょう．

SpO₂が低くても反射的に酸素投与を考えないこと

　SpO_2はPaO_2（動脈血酸素分圧）を反映しており，一般的な目安としては，「$SpO_2$90％＝$PaO_2$60Torr＝呼吸不全（低酸素血症）」といわれています．通常は，呼吸不全と判断される数値に達していた場合，酸素療法の適応となります．

🍀 SpO₂90％以下＝呼吸不全ではないことも

　ただし，$SpO_2$90％以下の患者が，全例で呼吸不全をきたしているというわけではありません．高齢化が進み，わが国の病院には，平常時からSpO_2の数値が90％台前半と低い値を示す高齢患者の割合が増えています．さらに，循環器疾患や慢性呼吸器疾患（COPDなど）を抱えている患者では，日ごろからSpO_2が90％を下回っていることもあります．そのため，SpO_2のみが低いという理由で酸素療法を開始してしまうと，状態のよい患者への過剰な酸素投与となるおそれもあります．

　SpO_2はあくまで補助的なバイタルサインであり，ナースには，ほかのバイタルサインや要素と組み合わせて対応を考えていくスキルが不可欠といえます．では，どのような場合，「危険なSpO_2」と判断できるのでしょうか．

患者が呼吸苦を訴えており，呼吸数や脈拍数，血圧の増加がみられるとき

　上述した測定上の問題がないにもかかわらず，SpO_2に明らかな低下がみられるときには，血圧，脈拍，体温，意識のバイタルサインを確認します．通常，SpO_2が低下しているときには，酸素をより多く取り込もうとするため，呼吸数の増加がみられます．また心臓は酸素供給量を保つべく，心拍出量を増やして酸素飽和度の不足を代償するため，脈拍数は増加し，血圧も上昇します．このような変化がみられるときには，すみやかに医師に報告し，血液ガス分析を行います．

急なSpO₂の低下には要注意

患者ごとの「正常値」を把握しておく重要性

それまで安定していたSpO₂が,急激に低下したときには,急変やその前兆の可能性があります.SpO₂は,先述のとおり既往や年齢により個人差が生じやすいため,日々の記録から一人ひとりの「正常値」を把握しておくことが何より重要です.個人差を意識し,個々の正常値を頭に入れておくことで,いざ数値の低下がみられたときに,それが突然に起きたものかどうか,また低下の度合いはどの程度であるかを,迅速に見極められるようになります.

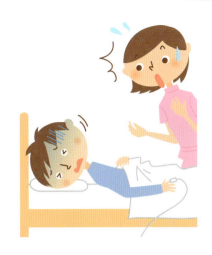

術後や安静後の歩行時には最大の注意を

術後や仰臥安静を続けていた後の歩行開始時には,肺塞栓症により換気血流不均衡が生じ,SpO₂が急激に低下する危険があります.とくに,深部静脈血栓症(DVT)の既往がある患者では,再発による肺塞栓症のリスクは高まります.肺塞栓症を発症すると,SpO₂の低下だけでなく,顔面や口唇,爪床などにチアノーゼもみられますが,これらは病気が進行してから現れる症状であり,処置が遅れると心停止に至る危険も高くなります.

こうした危険を未然に防ぐためには,患者の既往を把握すると共に,術後や安静後の移動時には最大限の注意を払うことが大切です.突然SpO₂の低下や呼吸苦の症状が現れたときには,深部静脈血栓症を疑い,すみやかに対応できるようになりましょう.

酸素療法では,SpO₂90％台前半での維持を目指す

過剰な酸素投与による副作用を知ろう

低酸素血症に陥っているときには,酸素療法を行い,酸素飽和度を安全な域で維持します.過去には酸素飽和度は高いほど安心安全でよいと考えられており,低下したSpO₂を100％に近づけようと酸素投与が行われていました.

しかし,現在ではさまざまな知見が蓄積され,「SpO₂93～94％付近」を維持する管理が望ましいという考え方が主流になっています.なぜなら,過剰な酸素投与には,活性酸素の過剰産生による酸素中毒や,CO_2ナルコーシスなどを引き起こすリスクがあるからです.さらに,低酸素血症を伴わない心筋梗塞患者に対する酸素投与は,心筋障害を増大させるかもしれないという報告もあります.

SpO₂100％のとき,PaO₂は100Torrを超えていることもある

また,SpO₂はPaO₂を反映した数値ではあるものの,SpO₂の上限値は100％となっているため,上限値での管理では,PaO₂が100Torrを超えていてもすぐに気づくことはできません.生体にとって必要不可欠な酸素には,重大な副作用もあることを知り,安全な域で管理を行っていくことが大切です.

第1章 今はこうする！バイタルサイン測定

痛みのバイタルサイン

今はこうなっている　痛みのバイタルサイン

客観的な評価が難しい「痛み」のとらえ方

　痛みを評価することの重要性は，がん性疼痛緩和を中心として，広く知られるようになったかと思います．その点も合わせて，痛みが患者の異変を察知する補助的なバイタルサインとして重要であるということに異論はないと考えますが，その評価があくまで患者の主観によるものという難しさを持つことには注意が必要です．

　血圧のように客観的な評価がしにくいため，とにかく痛いかどうかを患者自身に発信してもらわねばなりません（それ以外の観察方法もあるのですが）．また，高頻度で「痛い，痛い」と訴えてこられる患者なら気に留める機会も増えますが，痛みを堪えて我慢し，なかなか表現しない，という患者では，状態変化に気づくタイミングが遅れることもあるかと思います．

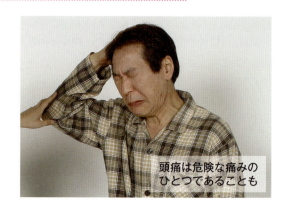

頭痛は危険な痛みのひとつであることも

現在使われている痛みの評価スケールと実情

　そのため，痛みの評価について行われているのは，痛みの出現が想定される患者に対して痛みの程度を聞く，というシンプルな手法です．これもがん領域からの広がりですが，馴染みがあるのは後述するビジュアルアナログスケール（VAS）といわれるツールだと思います（図2参照）．患者にスケールを示して，痛みはどのくらいですかと質問し，その回答を時系列で記録していくというものですね．

　この手法であれば主観性の中に一定の客観性が保たれますし，昨日と比較したり，治療後と比較して痛みがどう変化したのかを把握することもできます．

　とはいえ，その評価には限界もあります．なんといっても患者が表現したことがすべてですから，気の持ちようだけでその表現が変わってきます．もっといえば，天気が悪くて気分が沈み，痛みが強まることもあるほどです．

　また，その評価には必ずコミュニケーションが必要になります．決まりきったツールを繰り返し示して，同じ質問をして，数字を答えてもらうやり取りが続くとそれ自体が苦痛に思う患者もおられ，「前回と同じでいい」「痛くないけど10」という回答になるなど，非侵襲的でシンプルである一方で，継続した評価には難しい側面もあるといいます．

痛みに対する意識が向上したことの意義

　それでも，痛みの出現が想定される疾病や処置に紐付いて，評価のうえ対処がなされるようになったことは，痛みに対するアプローチの第一歩として大きな変化と捉えられるでしょう．

　がんだけでなく，急性期領域においても術後や創傷の痛みが回復を妨げる要素になることも知られてきました．また同じ緩和領域では非がんである心疾患，さらにはスピリチュアルペインへの対応まで，痛みがナースの関心事となり，結果，患者が痛みから開放されることは，大きなメリットだと考えます．

　痛みを伴う重大疾患の例や，痛みがある場合に確認したい項目を把握し，疾患の早期発見や急変察知につなげていくことは，患者を守るためのナースの力になることでしょう．

> **Point**
> - 主観的な痛みの訴えから，重大疾患に伴う痛みを見極める．
> - いつから痛み始めたか，初めて経験する痛みかどうかを質問する．
> - ほかのバイタルサインも測定することで，心筋梗塞や狭心症の早期発見につなげられる．

「痛み」を伴う重大疾患とは

バイタルサインになる痛み，ならない痛み

痛みを伴う疾患や病態は幅広く，慢性的なものから突然に現れる急性のものまで，その性質や種類もさまざまです．たとえば，軽度の椎間板変性による慢性的な腰痛のように，日常生活には大きく影響するものの，急変察知のためのバイタルサインとは異なる性質の痛みもあります．肩こりからくる緊張型の頭痛なども，このような性質の痛みといってよいでしょう．

「胸痛」から疑われる心筋梗塞や狭心症

一方，あるときから急に現れる「胸痛」は，命にかかわる重大疾患の疑いを知らせる「第5のバイタルサイン」の代表となります．胸痛から疑うことのできる疾患には，狭心症や心筋梗塞，大動脈解離などの早期に発見したい循環器疾患があります．

「突然の頭痛」から疑われる脳血管障害

また，「頭痛」のなかにも，脳卒中など脳血管障害のサインとして現れるものがあります．急変を知らせる頭痛とは，長く付き合い続けている方も多い偏頭痛などとは異なり，ある日突然，これまでに経験したことのない強い痛みとして現れるといった特徴があります．痛み症状から急変を察知するために，「急に」「これまでで初めて」といったキーワードを押さえておきましょう．

危険な痛みの見極め方

痛みの訴え方は十人十色

たとえば，高血圧の既往を持つ患者が，ある日急に胸痛を訴えたときには，「狭心症かもしれない」とすぐにアセスメントできるナースも多いでしょう．しかしながら，上述した狭心症や心筋梗塞による痛みは，必ずしも胸だけに現れるとは限りません．なかには，胸部ではなく喉や下顎のみに痛みが現れる例もあります．また，糖尿病の既往がある場合，知覚神経の障害によって痛みを感じにくいこともあります．

また患者は，「昨夜から胸部に強い痛みがあります」と，ナースがアセスメントしやすい訴え方をしてくれるわけではありません．ですから，患者が何らかの痛みを訴えているときや，痛みを我慢しているようにみえるときには，こちらから状態把握と原因探索に結びつく質問を投げかけ，危険な痛みであるかどうかを判断する姿勢が大切です．

胸痛がみられるときは，狭心症や心筋梗塞，大動脈解離の疑いも持ってバイタルチェックを行う

図1　痛みがある場合の確認事項

- どの部位に痛みを感じるか
- 痛みを感じはじめたのはいつごろからか
- その痛みを感じるのは初めてか，過去にも経験したことがある痛みか
- 痛みは強いか，弱いか
- 痛み方は，「ズキズキ」と鋭い印象か，「ズーン」と鈍い印象か
- 痛みが増悪する要素，寛解する要素があるか

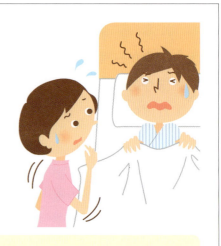

Point
- 痛みの訴えを受けたときには，思い込みを排除し，上のような問いかけによって痛みの詳細を把握する．

痛みがある場合の確認事項

　痛みの訴えを受けたときには，「一般的な腰痛だろう」といった思い込みを排除し，以下のような問いかけによって痛みの詳細を把握しましょう（図1）．

- どの部位に痛みを感じるか
- 痛みを感じはじめたのはいつごろからか
- その痛みを感じるのは初めてか，過去にも経験したことがある痛みか
- 痛みは強いか，弱いか
- 痛み方は，「ズキズキ」と鋭い印象か，「ズーン」と鈍い印象か
- 痛みが増悪する要素，寛解する要素があるか

　痛む部位をたずねるときには，限局性のものなのか，広域に及ぶものなのかを知るために，指やてのひらを使い，患者が言葉では伝えきれない症状を具体的に確認していきます．「この円の中におさまるような痛みですか」「それとも，この部位全体が広く痛み，手で囲むことは難しいですか」と，患者が答えやすくなる工夫を加えてみましょう．

複数部位に痛みが生じている可能性を常に考える

　また，実際に痛みを感じている患者は，最も痛む部位に意識を集中させてしまうため，ほかの部位の痛みや症状に気づかないこともあります．

　患者にとって最も身近な存在であるナースが，ほかの部位に小さな痛みはないか，痛みが現れた時期に新たに出現した気になる症状はないか，積極的にたずねてください．先に挙げた狭心症では，胸だけでなく肩や首に痛みが広がることがあります．患者が肩の痛みを訴えたときに，一般的な肩こりだろうと思い込まないためにも，これらの質問を習慣的に投げかけることが重要です．

痛みの状況確認とともに，バイタルチェックを行う

　胸痛や，胸部に近い部位の痛みから，心筋梗塞などの重大疾患を疑った場合には，基本の4つのバイタルサインやSpO_2の値を確認します．

　患者がフラフラとした様子を呈しているときには，すぐに血圧の低下や意識レベルの低下の度合いを確認しましょう．血圧と意識レベルの低下に加え，呼吸苦が

図2 痛みのスケール

● VAS（視覚的アナログスケール）

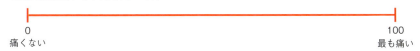

「0」を「痛みはない」状態、「100」を「これ以上の痛みはないくらい痛い（これまで経験したいちばん強い痛み）」状態として、現在の痛みが10cmの直線上のどの位置にあるかを示す方法。

● NRS（数字評価スケール）

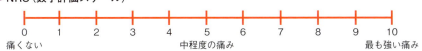

痛みを0から10の11段階に分け、痛みがまったくないものを0、考えられるなかで最悪の痛みを10として、痛みの点数を問うもの。

● FPS（フェイスペインスケール：Wong-Baker faces™ pain rating scale）

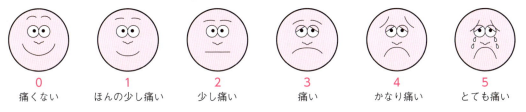

みられ、喘鳴が聴き取れる場合や、SpO₂も低下している場合には、心筋梗塞の可能性が非常に高いと考えられます。心筋梗塞を疑った際には、不整脈の有無をみるためにただちに脈拍数と心拍数の差異を確認し、続いてモニター心電図で不整脈の詳細を確認します。

このように、痛みが生じた段階で、ほかのバイタルサインを確認することで、大きな異変が出現する前に、重大疾患を発見することができます。

痛みの評価方法

🍀 スケールを活用する

痛みの変化や度合いを可能な限り客観的に評価していくために、施設内で共通したスケールを活用することも勧められます（図2）。痛みが重要視されるようになり、客観的評価のためのスケールも多数開発されました。このうち、現在の臨床では、NRS（Numerical Rating Scale）やVAS（Visual Analogue Scale）が広く使用されています。また、小児の痛みの評価にはFPS（Face Pain Scale）も役立ちます。

🍀 NAS（数字評価スケール）

NASは、痛みを数字で評価するスケールです。痛みの強さを0～10の11段階に分け、痛みが全くない場合には0、考えられるなかで最悪の痛みを10として、患者に痛みの点数を問い、数字を記録します。

🍀 VAS（視覚的アナログスケール）

VASは、痛みが全く無い状態を0（左端）、これまで経験した一番強い痛みを100（右端）とした、10cmの直線を用いるスケールです。現在の痛みの程度は直線のどのあたりに該当するかを、患者に指し示してもらいます。

🍀 FPS（フェイスペインスケール）

3歳以上の小児の自己評価には、FPS（Face Pain Scale）が有用とされています。FPSとは、6つの表情を

第1章 今はこうする！バイタルサイン測定

した顔のイラストから，いまの痛みに最も近いイラストを選んでもらうスケールです．ただし，FPSには痛みだけでなく，いまの気分といった別の要素も反映されてしまうといった指摘もなされています．

バイタルサインの変化から痛みを疑う

突然，血圧が上昇する原因とは？

先の項目では，痛みから重大疾患を疑うときには，ほかのバイタルサインを確認することが重要であると述べました．これとは逆に，血圧などのバイタルサインの変化から，患者に痛みが生じている可能性を疑うこともできます．たとえば，ナース・ステーションでの勤務中，ある患者の血圧が突然上昇したとします．このとき，皆さんは患者に何が起きている可能性を考えますか．

ナース・ステーションで痛みの可能性を疑えることも

経験を積んだナースであれば，「何らかの痛みが生じたのでは」と考え，病室に駆けつけるでしょう．通常，痛みを我慢しているときには，胸腔内圧が上昇し，血管が圧迫されて血圧が上昇します．心臓の拡張も阻害されるため，呼吸数が増加することもあります．これとは逆に，息を詰めて堪えてしまい，呼吸数は減少することもあります．

いずれにしても，普段とは異なる数値を示すことが多いため，痛みを疑った場合には呼吸回数の測定も欠かせません．これらの変化を確認できたときには，ほかのバイタルサインや治療中の疾患，最近受けた治療内容や既往などを確認し，痛みの原因を探索しましょう．

column　報告の心得

● 報告すべきか迷ったときは，すぐ報告を！

患者の様子や取得したバイタル情報から「昨日と違う」「なんだかおかしい」と感じたとき，それが急変の徴候なのかどうかを判断できず，報告をためらってしまう方もいるかと思います．筆者は，このような迷いが生じたときには，すぐに報告して欲しいと願っています．仮に結果として報告の必要がなかったとしても，迷った時点で報告することにより，医師や先輩ナースは「今回はこういった理由から報告する必要はないけれど，今後○○や○○がみられたら報告して欲しい」と伝えることができます．このようなやり取りの積み重ねにより，報告することに慣れ，伝える内容の精度や急変察知のスキルは向上していきます．

● コミュニケーション・エラーを解消する

経験が少なく，ご自身の考えや感覚に自信が持てないという方や，何も異常がなかった場合怒られるかもしれないと，報告を怖がってしまう方もいるでしょう．しかし，急変の徴候とは，呼吸数や脈拍の増加など微細な変化であることが多いものです．この時点で患者を助けるためには，遠慮や不安に起因する心のブレーキを外し，ご自身の気づきを周囲に伝えることが何より重要です．医師に報告しづらいと感じる場合は，まず同僚や先輩に状況を報告しましょう．コミュニケーション・エラーは適切な判断・対応を妨げるものであると考え，ぜひ「伝えること」に積極的になりましょう．

● オーバートリアージを容認できる風土を築こう

また，報告を受ける立場にある方は，オーバートリアージもよしとする姿勢を持っていただきたいと考えています．対応の準備をしたものの問題が生じなかったとき，「何もなかったじゃないか！」ではなく，「何も起こらなくてよかったね」と言い合える環境があってこそ，後輩ナースは報告をしやすくなり，患者を守れるナースへと成長していきます．報告する必要がない場合には，その理由と今後報告すべきときをフィードバックすることも重要です．

生命にかかわる急変を未然に防ぐためには，ナース一人ひとりが急変察知の知識を学ぶだけでなく，院内全体で報告しやすい風土を培っていくことが大切です．

（石松伸一）

尿量のバイタルサイン

今はこうなっている　尿量のバイタルサイン

尿量の増減はなぜ起こる？尿量調節の目的とは

ここにきて，尿量までをバイタルサインとして捉えるのは，さすがに違和感を感じる方がおられるかもしれません．しかし，患者の入院理由が手術である割合が増し，実際に術後の急性期の患者を担当してみると，身体に侵襲が加わった患者の尿管理は非常に重要であることに気づくのではないでしょうか．そして担当を重ね，術後に帰室した患者の経過観察をしていくなかで，一定量の尿量が確保されていくことにほっとする，といった経験もしていくように思われます．

術後の尿量減少は急変のサイン！

術後の具体的な評価としては，尿量が予定量出ていない場合は，循環血液量の減少の可能性に考えを巡らせるでしょう．

とくに，術後48時間以降の尿量減少には注意が必要です．術直後の尿量減少についての留意点は示しましたが，この時点での尿量減少は侵襲時の正常な生体反応です．むしろ，体内の水分が血管外（サードスペース）へと移行した後，時間を経て血管内に戻ってくる，術後48時間以降にも尿量が増えていかない場合は，正しい術後侵襲からの回復過程が進んでいないことも考えられます．

尿量だけでなく各バイタルサインを十分に評価し，その変化に対処することが重要になります．

また，尿量の評価はこのような術後だけでなく，急変時や人工呼吸器装着患者，腎疾患，ターミナル領域での状態評価に至るまで，非常に多くの示唆を与えてくれるでしょう．

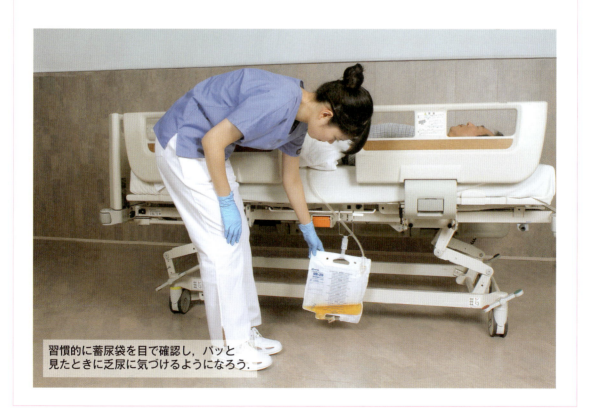

習慣的に蓄尿袋を目で確認し，パッと見たときに乏尿に気づけるようになろう．

第1章 今はこうする！バイタルサイン測定

> **Point**
> - 乏尿の3つの原因を知り，患者に何が起こっているのか考える．
> - 尿路カテーテルの「詰まり」「ねじれ」が乏尿の原因になることもある．
> - 尿量が著しく減少している場合，ショックを起こしている可能性もある．

正常な尿量と多尿，乏尿

まずは，正常な尿量と異常な尿量の目安値を復習することから始めましょう．

正常な尿量の目安は，1日あたり1,000mL〜1,500mLとされ，2,500mL以上を多尿，400mL以下を乏尿と分類します（表1）．

なお，この数値は教科書的なものであり，実際の尿量には個人差があります．臨床の場では，1日の尿量がおおよそ500mL以下であれば乏尿と判断することもあります．冒頭でも述べたように，乏尿は体内の血液循環量が減少しているサインです．状況が進行し，心不全や呼吸状況の顕著な悪化が生じる前に，乏尿の原因を探しましょう．

乏尿の原因

循環血液量の低下を知らせる乏尿の原因は，大きく3つに分けられます．1つ目は，腎臓に十分な血流が来ていないこと，2つ目は腎機能に問題が生じていること，3つ目は尿路が閉塞し，排尿ができない状態になっていることです．乏尿の3つの原因を詳しく知ることは，病気の早期発見や，その後の適切な治療選択にも直結します．

🍀 腎前性の乏尿

尿は，腎臓が体内の余分な水分や老廃物をろ過することによって作られます．尿を作る腎臓自体には問題がなく，腎臓に尿の元となる余分な水分や老廃物が送られてこないこと，つまり，腎臓への血流量が減少していることにより尿量が著しく低下している状態を「腎前性の乏尿」といいます．

腎臓への血流量が減少する原因には，脱水やショック，出血や心不全などが挙げられます．ショックが挙がっていることからもわかるように，腎前性乏尿には，血圧の低下や意識レベルの低下などを伴うことがあります．

逆に言えば，蓄尿袋の尿量を確認し，乏尿に気づいたときには，血圧や意識などのバイタルサインを測定することで，腎前性の可能性が高いと推測することもできます．これにより，脱水やショックといった危険性の高い病態を早期に発見することも可能になります．

🍀 腎性の乏尿

尿を作る腎臓自体の問題により起こる乏尿を，「腎性の乏尿」といいます．腎性乏尿は，急性の尿細管壊死など，腎組織や細胞が障害され，老廃物などをろ過する機能が低下することで起こります．

🍀 腎後性の乏尿

腎臓で正常に尿が作られ，膀胱に貯蔵された後の問題による乏尿を「腎後性の乏尿」といいます．腎後性乏尿の代表的な原因疾患は，尿路閉塞です．

腎後性乏尿の特徴は，尿が「急に」排出されなくなることです．あるときから突然に尿量が減少した場合は，尿路閉塞を起こしている可能性も考慮し，下腹部に膨満がみられないか確認しましょう．

また，尿路カテーテルを挿入している患者の乏尿では，カテーテルに「詰まり」や「ねじれ」がないかを確認することも大切です．

エコーなどの残尿計で残尿量を測定してみるのもよいでしょう．

表1 尿量の目安

正常	1,000〜1,500mL/日
多尿	2,500mL/日以上
乏尿	400mL/日以下

表2　ショックスコア

項目＼スコア	0	1	2	3
収縮期血圧：BP (mmHg)	100 ≦ BP	80 ≦ BP ＜ 100	60 ≦ BP ＜ 80	BP ＜ 60
脈拍数：PR (回/分)	PR ≦ 100	100 ＜ PR ≦ 120	120 ＜ PR ≦ 140	140 ＜ PR
base excess：BE (mEq/L)	± 5 ≦ BE	± 5 ＜ BE ≦ ±10	±10 ＜ BE ≦ ±15	±15 ＜ BE
尿量：UV (mL/時)	50 ≦ UV	25 ≦ UV ＜ 50	0 ＜ UV ＜ 25	0
意識状態	清明	興奮から軽度の応答の遅延	著明な応答の遅延	昏睡

非ショック：0〜4点，軽度および中程度ショック：5〜10点，重症ショック：11〜15点

尿量からショックを見抜く

臨床現場では，尿量と血圧からショックを判断する

　尿量が著しく減少しているときには，ショックを起こしている可能性もあります．ショック状態に陥っており，血液循環量が減少している場合，体内では，ほんのわずかな体液も失うまいと抗利尿ホルモンが分泌されます．このホルモンの作用により，尿管から水分が再吸収され，尿量は減少します．

　臨床現場での目安としては，(1)血圧が低下しており，(2)尿量が20mL/時間以下であれば，ショックと判断してよいでしょう．

ショックスコアの活用

　より正確な評価のためには，ショックスコアを活用することが勧められます(表2)．

　ショックスコアとは，血圧，脈拍，尿量，意識のバイタルサインと，ベースエクセス(BE)から，ショックを定量的に診断するための評価ツールです．ショックスコアでは，1時間あたりの尿量を点数化し，そのほかの項目と合算してショックの有無と重症度を算出します．

五感とツールを組み合わせたアセスメントを

　バイタルサインは，ナースが日常的に評価する項目の総称ともいえるでしょう．ただし，そこには臨床推論を働かせて，問題を見つけ，それを解決しようとする思考プロセスが非常に重要になります．この点がなければ，バイタルサインの取得はただの業務となり，ナースは体温計を持ち運ぶ役になりかねません．

　バイタルサインを測定するためのデバイスやスケールは，患者回復につなげ，急変を未然に防ぐための手段です．それらにナースが使われることなく，診断や患者状態を判断するためのスコアやツールとして活用し，さらに踏み込んで「五感を使ったアセスメント」の重要性を忘れずに，一人ひとりの患者と向き合うことが必要です．

　忙しい毎日のなかで，業務をこなすことに陥らないため，複数の要素を同時並行で確認し，生じ得るさまざまな可能性のなかから選択肢を絞っていくことを試してみてください．この積み重ねによって，患者を守れるナースに，きっと近づけるはずです．

(石松伸一)

MEMO

第2章

急変対応 Q&A

第2章 急変対応Q&A

Q1 はじめての急変に備えて知っておきたい「新人」の心構えや役割はなんですか？

A

- まず，急変に対する自施設の備えを理解しましょう．
- 経験を積む機会を逃さず，「何かおかしい」に気づく力と伝える力を身につけます．
- すぐにベテランにはなれませんが，急変時の必要物品の種類や所在を知ることだけでも，必ず現場の助けになります．

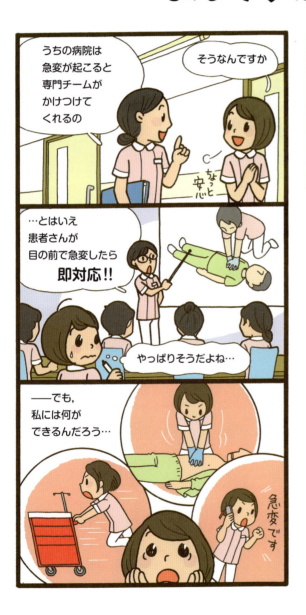

急変対応は，病院ぐるみで取り組んでいる

　患者の急変は，ベテランになっても緊張するものです．新人であればなおさらのこと．日々の業務だけでも覚えることがたくさんあるのに，急変にうまく対応するには，ある程度の経験が必要でしょう．しかし，突如として起こり得る急変は，みなさんが経験を積むだけの時間を待ってはくれませんし，対応を間違えば患者の命が危険にさらされます．

　そこで，心肺蘇生や急変対応のトレーニングを新人研修で行ったり，さらには病院内でシステムとして急変に備えるケースも増えてきています．Rapid Response System（迅速対応システム，以後RRS）やRapid Response Team（迅速対応チーム，以後RRT）[1]とよばれる仕組みの導入などがそれで，何かあったときには，RRTに連絡することで，初期対応をそのチームが行ってくれることになります．また，多くの急変では，「出会うのは初めて」という新人ナースよりも，経験を積んだ先輩が主役となって，実践の対応が行われることと思います．

じゃあ，新人は安心していい？

　では，新人ナースは「急変時は先輩の邪魔をしないよ

RRS：Rapid Response System，迅速対応システム　　RRT：Rapid Response Team，迅速対応チーム

表1　急変対応の視点「ABCD」と五感を用いた即時評価

急変対応の視点	五感	何をみるか	チェックポイント
A：Airway	気道	聴く，視る	気道は開通しているか？	・声が出せる状態か？ ・気道で異常な音がしないか？
B：Breathing	呼吸	視る，聴く，触れる	呼吸をしているか？	・胸の動きが確認できるか？空気の出入りを感じられるか？ ・死戦期呼吸，努力呼吸をしていないか？ ・呼吸数や呼吸様式はどのようか？
C：Circulation	循環	触れる，視る	循環は維持されているか？	・顔色，皮膚の色が蒼白ではないか？ ・冷汗をかいていないか？ ・脈は触れるか？どこの動脈で触れるか？
D：Disability	意識状態	視る，聴く，触れる	意識状態はどうか？	・声かけに反応するか？ ・視線が合うか？ ・苦悶，朦朧などの様子があるか？

文献2)3)4)を元に作成

うに……」「自分たちの出る幕はない」でよいのかというと，それでは「いざ」というときに，1人で動くことができないでしょう．後輩が入ってくれば，次は，先輩のあなたが急変対応の担い手なのです．

ですから，新人といえども看護師という職業に就いたからには，患者の生命と健康を護る責務があり，患者のもっとも近くに存在する者として，その場でできることを適切に行える力が求められます．また，先ほどのRRSやRRTがなかったり，自施設で十分なトレーニングが継続的に行われるとは限りませんから，むしろ，積極的に学んでおくことが，スキルアップに差がつくポイントです．

いまどきの急変対応は，取り巻く環境（システムやサポート体制）を知ったうえで，怠りなく，「アセスメント」と「基本技術」を身につけておくことです．その手始めとして，この項では，新人ナースの急変に備えてなすべき基本的な5つのポイントを示します．

1 "あれ？""何か変"という「気づき」をすみやかに人に伝えよう

あなたが患者のもとを訪れ「いつもの患者と違う」「何か変だ」と感じたときは，急変が生じている可能性があります．そのような場合，1人で悩んだり，抱え込まずに「何かおかしい」という感じをとにかく人に伝えることです．

患者の反応がない，呼吸をしていない，けいれんしている……，などがみて取れたときは，驚いて患者のそばを離れて先輩をよびに行きたくなると思いますが，勇気を振り絞って患者のそばに居続け，大きな声やナースコールで応援をよびましょう．躊躇せずにすみやかに人に伝えること，失敗をおそれずに声をあげることが大切です．

2 「できる範囲でABCDを確認」：落ち着いて，ABCDの視点で患者の状態を観察しよう

自身が急変の発見者となったら，すぐに応援（先輩や医師，RRTなど）をよびます．しかし，それでほっとせず，応援が来るまでの間，必ず患者のそばで今の状態を観察しましょう．手元に血圧計やSpO₂モニターがなくても，「視る」「聴く」「触れる」など五感を用いて観察することはできます．

表1のように，急変対応ABCDの指標をもとに，患者がどんな状況にあるかを観察します．A，B，C，Dのいずれか1つでも異常な状態であれば，生命維持が危険な状態にさらされているので，緊急事態として即時の対応が必要です．

3 「状況の伝達」：応援が来たら，患者の状態を簡潔に伝えよう！

応援が来たら，五感を用いて観察したことを「呼吸をしていない」「脈が触れない」「反応がない」などと，簡潔明瞭に伝えましょう．可能であれば「SBAR報告」[3)]（p.67参照）ができるとよいのですが，訓練していない場合は，患者がどのような状態にあるかだけでも伝えましょう．

第2章 急変対応Q&A

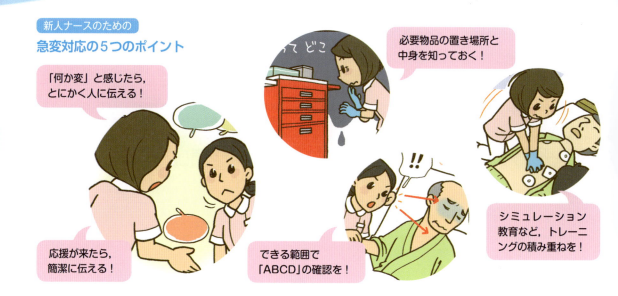

4 応援時は「必要物品の持参」: 救急カート, モニターなどの必要物品を把握しておこう!

　急変時に使用する物品(救急カート,心電図モニター,AEDあるいは手動式除細動器,吸引器など)がどこに配置されているのか,何が装備されているのかを日頃より確認しておきましょう.自分が応援する立場となり,先輩から指示されたら持っていけるように,また物品や薬品をすぐに取り出せるように繰り返し確認しておくことが大切です.

　また,普段からベッドサイドには何が常備されているのかを把握しておき,吸引器や酸素物品が使用可能な状態にあるかどうかも点検しておきましょう.

　病院内にRRSがある場合は,そのコール基準についても,あらかじめ知っておくとよいでしょう.

5 「トレーニングの積み重ね」: 1〜4をイメージできるよう,急変対応のシミュレーション研修,BLS研修などでトレーニングを行っておこう!

　実践ですぐ動けるためには,急変対応にはどのような役割・対応・物品が必要なのか,誰がどの立ち位置にいればよいのかなどを学習し,体を使ってトレーニングしておくことが重要です.もちろん,学習したからといって,すぐに対応できるようになるわけではありませんが,トレーニングでイメージがつくことにより,適切な対応につながりやすくなります.急変は,いつ,どこで起こるかわかりません.新人ナースの皆さんも最低1年に1回程度は研修に参加し,トレーニングを行っておくことをお勧めします.

（比田井理恵）

引用・参考文献

1) 武居哲洋: practice note 実践の根拠と臨床知を知る RRS, きちんと説明できますか? 広がりを見せるRapid Response System(RRS): その長所と問題点. 月刊ナーシング, 33(10): 86-89, 2013.
2) 小林正直: 総論 急変対応中の「ピットフォール(落とし穴)」その起こりうることへの対処とは. 月刊ナーシング, 33(10): 12-15, 2013.
3) 勝見敦, 佐藤憲明: 急変時対応とモニタリング[エキスパートナース・ガイド]. p.2-7, 照林社, 2009.
4) 日本医療教授システム学会監, 池上敬一・浅香えみ子編著: 患者急変対応コースfor Nursesガイドブック. 中山書店, 2008.
5) 日本医療教授システム学会監, 池上敬一・浅香えみ子編著: 患者急変コースfor Nursesガイドブック. p.57, 中山書店, 2008.
6) 石井恵利佳: 院内急変対応 院内急変の気づきの重要性と対応法の普及. 救急医学, 35(9): 996-1001, 2011.

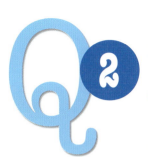

Q2 急変時に応援のスタッフから出る指示に，なかなか対応できません．物品の準備や治療の介助など，心得ておくべきことはありませんか？

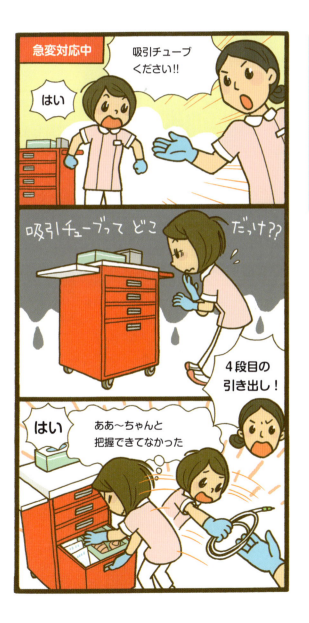

A

- 自分がチームの一員であるという意識を持って，大きな声で指示内容を復唱し，できることとできないことを明確にほかのメンバーに伝えることが大切です．
- 対処能力を上げるには，日常業務のなかでも，地道にそのときのためのトレーニングを積むことです．
- 救急カートの整理点検などを通じて物品を把握するなど，方法はさまざまあります．

急変場面の状況と新人ナースの役割

急変とは「短時間に生命の危機的状態に陥っている状態」です．ゆえに，急変の発生は，場所や時間を問いません．もちろん新人ナースであっても，チームの一員としての対応が求められます．

しかし，急変対応の場面では，現場は騒然とし，罵声が飛び交うような状況も少なくありません．新人ナースは，場の状況に圧倒されてしまうこともあります．新人ナースにとっては，その体験が理想と現実のギャップを痛感する「リアリティショック」につながることも報告されています．

そのような事態を少しでも回避できるように，ここでは新人として何をするべきかについて解説していきます．

1 チームメンバーとしての役割を果たす

急変場面では，効果的なチームダイナミクスが求められます．急変場面におけるメンバーの役割を理解し，具体的にチームとしてどのように行動すべきか，下記に示します．

第2章 急変対応Q&A

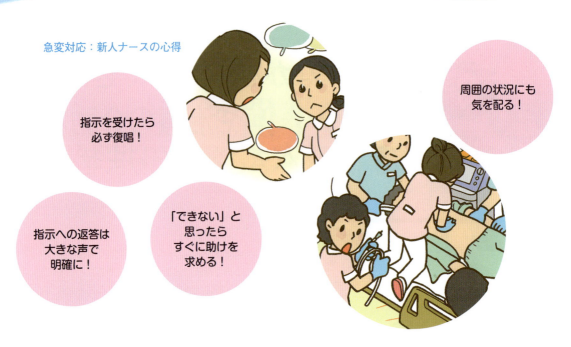

1)返事は大きな声で明確に

騒然としている状況のなかで的確に処置を実施するためには、「誰が指示を受けたか」を明確にすることが重要です。リーダーのナースや医師から何かを依頼された場合には、自分が指示を受けたことが周囲にわかるように大きな声で明確に返事をしましょう。

2)指示の復唱

口頭での指示が飛び交う急変の場面では、指示が聞き取りにくいことも多々あります。薬剤投与のミスなどが発生しやすい状況です。そのため、指示を受けた場合は必ず復唱しましょう。

薬剤の場合、薬剤名や投与量などの復唱が必須です。施設によっては、口頭指示の実施ルールが決められている場合もあります。あらかじめ、そのルールを確認しておくことも必要でしょう。

3)力量を超える場合は助けを求める

急変時には、チームのメンバーとして看護師以外の職種も存在します。すべての人が新人ナースの力量を考慮してくれるとは限りません。

重要なのは、できることとできないことを、自分から意思表示することです。自分の力量を超えるような指示を依頼された場合には、すぐに周囲に援助を求めましょう。力量を超える役割を無理に遂行しようとすると、処置の進行を妨げることにもなりかねません。

4)周囲の状況に気を配る

慣れない急変場面のなかで、これは非常にむずかしいことかもしれません。しかし、新人ナースでもできることがあるはずです。自分の作業だけに没頭せず、周囲の状況にも気を配りましょう。

2 いざという急変時に対応するための日頃の準備

急変時、処置に使用する物品などは瞬時に用意しなければなりません。そのためには、日ごろの準備が重要です。

1)使用する物品を把握する

急変場面で、「○○を持ってきて」と言われたとき、その物品が何であり、どこにあるのかわからなければ指示を実施することはできません。必要な物品の名称を覚えておくことはもちろんのこと、それがどこに設置されているのかを日ごろから確認しておきましょう。

また、救急カートの整理点検などを通して、カートの中に何が入っているのか、用途や目的などを確認しておいてもよいでしょう。

2)急変対応の技術を身につける

急変は、予告なしに突然起こります。熟練のナースでさえ、混乱することもあります。

少しでも落ち着いて対応するためには、日常のトレーニングが欠かせません。新人教育のプログラムに急変時の対応が組み込まれている施設もあるでしょう。一度の研修では、なかなか実践に活かすことはむずかしいと思

います．同期や職場の先輩とトレーニングを積むこともよいでしょう．また，最近では自施設の研修のほかにも，急変対応をテーマにしたセミナーやeラーニングなど，学習のための多様な機会，手法が増えています．日常のトレーニングとして，これらの機会・手法を活用することも役立ちます．

日常の積み重ねを大切に

予期せぬ事態のなかでは，日常的にトレーニングをしていても，それを十分に発揮することはなかなかむずかしいものです．ゆえに，何度も急変対応のトレーニングを積むことが重要です．

とはいっても，1人の優秀なメンバーが存在するだけでは，効果的な急変対応はできません．そこに集まったチームのメンバーが，コミュニケーションを通じてチームとして機能することが重要です．とはいっても，急変対応のときだけ，突然良好なコミュニケーションがとれるようになることは考えられません．日ごろから，院内の他職種とコミュニケーションをとるよう心がけます．

急変時における新人ナースの役割は，ナースが日常の業務のなかで大切にしていることと同じです．日ごろの積み重ねが，急変時の自身の実践につながると考え，がんばってみましょう．

（葛西陽子）

---

column　アラーム対応

> アラームが鳴ったら，すぐにベッドサイドに飛んで行くこと．何度も飛んで行き，そのつど消音で終わるなら，アラームの設定を検討すること．そうしなければ，あなたが疲れるだけでなく，アラームに誰も反応しなくなる．

各種のアラームの設定は，その患者にとって正常とされる，または治療上設定された値からの逸脱を警告しています．

- 「その患者にとって正常とされる値」の設定は，患者の既往歴や年齢などを考慮して決定します．たとえば既往に慢性呼吸不全のある患者であれば，SpO_2の設定は一般的な基準値よりも低い値とします．
- 「治療上設定された値」は，治療方針をふまえて決定します．たとえば心血管系の術後患者であれば，血管保護のため意図的に血圧を低値に保ちます．逆に脳梗塞の急性期では，脳血流維持のため，意図的に血圧を高値に維持することがあります．このような場合，患者のホメオスタシスに逆らって昇圧薬や降圧薬を調整し対処する目安にもなります．
- つまりアラーム設定値は，モニターのデフォルト（標準設定）値のままでよいわけではなく，患者の状態を十分にふまえて設定することが重要です．
- アラームが鳴り続けている状態というのは，その患者にとって本当に異常が起こっているか，患者の状態に適切な設定値となっていないかのいずれかが考えられます．
- 各種のアラーム値の変更は，患者のフィジカルアセスメントに基づき医師と相談します．
- 本当に患者に異常が発生しておらず，かつ患者の状態に適切なアラーム設定値ではないと推測された場合，これまでの患者の状態変化の推移，既往歴，治療方針をふまえてアラーム設定値を変更します．
- ただし，やみくもに設定値を上下（生理的な基準値を逸脱するような）させるのは危険です．アラーム設定値の変更は，前述した情報を元に医師と相談して対応します．

（藤野智子）

第2章　急変対応Q&A

Q3 「心肺蘇生」の研修は済みましたがいざというときに，本当にうまく行えるのか心配です．「ここだけは」というコツはありますか？

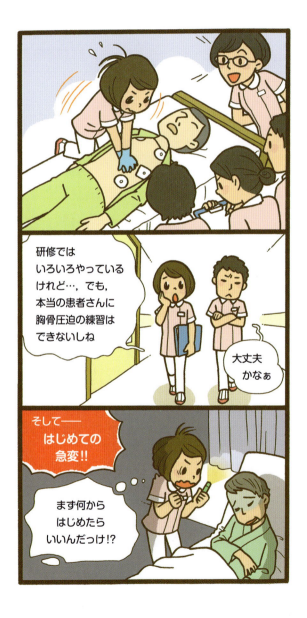

A

- トレーニングでできていても，正しく急変対応が実践できるとは限りません．でも，経験を積んでいけばできるようになります．
- とはいえ，急変はみなさんの成長を待って起こってはくれません．応援要請，迅速評価，胸骨圧迫，物品準備，この4つは，意識しておさえておきましょう．

　Q1で，はじめての急変に臨む現実的な心構えを示しました．ここでは，対応の第一歩として，「いまどき」の心肺蘇生の実践について，示していきます．

　なぜ「いまどき」と断って説明するかというと，おそらく，新人さんでも復職した方でも，心肺蘇生は多くのナースにとって学んでいるだろう技術だからです．これほど心肺蘇生が浸透していなかった頃は，急変対応といえば，「心肺蘇生の手順を学ぶこと」がとても大きな課題だったのです．時を経て，教育も整い，いまは知っていて当然の心肺蘇生となりました．ですが，現場の若手からは不安の声が聞かれることが少なくありません．さらに，手技自体の知識はあるけれど，若手の多くが蘇生の技術を正しくは行えていない，という事実もあるようです．知っているけれど，実践は未経験というのが，いまどきの若手の心肺蘇生といえるでしょう．

トレーニングだけでは身につかない現実

　その理由の1つが，Q1でも示した，新人ナースなどが実際に急変対応を当事者として行わない場面も増えてきたという現実です．たとえば院内でシステムができたり，先輩らがフォローアップしてくれる体制のなかで，新人の1年間，急変対応のサポートにはつけども，「心

肺蘇生を実際の患者に行ったことがなく，技術が不安」というケースです．シミュレーターで実施もしますが，あくまでトライアル．結局，十分な胸骨圧迫ができないケースが多いとも聞きます．

とはいっても，現場で生身の患者で，技術が不安な新人が急変の場数を踏めるケースはあまり多くはないでしょう．それでも，明日，みなさんが心肺停止した患者を目の当たりにするかもしれない．そんな場面で少なくとb間違いなく動けるように，心肺蘇生時の「これだけは」というポイントを示します．

はじめて・1人で心肺蘇生を行う際に，現場で行うべきこと（病室での場合）

基本的な心肺蘇生のポイントを**表1**（p.62）に示しました．このすべてがうまくできることが望ましいですが，さらにここから「これだけは」という点を絞ってみます．

1 とにかく応援をよぶこと

はじめての急変，それも周りにスタッフの少ない，たとえば夜勤などでは，非常に不安に思うことでしょう．急変対応の何よりも基本としておさえたいのが，その場から離れずに，とにかく応援をよぶことです．そして対応の際には，応援を受ける側も急変の経験が少ない可能性があるので，「救急カート」「AEDもしくは除細動」「ドクターコール」をしてくださいと述べるようにしましょう．コールができない場所なら大きな声をあげます．寝ている患者のことを気にして応援要請を躊躇してはなりません．RRSや院内で決められた緊急コールなども積極的に活用します．

応援を呼ぶ際に躊躇してはなりませんが，他の患者への配慮は必要になります．大きな声で応援を呼ぶときは，病棟内であらかじめ決めてある「コード」（呼び名）を使いましょう．「コード」とは，「コードブルー」や「スタットコール」「ハリーコール」などです．また，RRSや院内で決められた緊急コールがあれば，必ず番号を覚えておき，積極的に活用しましょう．

2 「心肺停止かもしれないが，確信が持てない」ときは，心肺停止と考えて行動する

心肺停止かどうかを評価することも，実は，経験や観察力が必要です．

たとえば心肺停止なのに声が出たり呼吸をしているようにみえる場合，多くは「あえぎ呼吸」とよばれる状態で，ベテランでも判断に迷うといいます．また，「心肺停止じゃないのに心肺蘇生をしたらよくないかもしれない」と咄嗟に思い，心肺蘇生のタイミングが遅れるというケースもあるそうです．

しかし，観察力は一朝一夕には身につきません．ひとまず目の前の「心肺停止かもしれない＝体動がない，胸，お腹，四肢が動かない」場面は，「心肺停止」と考えて，蘇生に移りましょう．

3 とにかく強く胸を押す

そして，心肺蘇生の成功のカギとなる胸骨圧迫だけは確実に行うことです．とにかく強く押すこと，そしてしっかり戻すことを心がけます．肋骨骨折の不安もあるでしょうし，高齢者などで骨がもろくなっている場合は，なおさらです．

しかし，救命することが最優先ですから，手をゆるめてはなりません．胸の真ん中に向けて，垂直に手を伸ばして置き，手の基部で5 cm以上胸が沈むように強く押します．そしてしっかり戻しましょう．応援が来たら，まず「胸骨圧迫を代わってください」と言う勇気をもちましょう．

4 救急カート，AED，除細動器の場所は確実に知っておく

もう1つ，基本的なことですが，心肺蘇生に必要な資機材（救急カート，AEDもしくは除細動器）の準備はぬかりなく行うことです．病棟内の物品配置のなかでも，AEDや救急カートの場所は優先的に確認し，応援要請に応えられるように備えておきましょう．

（合原則隆）

第2章 急変対応 Q&A

表1　心肺蘇生の基本手順

❶ 急変患者を発見したら安全確認を行う
すぐに患者に近づくのではなく，「床は濡れていないか」などの確認をします．

❷ 反応をみる
患者の肩を叩きながら，よびかけて反応があるか確認します．

❸ 反応がなければ，ただちに応援要請を行う
応援要請を行う際は，場所，患者の氏名を言い，「救急カート，AED，吸引器，緊急コールをしてほしい」と端的に指示を出すようにします．

❹ 呼吸と脈拍の確認
応援要請後は，5～10秒かけて胸部・腹部の動きがあるかないかの確認をします．またその際には，頸動脈の触知も同時に行います．頸動脈は，甲状軟骨と胸鎖乳突筋の間にあります．この頸動脈を5～10秒かけて触知します．「脈拍がない」と判断したら，ただちに胸骨圧迫を開始します．

❺ 胸骨圧迫（右図）

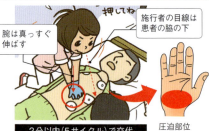

胸骨圧迫をする前に，患者のベッドに体圧分散装置を敷いていた場合は，接続部をはずし，エアーを抜いて胸骨圧迫を開始しましょう．また，ベッドの下面がやわらかい場合は，応援の到着後に背板を敷きこみます．
胸骨圧迫する際の合言葉は，「強く」「速く」「絶え間なく」です．
「強く」は胸骨圧迫の深さで，少なくとも5cm以上6cm未満押します．
「速く」は胸骨圧迫の速さで，100～120回/分のテンポで行います．
「絶え間なく」は，絶え間ない胸骨圧迫のことで，胸骨圧迫を中断する場合でも10秒以内にするようにします．
また，胸骨圧迫を行ったら，必ず，押した胸部をしっかり戻してください．なぜなら，生理学上，胸部を戻すことで，大動脈弁が閉じ，冠動脈に多くの血液が流れ込むからです．
胸骨圧迫時は，長くて2分以内に交代するか，施行者が疲れたと感じた場合は勇気をもって交代を申し出てください．

❻ 人工呼吸

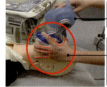

①呼吸管理ができる場を作る
　人工呼吸の際には，ベッドの頭側のスペースを確保し人工呼吸ができるようにします．また，嘔吐や，痰の貯留などの場合に吸引を行うため，早めに口腔内，気管吸引ができるよう準備をしておきます．
②バッグバルブマスクでの人工呼吸を行う
　バッグバルブマスクで人工呼吸を行う際には，EC法を用いて行います（右図）．

❼ 胸骨圧迫と人工呼吸
胸骨圧迫と人工呼吸を分担して行います．胸骨圧迫30回に続いて人工呼吸2回を行います．

❽ 胸骨圧迫，人工呼吸の評価
胸骨圧迫と人工呼吸が交代して行える場合は，胸骨圧迫施行中は，人工呼吸担当者が「胸骨圧迫の位置，深さ，回数はどうか」「肘はまっすぐ伸びているか」を評価し，人工呼吸を行っている際には，胸骨圧迫担当者が胸骨圧迫の位置に手を添えて，「胸が挙がっているか」を評価します．
胸が挙がっていなくても，ただちに胸骨圧迫を行い，次回の人工呼吸を行うまでの間にマスクの位置調整を行います．

❾ 除細動（AED）実施
AEDが到着した場合は，心電図の解析が始まるまでは，胸骨圧迫を続けてください．
①電源を入れ，パッドに記載されている絵のとおりに貼り，コネクターに差し込みます．
②「心電図を解析します．離れてください」とメッセージがあったら，胸骨圧迫，人工呼吸を中断します．
③「ショックが必要です」とメッセージがあったら，自分，周りの医療従事者等が，患者に触れていないか安全確認し，ショックボタンを押します．
④ショック終了後は，ただちに，胸骨圧迫，人工呼吸を開始します．
※心電図解析中に，胸骨圧迫者と人工呼吸担当者を交代しておくと，CPRの質の保持につながるでしょう．

引用・参考文献
1) 日本蘇生協議会：JRC蘇生ガイドライン2015年オンライン版．第1章　一次救命処置．
http://www.japanresuscitationcouncil.org/wp-content/uploads/2016/04/1327fc7d4e9a5dcd73732eb04c159a7b.pdf (2019年5月閲覧)
2) 佐藤憲明編：急変対応のすべてがわかるQ&A．照林社，2011．

Q4 急変発生時に，先輩から聞かれる「患者のレベルはどう？」「状態はどう？」という質問には，何を伝えればいいのですか？

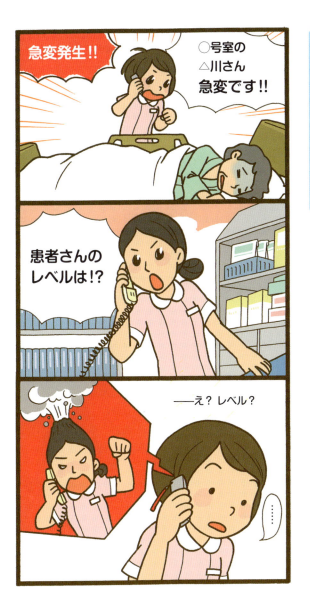

A

- 急変発生時には，状態の重症度，緊急性を知る必要から，意識「レベル」の評価が欠かせません．
- 心肺蘇生をするか否かの評価も「まずは意識の有無」から．そのため，「患者の(意識)レベル」を先輩は気にするのです．
- JCSやGCSなどの評価ツールを用いて，客観的に「意識レベル」として伝えればよいでしょう．

いまどきの急変対応として，Q1～3の項目で，新人がおさえておきたいテクニックを示しました．

ここからは，現実的な場面での動き方を取り上げます．経験を積めば，すんなりできることでも，「はじめて」では戸惑いも多いもの．考え方から対応までを示していきます．まずは，急変発生時に問われることの多い，「レベルダウン」や「患者のレベル」と表される患者状態の評価の実際です．

急変発生時の患者のレベルって何？

患者の急変に出会ったナースは，患者が生命の危機的状態にあるのか否かを判断し，迅速で適切な対処をとりたいと思っています．そのため，急変発生時に先輩が「レベルはどう？」と気にしている場合，意識レベルを中心とした，患者の悪化の程度のことをさしているといっていいでしょう．

そして，意識レベルを通称「レベル」と表現することはしばしばあります．意識の変化は常におさえておきましょう．

第2章 急変対応Q&A

1 なぜ急変時に意識レベルを気にするのか？

　意識障害は，自分を正しく認知し周囲の状況に反応する機能が正常に保たれなくなっている状態です．いままで会話ができた患者が，急に「視線が合わなくなった」「あいまいな返事で朦朧としている」「そわそわしている」などの変化が起きたときは，意識障害のサインかもしれません．

　さらに重度の意識障害では，診断と同時に迅速な治療を開始しなければ，予後を悪化させる病態も多く，緊急性が高くなります．声かけや刺激で反応をみるだけで，瞬時に緊急性を把握することができるので，先輩は急変時に意識レベルを気にしているのです．

2 意識障害が起きる原因は？

　意識障害は，脳幹部網様体および視床下部から大脳皮質へ続く回路のどこかに障害が起こると生じます．意識障害を起こす原因疾患は，外因性と内因性に大別でき，外因性疾患は，頭部外傷，出血性ショック，急性薬物中毒などがあります．内因性疾患はその病態が多様であるため，AIUEOTIPS（アイウエオチップス）の概念を念頭に鑑別します（表1）．

　これらの疾患をみてみると，意識障害をきたす病態には重症度の高い疾患が含まれていることがわかります．さらに，意識障害の評価が急変対応のスタート時にいかに重要かがわかります．

3 意識レベルの評価ツールは何を使うのか？

　意識障害は，基本的に評価がしやすい項目です．ファーストインプレッションだけで，意識の有無も含めだいたいの評価が可能ですから，「まずレベル＝意識状態」というのはとても理にかなっています．

　意識障害の質までを評価しようとすると，少しやっかいです．混濁，錯乱，せん妄，昏迷，昏睡などと，多様な表現や種類があるためです．これらの状態はあいまいで，客観的に表すことが困難です．そのため，意識障害の程度を評価ツールで表現すると共通理解を得ることができます．

　たとえば，意識障害を「レベル3桁」や「GCS1-1-1」と端

JCS：Japan Coma Scale　　GCS：Glasgow Coma Scale

表1　AIUEOTIPS

A	Alcohol	急性アルコール中毒 せん妄，Wernicke脳症
I	Insulin	糖尿病性昏睡，低血糖 非ケトン性高浸透圧昏睡
U	Uremia	尿毒症
E	Electrocardiogram	不整脈
	Electrolytes	低Na血症・高Na血症・ 高Ca血症・低Mg血症
	Endocrine	副腎不全・甲状腺機能亢進・甲状腺機能低下
	Encephalopathy	肝性脳症，その他の脳症
O	Oxygen Overdose	呼吸障害・呼吸不全 薬物過剰摂取
T	Trauma Temperature	頭部外傷 体温異常，中毒
I	Infection	感染症
P	Psychogenic	精神疾患
S	Seizure Shock Stroke	てんかん ショック状態 脳血管障害

的に表現するだけで，誰もが意識レベルの程度を把握することできます．意識レベルの評価には，一般的にJCS（Japan Coma Scale）やGCS（Glasgow Coma Scale）が用いられます．また，意識レベルを数値化すると，「意識レベルが10だったのが，10分後に200に低下した」と，患者の容態の変化も把握しやすくなります．

1) JCS (Japan Coma Scale)

　JCSは3-3-9度方式ともいわれ，覚醒（開眼）状態により意識障害を大きく3群（大分類）に分け，それぞれをさらに3分類（小分類）しています（表2）．得点が高く3桁になるほど意識障害は高度になり，意識障害に関する全体像が早急に把握できるところを特徴としています．

　JCS Ⅲ-200という状態は，"声をかけたり軽く叩くなどの痛み刺激では開眼や発語することができず，手足をやっと動かしたり，顔をしかめたりできる状態"をさします．急変時に，こうした状態を長々と説明するよりも，「JCS200です」と表現したほうが容易に患者の状態を把握できます．

2) GCS (Glasgow Coma Scale)

　GCSでは，意識状態をE（開眼），V（発語），M（運動）の独立した3つの要素に分けており，その要素の違いにより，意識障害を表現します（表3）．GCSは合計点が低

表2　JCS (Japan Coma Scale)

	大分類	小分類	表記
Ⅰ	刺激しなくても覚醒している状態	意識清明	0
		意識清明とは言えず，今ひとつはっきりしない	1
		何月か，どこにいるのか，周囲のものがわからない	2
		自分の名前・生年月日がいえない	3
Ⅱ	刺激すると覚醒する状態	よびかけると容易に開眼する	10
		大きな声，または体を揺さぶりながらよびかけると開眼する	20
		痛み刺激を加えながらよびかけるとかろうじて開眼する	30
Ⅲ	刺激しても覚醒しない状態	痛み刺激に対し，刺激部位に手を持ってくる	100
		痛み刺激で少し手足を動かしたり，顔をしかめる	200
		痛み刺激に反応しない	300

表3　GCS (Glasgow Come Scale)

E：開眼 Eye Opening	V：発語 Best Verbal Response	M：運動機能 Best Motor Response
4点　自発的開眼	5点　見当識有	6点　従命
3点　よびかけで開眼	4点　会話混乱	5点　疼痛部位認識
2点　痛み刺激で開眼	3点　言語混乱	4点　逃避
1点　開眼せず	2点　理解不明の声	3点　上肢屈曲反応（除皮質硬直）
	1点　発語せず	2点　四肢伸展反応（除脳硬直）
		1点　反応なし

くなるほど意識障害が強いことを示し，合計点が8点以下は昏睡状態を示し重症です．脳梗塞や脳出血を疑う場合には，片麻痺や言語障害が発生していることを想定し，GCSで評価したほうがいいでしょう．また，GCSの評価として「3-4-6」や「合計13点」などと表記されますが，正式には「E3V4M6/13」となります．この合計点が「重症度」になるわけです．

運動機能（M）を確認するときのポイントとして，刺激は複数部位に実施し，そのなかで最良の運動反応を採用することを覚えておきましょう．たとえば，指先に刺激を与え逃避屈曲を示した場合はM4ですが，胸骨に刺激を与えたときに払いのけ動作があればM5となり，最良の運動反応はM5であり，評価もM5となります．

なお，痛み刺激により「除皮質硬直」（M3）や「除脳硬直」（M2）を示した場合は，脳ヘルニアが切迫した状態を示す，危険な徴候といえます．

レベルがわかったらどう伝えていくか

患者の意識障害に気づいたら，ナースコールやPHSを使用してチームに緊急事態を知らせる必要があります．そして，次からは，先輩の質問を先取りして答えてみましょう．

　私「急変です」
　先輩「レベルはどうなの？」
　私「えーっと…」

ではなく，

　私「何号室の○○さんの意識レベルが3桁です．見に来てください」

とシンプルに伝えればOKです．

すると，先輩たちは蘇生を考慮し駆けつけてくれるでしょう．

（新名朋美）

引用・参考文献
1）日本救急医学会監修：第4版標準救急医学．p.296-298，医学書院，2009．
2）山内豊明：フィジカルアセスメントガイドブック 目と手と耳でここまでわかる．p.162-166，医学書院，2005．
3）日本救急看護学会監修：改訂第4版外傷初期看護ガイドラインJNTEC．p.169，へるす出版，2018

第2章 急変対応Q&A

Q5 「意識はあるけれど,かなり悪い状況にみえる」「呼吸や脈はとれるけど,あきらかに意識はおかしい(意識がない)」といった場合,どのように動けばいいですか?

A

- 意識がないなど患者の危険な徴候を感じたら,迷わず応援を要請します.
- そのために,急変と判断すべき徴候を頭に入れておきましょう.
- 急変時は,ABCDの手順で初期評価を実施し,急変の報告にはI-SBAR-Cを簡潔に伝えると情報伝達もスムーズです.

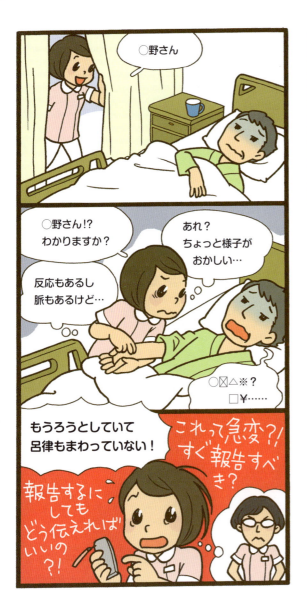

急変したときの基本は「ABCD」

　患者が急変した場合,心肺停止の有無にかかわらず,基本的にナースが取るべき行動は同じです.まず患者の反応,呼吸の有無を確認します.そして,反応,呼吸がなければ応援をよび,胸骨圧迫(心肺蘇生)を開始します.
　一般的に,この心肺停止状態が「急変」と考えられがちですが,反応が乏しいときや呼吸の状態が悪いときも患者が急変したと考えて,すぐに応援をよぶべきです.急変と考えられる危険な徴候を表1に示します.
　このような危険な徴候がある場合,呼吸や循環が何とか維持できていても,迅速な対応が必要となりますので,まずは応援をよびましょう(図1).その後は,「A:気道」「B:呼吸」「C:循環」「D:意識(中枢神経)」がどのような状態かを評価し,安定させる初期対応に移ります.
　心肺停止時には,応援要請から質の高いCPR,迅速な除細動が必要とされています.心肺停止以外の急変では,ABCDの手順で初期評価を行い,呼吸・循環・意識という生理的な安定化を図ります.救急看護においては,どのような場合も基本的にABCDの評価・安定という観点からアプローチしていく手順を覚えておきましょう.

表1 急変と判断する危険な徴候

1. 呼吸の状態
   - 胸郭の動きが確認できない（気道閉塞）
   - 呼吸をしている音が聴こえない（舌根沈下，分泌物などによる気道閉塞）
   - 呼吸数の異常（徐呼吸，頻呼吸）
   - 努力呼吸，呼吸補助筋を使用している
   - SpO_2の異常
2. 末梢循環の状態
   - ショック症状（顔面や皮膚の蒼白，冷感，冷汗）
   - 末梢循環不全（冷感，冷汗，爪床圧迫テストが2秒以上）
   - 脈の触知が速く弱い（血圧低下，ショック状態）
3. 外見・意識状態
   - 苦悶表情，周囲に無関心，意識レベルの低下
   - 呂律が回らない，意識内容の変化（朦朧，興奮，不安など）

日本医療教授システム学会監，池上敬一，浅香えみ子編著：患者急変対応コース for Nurses ガイドブック. 中山書店, p.15, 2008. を参考に作成

図1 危険な徴候を察知したらすぐ応援要請！

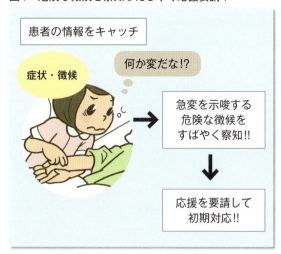

表2 I-SBAR-C

①Identify	自分が名乗って相手を確認し，患者を同定する
②Situation	患者に何が起きているのかという状況
③Background	状況を理解するのに必要な臨床経過
④Assessment	何が問題なのかという判断
⑤Recommendation	どうしてほしいのかという提案や依頼
⑥Confirm	どうしたらよいか指示を受け，内容を確認

応援の要請（急変の報告）：I-SBAR-C

急変したことを報告するには，I-SBAR-C（表2）の手順に沿って実施することで要領よく明瞭に内容を伝達することができます．報告は結論から手短に伝えることが重要ですので，急変した経過のすべてを長々と伝える必要はありません．

初期対応では呼吸と脈の安定が最優先

1 ABCDの具体的な動き方

応援要請を行ったら，ただちに初期対応に入ります．初期対応のABCDの具体的な動き方は以下のとおりです．

■A（Airway）：気道

まず気道閉塞の有無を評価します．窒息や舌根沈下などの場合，すぐに解除します．それでも解除できない場合は確実な気道確保が必要ですので，気管挿管や外科的気道確保の準備をします．

■B（Breathing）：呼吸

モニターでSpO_2を確認し，呼吸音の聴診，呼吸数や努力呼吸の有無を視診で評価します．必要に応じて酸素投与を行い，呼吸を安定化させます．

■C（Circulation）：循環

モニターで血圧（脈圧），心拍数，不整脈を確認し，末梢循環（四肢の冷感，冷汗，チアノーゼ）を視診・触診で評価します．臓器血流の低下を示唆する尿量を確認することも重要です．さらに急変時には，ほとんどの場合で注射薬が必要となるため，すばやく静脈路を確保します．

なお，脈圧は低心拍出状態（収縮期血圧の25％以下[2]）や心タンポナーデの判断に有用な所見です．

■D（Disability）：中枢神経

スケール（JCS・GCS）を用いて意識レベルを評価します．さらに，瞳孔所見（瞳孔不同や対光反射など）や四肢の麻痺を確認します．

第2章 急変対応Q&A

表3 SAMPLE

①**S**igns and **S**ymptoms	どのような症状，主訴なのか
②**A**llergy	アレルギーの有無（食物，薬物）
③**M**edication	服用している薬
④**P**ast medical history	既往歴，手術歴
⑤**L**ast meal	最後にいつ何を飲食したか
⑥**E**vent leading to presentation	できごと（いつ何が起きたのか）

図2 急変の早期対処

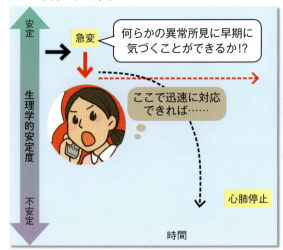

日本医療教授システム学会監，池上敬一，浅香えみ子編著：患者急変対応コース for Nurses ガイドブック．中山書店，p.21，2008．を参考に作成

2 呼吸・循環の安定から意識レベルの評価へ

初期対応で重要なのは，まず呼吸と循環を安定化させることです．そして意識レベル，瞳孔所見および麻痺の有無を評価していきます．

しかし，初期対応時には，意識状態の悪化に対する決定的治療を行うわけではありません（低酸素や循環不全による意識障害は別ですが）．そのため，まずは危険な徴候としての神経学的所見を観察できるようになりましょう．

呼吸と循環が安定した後の対応

1 急変した状況に関する情報収集

呼吸や循環が安定すれば，時間的余裕が出てきますので，ここで具体的な病歴聴取を行います．情報収集の手法として，SAMPLE（表3）があります．

2 急変した原因の検索

ここでの診断的な役割は医師が担いますが，ナースは詳細な身体診査および検査がスムーズに実施できるよう介助していきます．

心筋梗塞や脳卒中など得られた情報をアセスメントし，病態を予測することも必要です．

重篤化する前の察知はナースの重要な役割

まずは表1のような危険な徴候を確実にとらえる必要があります．

心肺停止の状態は，急変の最終的な段階です．しかし，心肺停止となった患者の6～7割は，心停止する数時間前に呼吸困難や努力呼吸，意識レベルの低下などなんらかの異常が診療録に記録されていた[3,4]ことが報告されています．さらに，その異常を医師に報告していない，報告しても対処されていなかった事例もありました．

危険な徴候が何を意味しているのかを理解し，重篤化する前に急変を察知し，いかに早期に対処できるかが重要となります（図2）．

（石川幸司）

引用・参考文献
1) 日本医療教授システム学会監，池上敬一，浅香えみ子編著：患者急変対応コース for Nurses ガイドブック．中山書店，2008．
2) Drazner MH, et al.：Value of clinician assessment of hemodynamics in advanced heart failure: the ESCAPE trial. Circ Heart Fail, 1(3): 170-177, 2008.
3) Schein RM, et al.：Clinical antecedents to in-hospital cardiopulmonary arrest. Chest, 98(6): 1388-1392, 1990.
4) Franklin C, et al.：Developing strategies to prevent inhospital cardiac arrest: analyzing responses of physicians and nurses in the hours before the event. Crit Care Med, 22(2): 244-247, 1994.

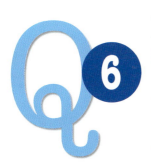

Q6 急変は気づきが重要といわれますが、トレーニングではなかなかアセスメントが身につきません。どんなことに注意したらよいのでしょうか？

2 急変対応

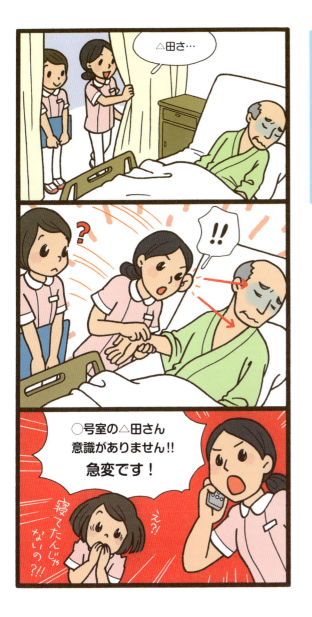

A

- 昨日と今日では何が違うか，五感をフルに使って意図的に「変化」を探すことが「気づき」につながります．
- 五感のうち，最初にはたらかせるのは「視覚」と「聴覚」です．まずは，「視覚」と「聴覚」を意識しましょう．
- こまめな訪室や，家族の訴えを聴くことを心がけることも重要です．ほかのナースにも情報を伝え，意見交換をしましょう．

患者の異変にいち早く気づくためには，日ごろから意識できるいくつかのコツがあります．「5つのコツ」として表に挙げるとともに，以下，「気づくため」の注意点について解説します．

気づきがきっかけとなり，行動が生まれる

「気づく」とは，「それまで意になかったことに，思いが及ぶ」(大辞林)ことです[1]．つまり，気づくには，「意(おもい，こころ，考え)になかったこと」を「意識すること」が大切です．患者を受け持ったとき，引き継ぎがなされた申し送りの情報以外に，「何か隠れていないかな？」と「変化」を「意図的」に探すことです．

「気づく」ときとは，どういう場面でしょうか．ナースは患者を観察する前のぱっと見た瞬間に，「今日は穏やかだな」「さっきより辛そうだな」「顔色が悪そうだな」などと，感じたり予測したりします．この第一印象から患者の状態を認識し，次の行動へとつなげていくのです．

第2章 急変対応Q&A

表　「気づく」ための5つのコツ

コツ①	患者をみるときは，「昨日」と「今日」の変化，「さっき」と「いま」の変化を探しましょう．意図的に探すと，ちょっとした変化が見つかりやすいです．
コツ②	意図的に変化を探すとき，最初にはたらかせる感覚は「視覚」と「聴覚」です．訪室したとき，患者とその周囲を「見わたす」こと，そして「耳を傾ける」ことです．同時に，患者に近づいて声をかけながら，さらに「触れてみる」「嗅いでみる」ことで気づきの情報が増します．
コツ③	何気ない訪室が「急変」の予防の鍵．「用事がないけど，担当だし……」「部屋の前を通りかかったからみておこう」「何か嫌な予感がする」というときには，迷わず「訪室」という行動を起こしましょう．検温時の訪室だけでは，「急変」は予防できません．
コツ④	家族からの訴えに耳を傾けることも重要です．患者が，私たちナースからみて普段と違ってみえないときでも，家族から「なんかちょっとおかしいのですけど……」などと訴えがあるときは，変化している，変化しかけている可能性が高いです．
コツ⑤	カルテによく「経過観察」や「観察継続」などと記載されている場合は，要注意です．何かに気がついていても，それをはっきりさせないまま終わらせていませんか？　そういうときは，自分の判断だけでなく，ほかのナースと一緒に患者を観察して判断しましょう．

情報をすり合わせて「気づき」が生まれる

　実際には，日常において，さまざまな情報が飛び込んできます．眼に映像として入ってきた視覚的情報や，耳に音として入ってきた聴覚的情報が，過去に経験した情報と無意識的または意識的にすり合わされ，何かの違いや変化を感じると，「気づき」が生まれます．

　医療現場では，緊張感や忙しさから，無意識的に気がつくことがむずかしいときがあります．無意識的に気がつくには，今よりさらに専門的な知識・技術を充足し，落ち着いた行動がとれるだけの実践知が必要であったり，観察する手順や手法が必要であったりします．

　また，起こっている現象がそれまでの経験にない場合は，情報のすり合わせができないため，「気づき」に容易に到達できません．まずは，意識して「意図的に」探すことにより，気づきの「きっかけ」が生まれ，さらに観察を続ける行動をとったり，緊急性の高い場合には，即時に対応をとったりすることにつながります．

家族からの情報も重要

　「変化」とは，「ある物事がそれまでとは違う状態・性質になること」（大辞林）であり[1]，どこかを基準にして「変わること」をさしています．つまり，「昨日」を基準として「今日」の状態，「さっき」を基準として「いま」の状態がどう違っているかという変化をとらえます．「変化」としての状態の移り変わりを見つけ，今後どのような経過をたどる可能性があるかを考えることは，「予測」につながり，急変の気づきになります．

　さらに，家族からの情報も大切です．家族は，患者とともに生活を送っている身近な存在です．ゆえに，われわれナースが気づかないことに気づいている場合もあります．

　家族が気にかける患者の「変化」について徳田は，「家族が『普段と全然違う，何かあります』といったら，何かあることが多い」と述べており[2]，異常が潜んでいる可能性がおおいにあることを示しています．家族の声に耳を傾けることが「気づき」の情報源となりうることを知っておきましょう．

訪室の機会が多いほど，「気づく」機会も多い

　次に，「いつ気づくか」が重要です．「患者のベッドサイドに行くのが医師の指示の検温のときだけ」という人はいないでしょう．看護ケアを提供するとき，食事を運ぶとき，点滴をつなげるときなど，ベッドサイドに行く機会は数多く存在します．筆者は，夜勤で多くの患者を担当するときには，必ず一人ひとりの表情，顔色，寝息，そして胸郭の動きをそっとみて，変化に気づくよう心がけていました．

　検温のときだけ身体情報を得ていれば大丈夫などという考え方では，急変対応に間に合わないことがあり，「もっと早く気がついていれば……」と後悔することもあります．ふとした何気ない訪室や看護ケアで訪室したときの観察が「急変」の予防につながります．

図　まず「視覚」と「聴覚」を研ぎ澄ます

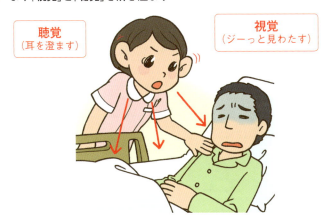

聴覚（耳を澄ます）
視覚（ジーっと見わたす）
何かないか，疑いの心を持って情報収集する！

とくに
視覚――――表情（意識の変化は？）
視覚・聴覚――呼吸（呼吸の異常は？）
視覚――――皮膚（色の変化，汗は？）

五感を駆使した患者観察が大切

　観察を通して得られる患者の情報は，体温計や血圧計がそろっていないと得られないということはありません．器具を「気づき」より先に使ってしまうと，その測定に時間を要し，さらなる悪化を招くことさえあります．時間をかけずにできる方法――それは，自分の五感を用いた観察です．五感を用いて患者を「みる」ことで情報が得られます．

　「みる」とは，患者に近づいて声をかけてみながら，「①眼でみる」「②聴いてみる」「③触れてみる」「④嗅いでみる」「⑤（打診として）打ってみる」ことです．さらに，神経を研ぎ澄ませて「感じてみる」ことです．

　気づきで最初にはたらかせる五感は，「視覚」と「聴覚」です（図）．次に大切なのは「触覚」です．これら3つの感覚で，ほとんどの急変や生命に関わる異常は発見できます．できるだけ多くの感覚を用いればそれだけ情報が多く入り，より詳細な気づきが得られます．

「いつもとちがう」ことは急変のサインになる

　「いつもよりぐったりしているな」「動きが緩慢だな」「いつもより言葉数が少ないな」「言葉がはっきりしないな」「汗（冷汗か発熱の汗か）をかいているな」「さっきより体の熱りが強くなったな」，などと気づく場合があるでしょう．これらが「急変」のサインです．

　急変のサインを見つけたら，「すぐに応援をよぶ」ことが基本です．そして気道確保や胸骨圧迫，人工呼吸などの対応が必要かを判断しつつ，「なぜこうなっているのかな？」と考えるようにします．

知識に加えて変化をみる眼を養う

　「経過観察」と安易に回答を出す前に，本当に「経過観察」でよいのかを検討してみましょう．自分の判断に自信がない場合やはっきりしない場合は，ほかのナースにも声をかけ，「この現象は何か？」を一緒に考えることが必要です．1人の判断よりも数人の判断のほうが，「急変」を予防できる可能性をさらに高めます．

　最後に，「気づき」には，患者から得た情報をアセスメントするための知識が必要です．しかし，疾患などに対する知識が十分にあっても，「変化する徴候を見逃さない眼」を養っていないと，対応する技術を使うことや行動に移すことはできません．

　「変化を意図的に探す」という眼を常に意識しながら，ベッドサイドに何気なく足を運ぶようにすることから「急変の予防」が始まると認識しましょう．

（河合正成）

引用・参考文献
1) 松村明編：大辞林．第二版，p.97，三省堂，1998．
2) 徳田安春：バイタルサインでここまでわかる！ OKとNG．「ジェネラリスト・マスターズ」シリーズ③．p.131，カイ書林，2010．
3) American Heart Association：PALSプロバイダーマニュアル AHAガイドライン2010準拠．シナジー，2013．

第2章 急変対応Q&A

Q7 状態が悪くなった患者を継続してみていく場合も，「レベルはどう？」と聞かれます．どのように伝えたらいいのでしょうか？

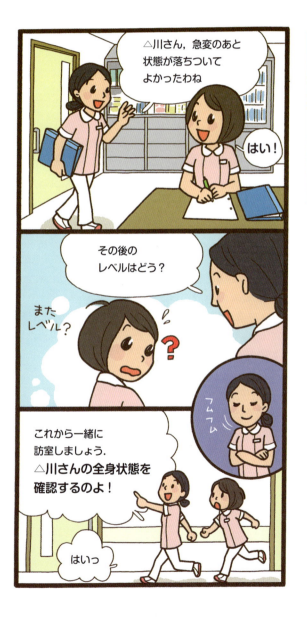

A

- 経過観察時の患者状態のレベルとは，意識を含めた緊急時のABCD評価に加え，呼吸・循環・脳神経系を結びつけて全身状態を観察した結果得られる，患者状態の良し悪しをさします．
- レベル低下など経過観察中の変化をすばやく察知するためには，こまめな訪室と観察によって変化をていねいに共有することが重要です．

継続してみていくときの「レベル」とは？

Q4で解説していますが，患者の急変発生時に患者状態を指して，「レベルは？」と聞かれたら，まず評価して伝えるのは「意識レベル」になるでしょう．ファーストインプレッションとしては，非常に重要なアセスメントになります．

そしてもう一歩進んで，臨床的に患者の全身像としての「レベル」を考えるなら，ABCD［A：気道（Airway），B：呼吸（Breathing），C：循環（Circulation），D：意識（Disability）］のすべてを含めて，状態評価をすることが必要です．

では，患者が急変し，その後，その状態を継続してみていく場合は，意識状態も含んだABCDのそれぞれについて観察すればよいかというと，少し異なってきます．

患者が急変した場合には，「脳」「心臓」「肺」「気道」のどれか1つだけが障害されたということはまずあり得ません．心筋梗塞や不整脈により循環に変調をきたした場合には心拍出量が減少します．これにより全身への酸素供給量が減少し脳神経系では非常に大きな影響を受けます．

> 継続してレベル観察を行うときは……

ABCDそれぞれを評価しながらも全身状態をイメージする，総合的な情報収集とアセスメントを！

	ABCDの評価	
Airway 気道	・声が出せる状態か？ ・気道で異常な音がしないか？	
Breathing 呼吸	・胸の動きが確認できるか？　空気の出入りを感じられるか？ ・死戦期呼吸，努力様呼吸をしていないか？ ・呼吸数や呼吸様式はどのようか？	
Circulation 循環	・顔色，皮膚の色が蒼白ではないか？ ・冷汗をかいていないか？ ・脈は触れるか？　どこの動脈で触れるか？	
Disability 中枢神経	・声かけに反応するか？ ・視線が合うか？ ・苦悶，朦朧などの様子があるか？	

全身状態の評価

呼吸・循環・脳神経系の関連をイメージ！

体の中では何が起こっている？

こまめに訪室し，変化があれば即，対応！

そのため，全身観察をする場合には，ABCDのそれぞれを評価しながらも，呼吸・循環・脳神経系を結びつけて情報収集を行い，状態の総合的なアセスメントを行う必要があります．つまり，ここでいう「レベル」とは，患者の全身状態の良し悪しを意味するのです．

経過観察はどう行う？

質問にある「経過観察」のタイミングは，患者の状態によっても異なるため，体位変換と同じ2時間ごとのタイミングなどと頻度を決めて行うのは危険です．本来であれば，患者の状態が一進一退のときは，ベッドサイドに付き添い，フィジカルアセスメントや生体情報モニタなどから得られる情報を統合・アセスメントし，患者の状態が悪化した場合にはすみやかにリーダーのナースもしくは医師へ報告できることが求められます．

しかし，現実的に臨床現場で常に付き添うことはできないでしょう．そのため，バイタルサインの変動をみながら，初期段階でのアラーム設定を通常の上限下限値の20％の範囲から10～15％範囲に変えるなどして，状態の変化に敏感に反応できるようにします．

そして，アラームが鳴るたびに患者を訪問し，意識・呼吸・循環の観察と，四肢に触れて末梢循環の状態を確認します．それでも変化がなければ，少しずつアラームの設定を緩くして訪室頻度を減らし，徐々に最適な訪室回数を決めていくようにします．

急変予防となる情報共有の必要性

患者の状態が一進一退のとき，看護師は詳細な記録に加え，内服薬や点滴・輸血の指示確認からミキシング，投与，家族対応まで，観察以外のさまざまな業務に時間を費やすことになります．すると，訪室してベッドサイドの患者をみる回数と時間は制限されてしまいます．

ベテランであれば，多忙ななかで短時間に必要な情報収集を行い，瞬時に状況を判断して，報告・相談など次の行動をとることができますが，新人には困難なことも多いでしょう．それでも，不幸にして患者が急変してしまった要因に，担当ナースが必要な観察を怠ったことによるエラーが潜むケースが少なくありません．新人だからこそ，リーダー，そのほかのスタッフとの情報共有は不可欠であり，そのための適切な報告が必要になります．

第2章 急変対応Q&A

「伝える」と「伝わる」は違う

報告とは非常にむずかしい技術です．相手に内容が「伝わる」必要がありますが，自分自身が内容をよく理解できていないと相手にうまく「伝える」ことができません．「伝える」という一方向のコミュニケーションは，自分の報告事項を相手が理解して初めて「伝わる」になります．

院内で起こるエラーの7割にコミュニケーション・エラーが関与しているともいわれているので，相手に間違いなく「伝わる」ために必要な情報を収集し，アセスメントしていくことが必要です．

情報共有のツールSBARを活用する

アセスメントは報告のコアの部分になりますので，何度も訓練を重ねる必要があります．ここでは，その報告のガイドとしての第一歩であるSBAR（Situation-Background-Assessment-Request/Recommendation）を紹介します（詳細はQ5参照）．

SBARはチームをうまく活用するための方策として用いられ，状況（Situation），背景（Background），評価（Assessment），提案（Request/Recommendation）という順番で報告します．

SBARを使用し，重要な情報を導き出しアセスメントすることで自分自身の思考が整理されるだけでなく，医療チーム内でのコミュニケーションを円滑にすることができます．

ナース一人ひとりの能力には限界があります．いくら熟練したナースであっても同じですが，新人であればなおさらです．そのため，患者は必ずチームでみるという姿勢を忘れてはいけません．日頃から積極的に声をかけ合い，情報を共有することでエラー発生を防止し，医療実践の能力向上と患者の安全性・快適性向上に努める必要があります．

(塚原大輔)

---

column 意識レベルの確認

先輩が「レベルはどう？」と聞く場合の「レベル」とは，意識レベルをさしています．つまり，なんらかの理由による急変で，脳血流量の低下や低酸素などが発生していないかチェックする指標として，意識レベルを確認しているのです．

その際，意識レベルを「時間をかけて」「厳密に」観察するのではなく，いつもと比較して変化があるかどうかを「すみやかに」「的確に」把握することが重要です．ふだんから意識レベル評価に慣れている方は，GCSでの評価でも構いませんが，大まかな意識レベルの評価の場合はJCSでも十分です．

JCS評価では，痛み刺激で体動や苦痛表情が全くない場合をJCSⅢ-300，痛み刺激で開眼はしないものの，体動や苦痛表情がみられる場合をJCSⅢ-100〜200，いつもと比較して若干ぼーっとしている場合をJCS I-1と評価します．この概要は覚えておきましょう．なお，臨床では，JCSⅢ-300を「レベル300」，JCS I-1を「レベル1の1」というような略語を使って表現する場合が多いので，部署内の表現方法を医師とともに確認しておくとよいでしょう．また，意識レベルの観察では経時的変化を確認することが大切です．1回だけでなく，患者の状態に応じて適宜観察しましょう．

※意識レベルの低下を起こす原因は，アイウエオTIPS (p.64)を参照してください．

(藤野智子)

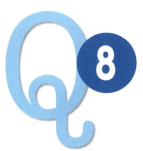

Q8 急変時の役割で、まわりの患者や家族への配慮を指示されましたが、夜間、家族が高齢など、さまざまな状況があり不安です。

2 急変対応

A

- 患者の急変で動揺する家族に適切に対応するには、患者と家族の関係など、家族の情報を事前に把握しておく必要があります。
- 病院に家族をよぶ際も、詳細な説明は医師が行いますが、ナースができる範囲で状況説明をすると、家族の不安軽減につながります。
- また、急変患者のすみやかな移動や、同室の患者への落ち着いた声かけが、周囲の混乱や動揺を防ぎます。

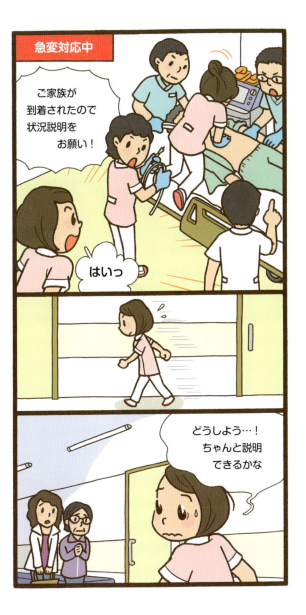

患者の家族について情報把握する

　急変時の家族は動揺し、家族危機(図1)の初期段階にあります。この家族危機の深刻さには患者の年齢、患者と家族の関係性、急変が予測できていたか、などが影響するといえます。したがって、まず急変時の家族に対応するためには、日頃から家族構成やどのような家族なのか、また、家族が患者の病状をどのように理解しているのか、などを把握しておくことが大切です。

　家族危機は個人個人によって異なる反応を示します。動揺を身体全体で表現する場合、行動が抑制されてしまう場合、激しく動揺していても過剰に冷静さを装っている場合、呼吸困難や過呼吸など心の動揺が身体症状として現れる場合などが考えられます。急変時の家族に対応する際には、これらのことを念頭に入れておく必要があるでしょう。

図1 家族危機とジェットコースター・モデル

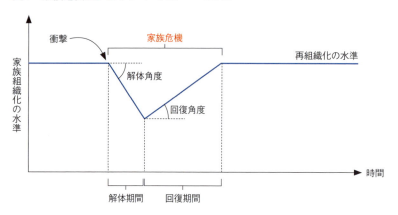

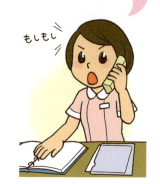

- 「解体角度」「解体期間」「回復角度」「回復期間」は，いずれも衝撃を受けるできごとをどのように認知し，どのような家族資源，家族としての力を持ち，どのような対処をしているのかによって異なります．
- 解体角度や回復角度が大きい家族がいれば，小さい家族もいます．また，解体期間や回復期間が長い家族もいれば，短い家族もいます．決してどの家族がよくて，どの家族が悪いということはありません．家族アセスメントを行い，家族の現状を見きわめ，支援していくことが大切です．

家族を病院へよび，できる範囲で説明をする

実際に急変が起きて家族への連絡を任されたら，どうすればよいでしょう．まず，家族がどこにいるのか，所在を確認し，院外にいるときはすみやかに電話で連絡します．

ポイントは，ナースが説明できる範囲内で情報を提供すること，患者に対して最善の治療を保証すること，交通事故などの2次的な障害を起こさないように注意喚起することです．

例を挙げるとすれば，「○○さんの病状が悪くなりました（心肺停止になりました，意識が悪くなりました）．詳しいことは病院に来てから医師が説明しますので，今から病院に来ていただけますか．○○さんには全力で治療にあたっています．焦らず気をつけて，一緒に来ることができる家族（家族以外でも一緒に来れる人）がいれば一緒に来てください」と伝えるのがよいでしょう．

家族が院内にいる場合でも，同じく看護師が説明できる範囲内で情報を提供すること，患者に対して最善の治療を保証することが重要であるといえます．患者が急変した事実を伝え，すみやかに家族が医師から病状説明を受けられるように調整するのがよいでしょう．

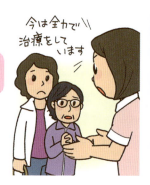

家族の動揺に共感し，安心させる

急変時は患者への治療が最優先であり，すぐに病状説明ができない場合もあります．こうした場合，たとえば心肺停止なら「心臓が止まってしまっているので，心肺蘇生をしています」や，意識レベルの低下であれば「意識が悪くなったので，原因を詳しく調べるために検査しています」と説明し，「今は全力で○○さんの治療をしています．詳しいことは医師から説明するように調整しますのでお待ちください」と伝えるのがよいと考えます．

急変時の家族は動揺し，さまざまな反応を示すことを前述しましたが，家族の動揺や身体症状等の程度を見きわめながら，家族のそばに寄り添うことが重要です．その際，ナースは，「突然のことで動揺してらっしゃいますよね．○○さん家族のことが心配なので，私がそばにいます」と，サポートする意思があることを家族に伝えます．寄り添いながら，家族の肩をさするなどタッチ

ングも効果的であるといえます．

　もちろん，病棟では急変患者以外の患者への対応もしなければなりません．家族に寄り添うにも限界がありますが，危機状況にある急変患者の家族も看護の対象として気にかけ，家族の様子をみに行くことは，看護師の重要な仕事です．患者との面会までに時間がかかる際には，前述したように，そのつど患者の状況を伝えることも必要になります．

同室のほかの患者にも配慮する

　急変が生じた際，ほかの患者が同じ病室にいることもあります．患者はそれぞれの疾患を抱え入院しています．同じ病室や病棟であれば，同じような不安を抱えていることも多いでしょう．

　その1人が急変したという事実を知れば，同部屋の患者には，「もしかしたら自分も」という不安がよぎるかもしれません．さらに急変が夜間であれば，暗く，不安を煽る可能性も考えられます．

　したがって，急変した患者はすみやかに処置室などに移動させることが好ましいでしょう．急変した患者への処置という観点からも，暗く狭いスペースよりは明るく広い部屋で対応するほうがベストであるといえます．

　また，夜間同じ部屋の患者が寝ている場合には起こしてまで状況を説明する必要はありませんが，日中やほかの患者が起きている場合は，急変とはわからないまでも，何かよくない事態が生じていることは察知しているでしょう．

　急変した患者の個人情報を考慮して，事態の詳細の説明はできませんので，「（夜間に）騒がしくして申し訳ありません」という程度にとどめておくのがよいでしょう．その後も，同部屋のほかの患者の表情や行動，言動を注意深く観察して，動揺していないか確認していくことが必要であると考えます．

（園川雄二）

---

column　急変患者の家族への伝え方

　急変は，24時間いつでも発生する可能性があります．急変が起こった場合，医師への連絡や急変対応の準備と並行して，家族へ連絡します．その際の患者家族への伝え方は，患者の状態やそれまでのIC内容によって異なりますが，「状態が変化しました．病院へお越しになれますか？」という程度にとどめ，詳細な説明は来院後にした方がよいのではないかと筆者は思います．その理由として，急な電話連絡で家族は動揺していることに加え，詳細な状態をお伝えすることで，さらに家族の動揺が高まり不慮の事故に遭遇することを懸念するためです．もちろん，「電話の段階で，もっと明確に教えて欲しかった」とおっしゃる方もいらっしゃいますが，前述した理由をお伝えすればよいと思います．逆に，電話連絡するナースは，電話口で緊急度や重要度が伝わるような言い方をしなければなりません．仮に，笑いながら和やかに「病院へお越しになれますか？」と言っても，緊急度は感じないでしょう．ここは毅然とした態度で，明確にわかりやすくお伝えすることが重要だと思います．

（藤野智子）

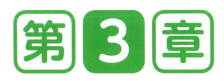

第3章

看護技術の疑問解決

ケアや手技の次の一手はこれ！

第3章　ケアや手技の次の一手はこれ！

緊急時対応 01

挿管時にキシロカインが使えないときは，どうしますか？

挿管時，チューブにキシロカインを塗布しようとしたが，患者がアレルギーで使用できない．

次の一手は？

代わりに生理食塩液を使用します．

患者が急変！気管挿管が必要です．担当の看護師が気管挿管の準備をしているときに，患者は過去にキシロカイン（リドカイン）でアレルギーを起こしたことが確認されました．ふだんはキシロカインゼリーを挿管チューブにつけて挿管しているのに，今回の患者ではできない！このような場合，どうすればよいのでしょうか？

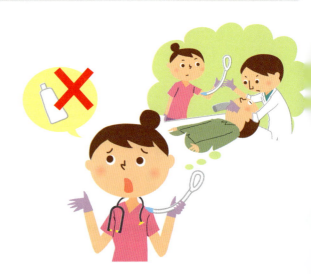

▶そもそもキシロカイン塗布の目的は？

1. 咽頭への刺激緩和と潤滑剤としての役割

医療現場において気管挿管や胃管などのチューブ類を挿入する際に，潤滑性の向上を目的としてキシロカインゼリーが使用されることがあります．しかし，キシロカインにアレルギー反応を示す患者がごくまれに（1％未満：数万人に1人）存在します．このような患者に対して気管挿管を実施する際には，キシロカインゼリーは使用できません．

そもそもキシロカインゼリーを挿管チューブに塗るというのは，どのような目的のために行われるのでしょうか？

それには，2つの目的が考えられます．1つは気管挿管チューブを挿入する際に発生する咽頭への刺激を，キシロカインの麻酔効果により緩和するという目的です．もう1つは，気管挿管チューブがスムーズに気管内に入りやすくするための潤滑剤としての目的です．

2. 主な役割は「潤滑剤」

1つ目の目的である「咽頭への刺激の緩和」についてですが，キシロカインゼリーは1956年に発売され，販売当初は尿道麻酔を目的とされていました．その後，潤滑剤として，また表面麻酔としての効果が優れていると評価され，今日のように気管挿管の際に必須ともいえる薬剤として多く利用されるようになりました．

しかし，気管挿管における麻酔目的でのキシロカインゼリーの使用に対してSoltaniらは，キシロカインゼリーを塗布して挿管した群と，塗布しないで挿管した群とでは咽頭痛の発生率に差がなかったことを報告しています[1]．

つまり，気管にチューブを挿入する際に発生する咽頭痛に対するキシロカインゼリーの表面麻酔作用は，思っているほどの効果はないのかもしれません．したがって，キシロカインゼリーを気管挿管時に塗布する目的は，2つ目の目的である潤滑剤の効果のために使用することが主といってよいでしょう．

▶キシロカインゼリーに代わる潤滑剤は？

1. 潤滑剤へのアレルギー反応がない場合

では，キシロカインにアレルギーを持ち，潤滑剤と

してのキシロカインゼリーの使用ができない患者に気管挿管をする場合，キシロカインゼリーに代わる潤滑剤はあるのでしょうか？

結論からいうと，あります．それは市販されている潤滑剤（KYゼリーなど）です．

しかし，キシロカインにおけるアナフィラキシーショックはキシロカインによる反応ではなく，含まれている防腐剤などの添加物による反応が主であるといわれています．そのため，なんらかの潤滑剤に変更した場合であっても，同様の添加物が含まれている商品ではアレルギー反応を引き起こす可能性も否定できません．

また，救急外来などの環境では，急に来院した患者すべてのアレルギー物質を確認するのは困難であり，もしアレルギー反応を有している患者の情報があったとしても，正確なアレルゲンを大至急評価したうえで医療処置を行っている医療機関は少ないと思われます．

2. アレルギー症状の有無が定かでない場合

では，なんらかのアレルギーを持ち，正確なアレルゲンが評価できない患者での気管挿管チューブ挿入時の潤滑剤は，何を選択すればよいのでしょうか？

患者がなんらかのアレルギー症状を持っているという情報があった場合，気管挿管などのように緊急的な処置が必要でチューブの挿入に潤滑剤を使用したい状況では，キシロカインゼリーもほかの潤滑剤も使用せず，代用として生理食塩液を気管挿管チューブに塗布し使用します．

生理食塩液はキシロカインゼリーほどの潤滑効果はありませんが，多少の潤滑効果は得られると考えます．また，生理食塩液は人体にほぼ無害であり，副作用もありません．

▶アレルギーの有無の確認が重要

キシロカインゼリーは気管挿管だけにとどまらず，

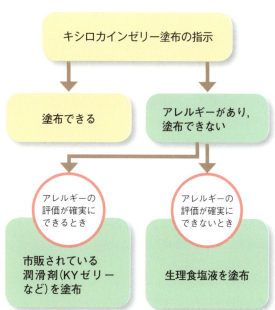

「挿管チューブ挿入時の潤滑剤の選択」

胃管，尿道カテーテル挿入の際や坐薬の挿入の際など，さまざまな場面で使用されていることと思います．しかし，キシロカインゼリーは薬剤です．薬剤には，作用もあれば副作用もあります．

キシロカインやほかの潤滑剤，または生理食塩液を使用する場合があっても，患者のアレルギーの有無を確認したうえで，使用前後の反応を確認し，安全な方法により医療行為が行えるよう心がけることが重要となります．

（後藤順一）

引用・参考文献
1) Soltani HA, et al.：The effect of different lidocaine application methods on postoperative cough and sore throat．J Clin Anesth，14(1)：15-18，2002．

用具がないため人工呼吸ができないときは，どうしますか？

目の前で人が倒れているが，用具がなく人工呼吸ができない．

次の一手は？ 人工呼吸の用具が到着するまで胸骨圧迫を継続します．

医療従事者であれば，目の前で人が倒れたときには，院内院外を問わず，とっさに助けたいと思うのではないでしょうか．

しかし，駆けつけたものの，心肺蘇生研修で習ったような人工呼吸のための用具であるフェイスシールドやポケットマスクを持っていません．もちろんバッグバルブマスク(BVM)も持ち歩いていません．もし人工呼吸のための用具を持っていたとしても，習ったのはずいぶん昔のことで，どうやって使っていいのやら……．

道具を要さない人工呼吸といえば，口対口人工呼吸，すなわちマウストゥマウス(mouth-to-mouth)しかありません．しかし，患者が吐血などしていれば感染の問題がありますし，見ず知らずの方や，知っている人だとしても，他人に行うのは躊躇することもあるかもしれません．

人工呼吸がスムーズにいかないというとき，とっさの場面での心肺蘇生の順序は，人を呼んだらいいのか，胸骨圧迫はどうするかなど，迷っている時間はありません．

▶人工呼吸の用具が到着するまでは，胸骨圧迫のみでよい？

1. 胸骨圧迫のみと，人工呼吸を含んだ心肺蘇生の比較

米国で行われた心肺停止患者を発見して救急車要請をした救助者684名にインタビュー調査をした研究[1]があります．対象者の中には，心肺蘇生のトレーニングを受けたものの，心肺停止患者を目の前にして心肺蘇生を行わなかった救助者が279名いました．心肺蘇生を行わなかった理由を聞くと，パニックになった(108名；38.7％)，正確にCPRできないかもしれないと思った(30名；10.8％)，患者を傷つけるかもしれないと思った(5名；1.8％)などという結果でした．

トレーニングを受けていても，さまざまな不安があり，なかなか心肺蘇生の実施までいたらないという状況に対して，2008年にはAHA(アメリカ心臓協会)からHands only CPR(胸骨圧迫のみの心肺蘇生)[2]が発表されました．

このHands only CPRは，病院外での卒倒患者に対して，一般市民においては，救急車要請の後，胸の真ん中を強く早く圧迫するという非常にシンプルな方法です．この方法は，院外で心肺停止となった患者に対して，人工呼吸を含んだ心肺蘇生(通常の心肺蘇生)と比較して蘇生率，30日生存率，神経学的予後などにおいて同等，あるいは良好であったという結果[3-5]に基づき報告されています．つまり，手順を簡略化しただけでなく，心肺蘇生法として通常の心肺蘇生法と比べても同等，状況によってはそれ以上の効果があるということです．

2. 人工呼吸が必要な場合

ただし，人工呼吸を含んだ心肺蘇生(通常の心肺蘇生)が必要な場合もあります．窒息，溺水，気道閉塞，目撃がない心停止，遷延する心停止状態，小児の心停止[6,7]です．窒息，溺水，気道閉塞は，呼吸が原因で心停止にいたっていると考えられ，人工呼吸により積極的な酸素の提供が必要です．目撃がない心停止，遷延する心停止状態では，長期間呼吸が行われていないため，酸素の提供が必要になります．小児の心停止の場合，致死的不整脈が原因で心停止になるよりも，心停止に先行して呼吸停止が起こっている場合が多く，人工呼吸をできるだけ早く行う必要があります．

この方法は院外での一般市民に向けての提案ですが，院内においては，人工呼吸のための用具は，他者に依頼

BVM：Bag valve mask，バッグバルブマスク　　AHA：American Heart Association，アメリカ心臓協会
CPR：cardio pulmonary resuscitation，心肺蘇生

すればすぐに届くと思います．人工呼吸の用具が到着するまで，胸骨圧迫を開始し，継続するという方法が原則です．

▶ まずは応援を要請，次に胸骨圧迫を開始し，迷わず対応を

私たち医療従事者は，身体的あるいは精神的な問題を抱える患者とかかわり，心肺停止の発生に遭遇する機会が，非医療従事者と比べて多いと考えられます．さらに，そのような状況が発生した場合は，適切な行動を取ることが求められます．つまり，医療従事者は心肺蘇生に関して，正しい知識と確実な技術をすでに備えておくことが必要です．

目の前で倒れた患者に対して，心肺蘇生の方法に迷い対応できないのでは，その患者の救命の可能性を失ってしまいます．人工呼吸が必要な場合もありますが，まずは，どのような原因でその人が倒れたにしても，その人に意識がないのであれば，まず応援の要請(救急車要請や緊急コール)やAEDを依頼し，呼吸を確認し，呼吸がないのであれば，胸骨圧迫を開始します(図1)．

院内であっても，患者が倒れている場所によっては，"手元に人工呼吸の用具がない"という場合もあるでしょう．人工呼吸のための用具やAEDが届くまでの数分の間，絶え間なく良質な胸骨圧迫を継続することが重要です．

(山田 亨)

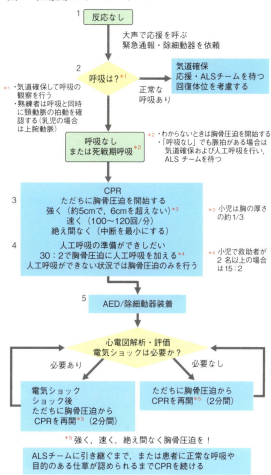

図1 医療用BLSアルゴリズム

日本蘇生協議会監：JRC蘇生ガイドライン2015．へるす出版，p.49, 2016．より引用

引用・参考文献

1) Swor R, et al.：CPR training and CPR performance：do CPR-trained bystanders perform CPR？ Acad Emerg Med, 13(6)：596-601, 2006.
2) Sayre MR, et al.：Hands-only(compression-only) cardiopulmonary resuscitation：a call to action for bystander response to adults who experience out-of-hospital sudden cardiac arrest：a science advisory for the public from the American Heart Association Emergency Cardiovascular Care Committee. Circulation, 117(16)：2162-2167, 2008.
3) SOS-KANTO study group：Cardiopulmonary resuscitation by bystanders with chest compression only(SOS-KANTO)：an observational study. Lancet, 369(9565)：920-926, 2007.
4) Iwami T, et al.：Effectiveness of bystander-initiated cardiac-only resuscitation for patients with out-of-hospital cardiac arrest. Circulation, 116(25)：2900-2907, 2007.
5) Bohm K, et al.：Survival is similar after standard treatment and chest compression only in out-of-hospital bystander cardiopulmonary resuscitation. Circulation, 116(25)：2908-2912, 2007.
6) American Heart Association：AHA 心肺蘇生と救急心血管治療のためのガイドライン2010．シナジー，S639-S972, 2012.
7) 日本蘇生協議会監：JRC蘇生ガイドライン2015．へるす出版，2016.

AED：automated external defibrillator，自動体外式除細動器
BLS：basic life support，1次救命処置　　ALS：advanced life support，2次救命処置

第3章 ケアや手技の次の一手はこれ！

緊急時対応 03

心肺停止患者を発見したけれどAEDがすぐ準備できないときは，どうしますか？

心肺停止患者を発見したが，AEDが5分以上かかる場所にあり，取りに行けない．

助けを呼んだ後，胸骨圧迫を開始します．

「呼吸の停止」や「心臓の停止」は，どちらが先に機能を停止しても，処置を施さなければやがて人は心肺停止状態になります．心肺停止患者の対応で最も重要なことは，救命の鎖(chain of survival)を途切れないようにすることです．救命の鎖とは「心肺停止患者の救命率向上，後遺症の軽減には，一般市民＝目撃者(バイスタンダー)，救急搬送機関，医療機関の緊密な機能連携が重要であるという概念[1]」とされています．

心肺停止患者を発見した場合，救命の鎖の始めにあたり「緊急システムへの通報」と「AEDの依頼」を行わなければ，いつまでも助けに来てくれる人が現れず，1人で心肺蘇生を続けなければならない可能性も出てきます．そのため，必ず大声で助けを呼び，緊急通報とAEDの依頼を行ってください．

近年，日本国内でも各団体や施設内で心肺蘇生に関する研修を受講する機会が増え，当たり前となりました．それら成人に関するテキストでは，必ず「AEDの依頼を行うように」と一文が記載されていることに気が付く方も多いのではないでしょうか．

これほどまでにAEDが必要とされるようになった要因としては，多くの団体や施設内で一次救命講習を受講する機会が増えたことや，AEDの有用性が広く普及したことが関係しているといえます．Valenzuela TD (1997)らはCirculation[2]の中で，米国ラスベガスの「カジノ警備員」によるAEDの使用により，搬送された患者の59%が生存退院したと報告しています．これを契機として日本国内でも蘇生教育の重要性と一般市民が使用するAEDについての議論が深まり，2004年に厚生労働省から「非医療従事者による自動体外式除細動器(AED)の使用について」の通知[3]がなされ，国内でのAED使用が一般市民へ普及し始めました．

▶自らAEDを取りに行けないときは？

1. AEDが有効なのは心室細動(VF)，無脈性心室頻拍(Pulseless VT)のみ

一般的に心停止といわれる4波形(図1)のうち，感度・特異度の差がありますが，AEDが作働(ショックを実行)するのは心室細動(VF)もしくは無脈性心室頻拍(Pulseless VT)のみで，心静止とPEAには適応がありません．

突然の心停止は，心臓が細かく震える心室細動(VF)や心室頻拍(Pulseless VT)によって生じることが多く，心臓の動きを戻すには電気ショックによる「除細動」が必要となります．そのため，心停止から電気ショック実施までにかかる時間が，傷病者の生死を決定する最も重要な因子となります[4]．

このとき，早期にAEDを使用すれば，「AEDが5分以上かかる場所にあっても，取ってきてから心肺蘇生を行ったほうがよいのではないか」という疑問もあがります．しかし，仮に救助者が1名しかいない場合，「5分以上かけてAEDを取って来ることができた」としても，AEDを探している間は脳血流が停止している状態になります．脳への血液循環が停止すると約15秒以内に意識が消失し，3〜4分以降に脳細胞は不可逆的な変化を起こして意識の回復が困難となります(図2)．このように，脳に重大な障害を残す変化が3〜4分頃から始まることを考慮すれば，たとえ救命できたとしても，社会復帰を望むことはむずかしくなってしまいます．

これに対し，救助者が2名以上いる場合は，緊急通報とAEDの依頼を同時進行で行えます．心肺蘇生を止めることなくAEDを探し出すことができれば，蘇生の確率はより上昇するといえます．

図1　心停止波形

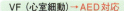
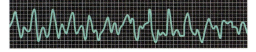

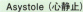
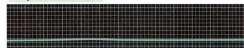

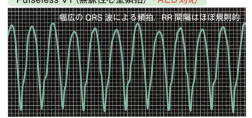

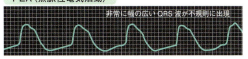

図2　カーラーの救命曲線

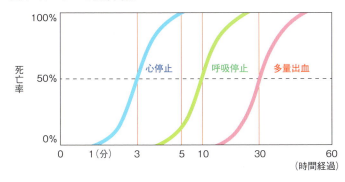

2. 脈が触れないからこそ絶え間ない心肺蘇生を

　成人の心肺停止患者を発見した際の一次救命処置は，心肺蘇生を行うことになります．なぜなら，5分以上にわたり心肺停止している患者に対し，心肺蘇生が行われていない場合，脳には不可逆的な変化がもたらされ，社会復帰が困難となるからです．

　上述した理由から，AEDが遠く，5分以上かかる場所にあるため取りに行けない場合は，大声で助けを呼び，緊急通報とAEDの依頼をただちに行いましょう．応援が到着するまで，もしくは，AEDが到着するまでは，「絶え間ない心肺蘇生」を続けることが重要です．

（髙橋大作）

引用・参考文献
1) 日本救急医学会：救命の鎖．日本救急医学会・医学用語解説集．2009. http://www.jaam.jp/html/dictionary/dictionary/word/0725.htm（2019年5月閲覧）
2) Valenzuela TD, Roe DJ, Cretin S, Spaite DW, Larsen MP. Estimating effectiveness of cardiac arrest interventions: a logistic regression survival model. Circulation, 96:3308-3313, 1997.
3) 厚生労働省：非医療従事者による自動体外式除細動器（AED）の使用について．医政発第0701001号，2004.
4) 救急蘇生法の指針2015. https://www.mhlw.go.jp/file/06-Seisakujouhou-10800000-Iseikyoku/0000123021.pdf.（2019年5月閲覧）

第3章 ケアや手技の次の一手はこれ！

緊急時対応 04

胸部に創があり心肺蘇生が行えないときは，どうしますか？

心肺蘇生の際，胸部に創があり，胸骨圧迫しづらい．

次の一手は？ **創があっても胸骨圧迫を開始します．**

　心臓血管術後には1～3％で心肺停止が発生し，原因は心室細動や心タンポナーデなどが多く，早急な対応により改善が期待できます．

　心臓血管術後の心肺蘇生に関するガイドライン[2]では，1分以内に実施可能であれば上限を3回とした電気ショックを推奨しています．しかし，1分以内に電気ショックを実施するには，モニタリコールで発生時間を確認する時間や，除細動器をベッドサイドに運んでくる時間はありません．致死的不整脈の発生をベッドサイドで察知し，除細動器がただちに使用できる状況である必要があります．

　これを考えると，電気ショックを「第一選択」とできる状況は少なく，1分以内に電気ショックが行えることが明確でない場合は，蘇生後脳症など重篤な合併症を回避するために，ただちに胸骨圧迫を開始することが望まれます．

▶ **胸骨圧迫による蘇生が最優先**

　心臓血管術後や前胸部に創がある場合には，創部周囲組織や重要臓器の損傷などをおそれ，効果的な胸骨圧迫が行えていない危険性があります．「蘇生すること」が最優先であることを忘れてはならず，胸骨圧迫による蘇生効果を確保したうえで，可能であれば創や心臓への圧迫を最小限とするような方法を選択します．

　具体的な方法として，「創への負担を最小限とする方法」「心拍再開を早期に把握して胸骨圧迫時間を短縮する方法」を紹介します．

　どの方法を選択するにしても，創がある場合の胸骨圧迫では，患者・医療スタッフともに感染リスクが高く，可能なかぎり清潔な環境を確保し，手袋装着など感染防護策を徹底することが必要となります．

▶ **創部への負担を最小限とする方法は？**

1. 腕が胸部に垂直となるよう圧迫

　創にとって，圧力に加え，剪断力（ズレを起こす力）が生じることは好ましくありません．剪断力を軽減するためには，手掌をしっかりと密着させ，腕が胸部に垂直となるように圧迫を加えるという基本的な手技が重要となります．

　心臓血管術後では，人工弁による心損傷を避けるため弁置換部直上の圧迫を避けることや，側胸部を両側から圧迫する方法を選択することがあります．しかし，高度な技術と経験，知識がなければ効果的な実践は困難と考えます．

　また，前胸部に創がある場合には，創を避けて手掌を当てる方法も考慮されますが，後述する「胸骨圧迫の効果」を確保できるかは不確かです．

図1　胸骨圧迫の際，胸壁をしっかりと元に戻す

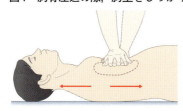 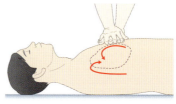

図2 CPRをしているあいだの血流

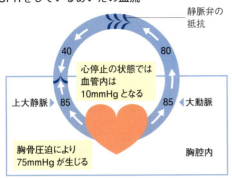

図3 両腋窩にパッドを貼付する方法

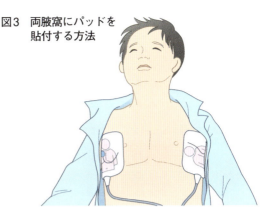

2. 補助器具の使用

心肺蘇生法の補助器具として，ACD-CPRやIAC-CPR，インピーダンス閾値弁など胸腔内圧を効果的に変動させることを期待したものがあります．この中で有効性が確立されたものはありませんが，それぞれの特徴を理解し，患者状態に応じて使用することは検討してよいと思います．

ACD-CPRは胸部には吸盤部分が密着するため，創部の接着（圧迫）範囲やズレによる剪断力を少なくできます．さらに，胸郭を引き上げることで，胸腔内圧を大きく変動させるため，心臓への静脈灌流量の増加をもたらし，心拍再開率の増加が期待できます．

3. 胸骨圧迫の効果

AHA・ECCのCPR50周年記念シンポジウムで，胸骨圧迫が循環に与える2つの効果が紹介[4]されており，胸骨圧迫と圧迫の解除を確実に行う重要性が認識できます．

1つは，心臓を直接圧力することによる効果です．冠動脈への血流は，胸骨圧迫と圧迫解除のあいだに生じるため，胸骨圧迫の際に，胸壁をしっかりと元に戻すことが重要となります（図1）．

もう1つは，胸郭が変形することで胸腔内圧を変動させる効果です．心停止時には，循環系全体の圧が10mmHg程度に低下します．胸骨圧迫により，胸腔内圧を75mmHgほど上昇させ，その圧力が胸腔内の血管に作用して内圧は約85mmHgへ上昇します（図2）．

▶ 胸骨圧迫時間を短縮する方法は？

1. $ScvO_2$やE_TCO_2の上昇が指標

生体情報モニタの測定値や波形の変化を胸骨圧迫の継続や中止の判断に活用することで，圧迫時間の短縮がはかれる可能性があります．

胸骨圧迫の効果指標として，E_TCO_2では20mmHg程度，動脈圧ではSBP60mmHg以上，DBP25mmHg以上を目標とします．また，心拍再開の判断に$ScvO_2$やE_TCO_2の上昇が指標となります．

2. パッド装着時の工夫

効果的な電気ショックには，皮膚に電極が密着していることが重要です．

創がある場合は，創部の損傷や電気ショックの効果が不十分になる可能性があり，電極パッドを通常の位置（胸骨上部の右側と鎖骨下と腋窩中線上）に貼れないことがあります．その場合には，両腋窩にパッドを貼付する方法があります（図3）．

（増田博紀）

引用・参考文献

1) Vanden Hoek TL, et al.：Part 12：cardiac arrest in special situations：2010 American Heart Association Guidelines for Cardiopulmonary Resuscitation and Emergency Cardiovascular Care. Circulation, 122(18 Suppl 3)：S829-S861, 2010.
2) American Heart Association：AHA心肺蘇生と救急心血管治療のためのガイドライン2010. シナジー, S847-S881, 2012.
3) Dunning J, et al.：Guideline for resuscitation in cardiac arrest after cardiac surgery. Eur J Cardiothorac Surg, 36(1)：3-28, 2009.
4) 心肺蘇生法50周年記念シンポジウム―死から生への転換. http://www.biomedisonline.jp/cpr50/（2014年9月閲覧）
5) 讃井將満編：臨床に直結する集中治療のエビデンス. 文光堂, p.473-480, 2013.

E_TCO_2：end-tidal carbon dioxide，呼気終末二酸化炭素濃度
SBP：systolic blood pressure，収縮期血圧　　DBP：diastolic blood pressure，拡張期血圧

第3章 ケアや手技の次の一手はこれ！

緊急時対応 05

心肺蘇生中にアドレナリン投与の末梢ルートが取れないときは，どうしますか？

心肺蘇生時，どうしても末梢静脈路の確保ができない．

中心静脈路の確保や**骨髄路投与**を行います．

急変や心肺停止の患者の初療では気道の確保，呼吸・循環の確保が優先的かつ迅速に行われ，救命の鎖が途切れないように蘇生を継続しなければなりません．そのようななか，正常な循環が失われた心肺停止状態の患者では，血管の虚脱や胸骨圧迫による四肢の揺れなどで静脈路確保が困難なことがよく経験されます．

血管の虚脱した患者への末梢静脈路確保の工夫として，「上肢を心臓より低くする」「血液をもみ出すように上肢をマッサージする」などがありますが（p.117，118参照），それでも末梢静脈路確保ができない場合は中心静脈路や骨髄路の確保が推奨されます．

▶ 中心静脈路の確保を行う

1. 中心静脈路確保の利点と欠点

中心静脈路は末梢静脈路に比べ血流が豊富であり，高浸透圧な輸液の投与や大量輸液が可能であること，心臓に近い場所に薬剤を直接投与することが可能であることなど，多くの利点があります．しかし，確保するまでに時間を要すること，手技が心肺蘇生を中断する可能性があること，手技に熟練を要することなどの理由で，緊急時の輸液路としては適さない場合もあります．

2. 穿刺部位は大腿静脈が第一選択

中心静脈路の確保場所は，①内頸静脈，②鎖骨下静脈，③大腿静脈がありますが，なかでも緊急時は，大腿静脈が第一選択とされています（図1）．その理由として，大腿静脈の近辺には重要臓器がなく，穿刺に伴う合併症を起こす可能性が少なく，気道確保や胸骨圧迫など手技を行っている場所から離れているため，蘇生を中断することなく挿入できるなどが挙げられます．

▶ 骨髄路投与を行う

1. 骨髄路投与の利点

骨髄路投与とは，骨髄針専用キットや18G針を用いて，脛骨近位部前面の皮膚から骨を貫き，骨髄内に留置し薬剤を投与する方法です（図2）．骨髄内に投与された薬剤は，骨髄内静脈叢より体循環に取り込まれ，心停止やショックの状態でも虚脱しないため，とくに小児の2次救命処置（PALS）では，静脈路ではなく骨髄路が第一選択とされてきました[1]．

また骨髄路投与は，迅速かつ安全で有効性および容認される投与経路であるとされ，アドレナリンなどの静

図1 中心静脈路確保の第一選択部位：大腿静脈

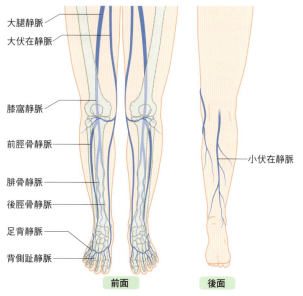

大腿静脈の近辺には重要臓器がなく，穿刺に伴う合併症を起こす可能性が少ない．また，気道確保や胸骨圧迫など手技を行っている場所から離れているため，蘇生を中断することなく挿入できる．

PALS：pediatric advanced life support，小児の2次救命処置

図2　骨髄路投与

各種の骨髄針

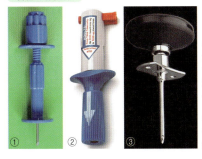

平出敦，小林正直，大阪ライフサポート協会著：改訂版ALS：写真と動画でわかる二次救命処置．学研メディカル秀潤社，p.22，2012より引用．

いずれの製品も添付文書の目的・効能・禁忌を熟読のうえ，使用すること．

①ディスポーザブルイリノイ骨髄穿刺針（ケアフュージョン社）．骨髄生検，主に乳幼児の緊急処置としての骨髄薬剤注入．
②骨内医薬品注入キットBIG-A15G（日本光電）．静脈路確保が困難で緊急を要する場合．適応部位以外への使用は禁止されている．小児用もある．
③インターオシウスインフュージョンニードル（クック社）．脛骨，大腿骨，椎骨などに穿刺し，薬液注入を行う．乳児の骨生検に用いることができる．

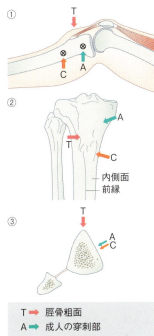

骨髄路穿刺部位の例（右側脛骨）

①右下腿内側察，②右下腿前面，③右下腿断面（末梢側から見上げた場合）．膝蓋骨下縁より2～3横指遠位側の脛骨前縁（稜）に，脛骨粗面（結節）とよばれる膝蓋靱帯の付着部が，隆起として触知できる．ここより内側に存在する平坦な面（内側面）が，穿刺部である．子どもの場合，成長板を損傷してはならないので，近位側を穿刺しない．

成人：
脛骨粗面より2cm内側，1cm近位

6～12歳の小児：
脛骨粗面より1～2cm内側，1～2cm遠位

6歳以下の乳幼児：
脛骨粗面より1cm内側，1cm遠位

T → 脛骨粗面
A → 成人の穿刺部
C → 小児・乳幼児の穿刺部

脈内投与薬剤はすべて，骨髄内投与が可能です[1]．最近では成人の2次救命処置（ALS）においても骨髄路は効率的に確保することが可能で，輸液蘇生，薬剤投与，検査用採血には安全かつ効果的ですべての年齢層で実施可能である[1]ということが示されています．

2. 骨髄路投与の欠点

骨髄路の欠点には，骨折・皮膚壊死・骨髄炎など合併症のリスクが挙げられます．そのため静脈路が確保できたらすみやかに抜去し，長期間の留置は避けなければなりません．また，輸液や薬剤の皮下への漏出によって，皮膚・皮下組織の壊死やコンパートメント症候群など重大な合併症をきたすことがあります．

▶ それでもだめなら気管内投与

静脈路または骨髄路の血管確保ができない場合，リドカイン，アドレナリン，アトロピン，ナロキソンおよびバソプレシンは，気管チューブから投与することが可能です．

しかし，気管内投与した場合の薬剤血中濃度は，同じ薬剤を静脈内に投与した場合よりも低いため，気管内投与量は，推奨される静注投与量の2～2.5倍の高用量を投与しなければなりません．高用量の薬剤を投与することは血管拡張をまねき，低血圧や血流量の低下を引き起こすため，一部の蘇生薬は気管内投与が可能ですが，血中濃度が一定ではなく合併症もあることから推奨されていません．

*

ナースは，通常，末梢静脈路以外のルートを確保することはありません．しかし，これらの手技をアシストする立場として手技を含めた方法論をしっかり理解する必要があります．そして何より急変や心肺停止した患者の初療の緊迫した場面でも，落ち着いて対応できるようにしましょう．

（久保晴子）

引用・参考文献

1) American Heart Association：AHA 心肺蘇生と救急心血管治療のためのガイドライン2010．シナジー，S750-S751，S902-S903，2012．
2) 日本外傷学会外傷初期診療ガイドライン改訂第4版編集委員会編，日本外傷学会ほか監：外傷初期診療ガイドライン JATEC改訂第4版．へるす出版，p.182-185，2012．
3) 金丸勝弘：特集 救急処置のトラブルとリカバリー．骨髄輸液．救急医学，38(6)：683-687，2014．
4) 福田賢一郎ほか：I 心肺蘇生と気道・輸液路の確保 Q12 静脈路確保．救急・集中治療，23(3・4)：461-465，2011．
5) 西村奈穂ほか：I 心肺蘇生と気道・輸液路の確保 Q13 骨髄内輸液．救急・集中治療，23(3・4)：466-470，2011．

第3章 ケアや手技の次の一手はこれ！

緊急時対応 06

急変処置のための空き部屋がないときは，どうしますか？

大部屋の患者の急変で，処置がしやすい場所に移動したいが，空き部屋がない．

**その場で必要なスペースを確保します．
同室患者への配慮も同時に行います．**

　急変は，個室病床で起こるとはかぎらず，大部屋（多床室）など，いつでもどこでも起こる可能性があります．

　大部屋での急変は，処置のためのスペースの確保が困難な場合も多く，同室患者にとってはともに病床生活を送る共同生活者の緊急事態に直面するため，不安感や動揺など大きな影響を与えます．そのため急変患者の処置と同時に，同室患者への配慮が必要です．

▶ 空き部屋がないときの対処法は？

1. 急変処置に必要なスペースの確保

　急変処置には多くの物品が必要となります（表1）．そのため，それらを配置するためのスペースが必要となります．療養生活の場として機能している大部屋の場合は，そのかぎられたスペースを有効に活用する必要があります．処置に不要な床頭台やオーバーテーブルなどを一時的に移動し，救急カートや処置物品がスムーズに入れられ，ベッド周囲は自由に動けるくらいのスペースを確保します（図1）．これは急変処置を行いやすくするためだけでなく，その他の医療行為を安全に行うために必要です[1]．

　また，急変処置には気管挿管，吸引，酸素投与などが必要となることも多く，中央配管を使用できるベッドの位置も考慮しなければなりません．気管挿管は，挿管実施者が患者の頭部から実施するため，患者の頭部側に広いスペースの確保が必要です．

2. 同室者への配慮

　急変時には患者同士のプライバシーが守られるように配慮が必要です．そのため，カーテンやスクリーンなどを設置します．これは，患者のプライバシーを保護するためと，処置が同室者の目に触れないようにするためです．

　また，同室者の急変に動揺・混乱する患者もいるため，不安の軽減や安心感を持てるような対応が必要です．緊急時であるため医療者どうしの声も大きくなりやすく，また，全体の雰囲気が慌ただしくなります．他の患者の不安感を助長しないよう声の大きさや言動，物音にも配慮が必要です．

　日中や，同室者が移動可能な患者であれば，急変患者の病状が落ち着くまでは談話室や食堂などに移動して待機してもらうよう協力を得ることもあります．

表1　急変処置に必要な物品の一例

- 1. 救急カート
- 2. 心電図モニタ
- 3. 除細動器またはAED
- 4. 吸引器
- 5. 酸素ボンベまたは酸素流量計

図1　急変時のベッド周囲の環境の一例

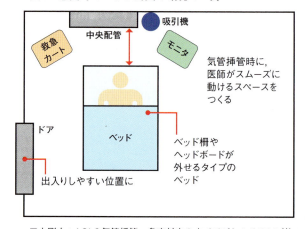

三上剛人：ACLS気管挿管．急変対応のすべてがわかるQ&A（佐藤憲明編著）．照林社，p.8，2011．より転載

▶1次救命処置後の対応の検討

施設によっては，病棟が満床となる状況も少なくないかもしれません．そのため，急変時に重症患者用の部屋や個室の確保が困難となる場合も発生します．

1次救命処置の終了後，病状によっては人工呼吸器や持続的なモニタリング管理などが必要となることも考えられるため，次の対応を検討しておく必要があります．そのような場合に，院内ICUへの転棟や，他病棟の重症部屋への転棟など，全職員が共通した対応ができるよう，マニュアルやガイドラインの整備も必要です．

（藤﨑智文）

引用・参考文献
1) 佐藤憲明編著：急変対応のすべてがわかるQ&A，照林社，2011．
2) 石松伸一編著：看護師・研修医のための急変対応101の鉄則 －見抜ける・救える・後悔しない，照林社，2008．
3) 道又元裕：総特集 急変の原因を見抜け－その時ナースは何をする？ 急変時のチェックポイント．ナーシング・トゥデイ，23(6)：15-28，2008．

緊急時対応 07

低血糖発作時にブドウ糖がないときは，どうしますか？

低血糖時はすみやかに糖分摂取が原則だが，ブドウ糖の在庫が切れていた．

次の一手は？ 砂糖などの**糖質**を**口腔**に含ませます．

低血糖発作は一般的に血糖値が60～70mg/dL以下で発症するといわれ，60～70mg/dL以下で空腹感，あくび，悪心，50mg/dL以下で倦怠感，無気力，30mg/dL以下で意識消失，昏睡にいたるといわれています．多くは糖尿病の薬物療法に伴うものですが，まれに高カリウム血症の際に行うGI（グルコース・インスリン）療法でも起こる場合があります．また，インスリンは腎臓で排泄されるため，腎機能が低下している患者ではインスリン代謝が遅延してしまい低血糖になることもあります．つまり，インスリン過剰状態になったときに低血糖を生じます．

低血糖時はすみやかに糖分を摂取すると症状は改善します．よって，病棟にそのためのブドウ糖を用意・管理しておく必要があります．しかし，ブドウ糖の在庫がなかった場合は，それに代わる糖質の摂取が必要となります．

▶ブドウ糖摂取に代わる方法は？

1. 意識がある（経口摂取が可能）場合

意識がある（経口摂取が可能）患者の低血糖発作の場合は，すみやかに食事を摂取してもらいます．食事まで時間がかかる場合は，砂糖や砂糖を多く含むジュースなどを摂取してもらいます．その後，患者の症状の変化に合わせ簡易血糖測定器を使用し，血糖値の管理を継続します．

患者がスルホニル尿素（SU）薬（**表1**）を使用している場合は，糖質摂取後に血糖値が上昇しても30分ほどで再び低血糖を生じることがあります．そのため，SU薬を使用している患者の低血糖の場合は糖質摂取後に加えて，スナックなどを摂取したほうがよいともいわれています．

また，患者がα-グルコシダーゼ阻害（α-GI）薬（**表1**）を使用している場合は，消化管の二糖類をブドウ糖に分解する消化酵素の働きを抑えることで，血糖の急激な上昇が抑えられています．そのためα-グルコシダーゼ阻害薬を使用していて低血糖を起こしたときには，砂糖を摂取してもすぐに吸収されず，回復に時間がかかることがあります．この場合は，ブドウ糖の摂取やブドウ糖を多く含むジュースの摂取が必要です．

2. 意識がない（経口摂取が困難）場合

意識がない（経口摂取が困難）患者の低血糖発作は，自身で食事や砂糖の摂取が困難な状態です．このような場

表1 スルホニル尿素薬とα-グルコシダーゼ阻害薬

スルホニル尿素(SU)薬	(第一世代)	トルブタミド
		グリクロピラミド
		アセトヘキサミド
		クロルプロパミド
	(第二世代)	グリクラジド
		グリベンクラミド
	(第三世代)	グリメピリド
α-グルコシダーゼ阻害(α-GI)薬		ボグリボース
		アカルボース
		ミグリトール

表2 輸液内のブドウ糖含有量

			ブドウ糖量 1本当たり(g)
細胞外液類似液	ヴィーンD	500mL	25
	ラクテックG	500mL	25
開始液	ソリタT1	500mL	13
維持液	ソリタT3	500mL	21.5
	5%ブドウ糖	500mL	25
	10%ブドウ糖	500mL	50
電解質維持液(加糖)	トリフリード	500mL	50
	フィジオ35	500mL	50
糖・電解質・アミノ酸輸液	ツインパル輸液	500mL	37.5
	ビーフリード輸液	500mL	37.5
TPN	フルカリック1号	903mL	120
	フルカリック2号	1,003mL	175
	フルカリック3号	1,103mL	250
	ハイカリックRF	500mL	250
	ネオパレン1号	1,000mL	120
	ネオパレン2号	1,000mL	175

亀井有子:血糖管理と感染対策 3 栄養管理における血糖調節. 重症集中ケア, 9(3):p.18, 2010. より引用

合は，糖質（砂糖やキャンディ）を口腔あるいは歯肉に含ませます．キャンディを含ませる場合には細かく砕いたり，お湯に溶かすなど，吸収しやすい状態にします．

それでも症状が改善しない場合は，グルカゴンの投与やブドウ糖液に代わるブドウ糖含有量の多い輸液（表2）の投与，または胃管カテーテルを挿入し糖質の投与を検討します．

グルカゴンは肝臓のグリコーゲンを分解し，ブドウ糖を放出する作用があります．グルカゴンを常備してある施設であれば，添付の溶解液でグルカゴンを溶解し，筋肉（または静脈）内に投与します．

しかし，大量のアルコール摂取に伴う低血糖発作の場合は肝臓内のグリコーゲンが枯渇しているため，グルカゴンを投与しても効果がない場合もあり，注意が必要です．

（藤﨑智文）

引用・参考文献
1) 浦部晶夫ほか編：今日の治療薬 2014年版．南江堂，2014．
2) 落合慈之監，林 道夫ほか編：糖尿病・代謝・栄養疾患ビジュアルブック．学研メディカル秀潤社，2010．
3) 亀井有子：血糖管理と感染対策 3 栄養管理における血糖調節．重症集中ケア，9(3):15-19, 2010．

---

column 急変時の周りの患者への対応

急変は，文字通り急に起こる変化であり，場所を選びません．大部屋で発生することもありますし，廊下や食堂で起こることもあるでしょう．急変が起こった時，周囲にいる患者は驚きと同時に，自身の病気に対する不安が強くなることが想像されます．

このような場合，状態変化した患者を処置室などへ移動して対応を継続しますが，全スタッフで急変対応をし続けるのではなく，周囲の患者への対応を行うスタッフも1～2名配置します．周囲の患者対応をするスタッフは，急変を目のあたりにして不安が高まった患者への声かけや，他患者のナースコール対応，定時で実施予定である薬剤投与などを行います．また，急変患者の家族が来院した場合は，初期の家族対応も行うとよいでしょう．

（藤野智子）

敗血症性ショックで血圧が上がらない場合，どうしますか？

敗血症性ショックでカテコラミンを使用するも，血圧が上がらない．

次の一手は？ ショック発症早期に**ステロイドの少量・長期投与**を検討します．

日本版敗血症診療ガイドライン2016によると，敗血症性ショックは「死亡率を増加させる可能性のある重篤な循環，細胞，代謝の異常を有する敗血症のサブセット」と定義されています．

敗血症性ショックの診断基準は①適切な輸液負荷にもかかわらず，平均血圧≧65mmHgを維持するために循環作動薬を必要とし，かつ，②血清乳酸値＞2mmol/L（18mg/dL）を認める場合とされています（図1参照）．

敗血症性ショックの初期蘇生では，最初の3時間以内に最低30mL/kgの晶質液を投与することが推奨されています[1]．そして，血圧やCVPなどの静的指標より，脈拍や1回拍出量の呼吸性変動と受動的下肢挙上などの動的指標を用いて，繰り返し循環動態を評価することが重視されています(※)．

このように，複数のモニタリングを組み合わせつつ適切な輸液負荷を行っていてもショックが改善しない場合は，血管作動薬としてノルアドレナリン（0.05μg/kg/分～）を第一選択とすることが推奨されています．ノルアドレナリンを投与しても昇圧効果が不十分な場合は，バソプレシン（0.03U/分）を併用使用することもあります[2]．

では，適切な輸液と昇圧薬でも循環動態が不安定な場合はどうすればよいのでしょうか？

▶「次の一手」はステロイド投与

ステロイド療法の対象について，日本版敗血症診療ガイドライン2016では，「初期輸液蘇生に不応性で高容量のカテコラミンを投与しても，ショック状態（収縮期血圧90mmHg以下）が1時間以上続くような成人の敗血症性ショック患者が少量ステロイド療法の対象」と記載されています．このような成人患者の場合に限り，ステロイドの投与が推奨されています．

コルチゾールは副腎皮質から分泌される主要な糖質ステロイドで，糖質コルチコイドともいわれます．強力な免疫作用をもつホルモンであり，敗血症性ショックの病態においては過剰な全身免疫反応を抑制し，ショックを改善する場合があります．コルチゾールは副腎から分泌されますが，その調節は間脳視床下部から下垂体前葉の副腎皮質刺激ホルモン（ACTH）を介した視床下部－下垂体－副腎系（HPA軸）により行われ，侵襲時はHPA軸が活性化することによって副腎のコルチゾール分泌が亢進します．

しかし，敗血症性ショックの病態においては，侵襲の大きさに見合ったコルチゾールの分泌が起こっていないことが比較的多くあります．これを相対的副腎不全とよびます．相対的副腎不全の状態では，たとえ感染巣が除去されたとしてもショックが遷延し，多臓器障害や多臓器不全にいたる可能性があります．敗血症性ショックに対するステロイド投与は，このような==相対的副腎不全の患者に対して補助療法として行うことでショックから離脱させる==目的があります．

▶ステロイド投与の具体的な方法

1. 投与開始時期

ショック発生6時間以内に投与することが推奨されています．

その理由として，敗血症性ショック発生6時間以内のステロイド早期投与群が，6時間以降の晩期投与群に比べ，死亡率の改善を認めた報告[3]や，循環作動薬投与開始9時間以内の早期投与群では，9時間以降の晩期投与群に比べ，循環作動薬を早期に中止でき，かつ死亡率も低下したという報告[4]があります．このため，ステロイドの早期投与の有用性が示唆されています．

第3章 ケアや手技の次の一手はこれ！

図1 敗血症と敗血症性ショックの診断の流れ

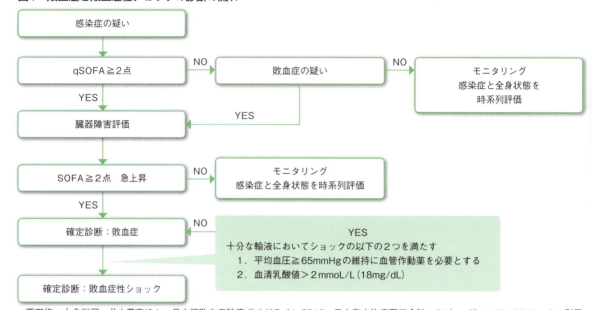

西田修, 小倉裕司, 井上茂亮ほか：日本版敗血症診療ガイドライン2016. 日本集中治療医学会誌, 24 (sup2)：p.29, 2016. より引用

（※）以前は早期目標志向型治療（EGDT）が推奨されていたが、国際敗血症診療ガイドライン（SSCG）の2016年改訂より、EGDTを代表とする蘇生プロトコルは削除され、初期蘇生における新たな指標が追加された.

- 敗血症の治療に関しては、ガイドラインが策定されている. 2004年に『国際敗血症診療ガイドライン（SSCG）』が発表され、2008年と2012年、2016年に改訂された.
- わが国でも日本集中治療医学会より『日本版敗血症診療ガイドライン』が発表されている.
- SSCGでは、感染症における初期治療指針および初期蘇生臓器低還流を改善させるための呼吸循環管理指針（初期蘇生）と、さらに支持療法を含めた管理指針にまで言及している.
- 敗血症性ショック時の中心となる治療法は、早期目標指向型治療（EGDT）が基本となる.

- 『日本版敗血症診療ガイドライン』では、血圧低下にこだわらず代謝性アシドーシスの進行、血中乳酸値の上昇を認めたら、ただちに初期蘇生を開始し、6時間以内に「①平均血圧＞65mmHg」「②尿量＞0.5mL/kg/時」「③中心静脈血酸素飽和度＞70％」「④血中乳酸値の低下」「⑤代謝性アシドーシスの改善」を目標としている.
- qSOFA（Quick SOFA）：ICU外で感染が疑われる患者に対し、ベッドサイドで死亡リスクの高い患者を識別するための指標
  以下2つ以上に当てはまる場合、sepsisを疑い各種検査
  ①呼吸数≧22回/分　②精神状態の変容（GCS＜15）　③収縮期血圧≦100mmHg

2. 投与法と投与期間

まず、重症敗血症あるいは敗血症性ショックの治療目的で、高容量のステロイド投与を行うことは、無効または有害であると結論づけられています.

現在ガイドラインでは、ハイドロコルチゾン300mg/day相当量以下で、ショック離脱を目安に最長7日間程度投与することが推奨されています. 2000年以降、ステロイド投与量は「ストレス量」といわれる低用量ステロイド（ハイドロコルチゾン）の投与が主流となってきました. この時期以降の研究で、低用量長期投与群でのみ、ショック離脱率の改善と死亡率の低下を認めたという報告[5]がなされていることが、先述したガイドラインでの推奨量（ハイドロコルチゾン300mg/day相当量以下）の根拠となっています.

一方、ステロイドはいつまで投与すべきか？という点については、未だ明確な結論は出ていません. しかし、漫然と使用し続けることを避けるため、ガイドラインでは「最長7日間」と明記されました. また、ステロイドを中止する場合は循環動態や免疫機能のリバウンド防止のため、漸減していくことが強調されています.

▶ステロイドの副作用にも十分な注意を

以上のことから、ステロイド投与の適応は、初期輸液と循環作動薬に反応しない成人敗血症性ショック患者に対し、ショックからの早期離脱目的にかぎられています.

SSCG：Surviving Sepsis Campaign Guideline, 国際敗血症診療ガイドライン　　EGDT：early gold-derected therapy, 早期目標指向型治療

ステロイドは，強力な抗炎症作用，免疫抑制作用をもっているため，治療効果が高い反面，重い副作用を生じる場合もあります．敗血症性ショックで使用する場合は，易感染性に伴い新たな敗血症，敗血症性ショックなど重感染の発生率が有意に高くなるだけでなく，高血糖や消化性胃潰瘍などの出現にも注意が必要です．

敗血症の侵襲により，生体はすでに高血糖となりやすい状態です．高血糖状態が続くと炎症性サイトカインの産生増加による炎症の増悪，血管内皮細胞障害や凝固・線溶系障害，肝機能障害など多臓器障害を引き起こし，合併症や生命予後を悪化させることが明らかになっています．このため，ガイドラインでも血糖値は180mg/dL以下にコントロールするように推奨されています．

＊

ベッドサイドでケアに従事している私たちナースは，異常の早期発見に努めることはもちろん，異常を予測した迅速な対応が望まれます．敗血症性ショックの患者のステロイド投与に伴い，余計なストレスや新たな侵襲および感染を回避すること，そして血糖値をもとにインスリンスケールに則した管理を行うことが重要です．

（山崎千草）

引用・参考文献

1) Rhodes A, Evans LE, Alhazzani W, et al. : Surviving Sepsis Campaign: International Guidelines for Management of Sepsis and Septic Shock: 2016. Intensive Care Med, 43(3), 304-377, 2017.
2) Dellinger PR, Levy MM, Rhodes A, et al. : Surviving sepsis campaign: international guidelines for management of severe sepsis and septic shock: 2012. Crit Care Med, 41, 580-637, 2013.
3) Park HY, Suh GY, Song JU, et al. : Early initiation of low-dose corticosteroid therapy in the management of septic shock: a retrospective observational study. Crit Care, 16(1): R3, 2012.
4) Katsenos CS, Antonopoulou AN, Apostolidou EN, et al. : Early administration of hydrocortisone replacement after the advent of septic shock: impact on survival and immune response. Crit Care Med, 42(7): 1651-1657, 2014.
5) Annane D, Bellissant E, Bollaert PE, et al. : Corticosteroids in the treatment of severe sepsis and septic shock in adults: a systematic review. JAMA, 301(22): 2362-2375, 2009.
6) 西田修,小倉裕司,井上茂亮ほか：日本版敗血症診療ガイドライン2016.日本集中治療医学会誌,24(sup2),2016.
7) 大槻勝明：敗血症ショックの治療.ICUケアメソッド―クリティカルケア領域の治療と看護(道又元裕編).p.105-114,学研メディカル秀潤社,2014.

column 血液分布異常性ショックを正しく理解しよう

血液分布異常性ショック（distributive shock）とは，ヒスタミンやプロスタグランジンE₂, NOなどの血管を拡張する作用を有するケミカルメディエータ（化学伝達物質）によって末梢血管の拡張が起こり，循環の維持に必要な血液量が相対的に不足した状態を意味しています（血管透過性亢進が発生・進行すれば絶対量の不足になります）．

通常，動脈と静脈の血液分布量は，循環血液量を100％とすると，肺循環量が約15％，毛細血管循環量が約5％，静脈循環量70％，動脈循環量10％という割合になります．その分布割合を動脈血と静脈血の分布割合にすると2〜3対8〜7の割合になります．それが，なんらかの原因によりいずれかの血管が過拡張することで，その分布量も変化するわけです．

たとえば動脈が拡張したとすると，拡張した量に相当する血液が足りなくなるので，その補填が必要となります．では，補填は何によってされるのかというと，静脈血がそれを補うことになります．反対に静脈が拡張すれば，それを動脈血が補うわけです．

この現象を血圧変化の関係でみると，動脈が拡張し，静脈血によって補填できる程度であれば，血圧はそれほど低下しないことが多いと思われます．

一方，静脈の拡張では，動脈血による補填が行われますから，血圧への影響は大きく，低下しやすくなります．この程度が大きくなり拡張した血管に相当する循環血液量が得られなければ（補充されなければ），血圧は低下することになります．

このように，何らかの影響で血管が変化（拡張）し，それを補うため血液が移動しその分布が変わり（異常となり），その結果，移動した血管に血液が不足するためショックが起こる．これが，血液分布異常性ショックとなるわけです．

（道又元裕）

第3章　ケアや手技の次の一手はこれ！

緊急時対応 09

抜管後も努力呼吸が続く場合，どう対応しますか？

心臓血管外科術後の患者の抜管後，努力呼吸が続いている．
呼吸ケアの効果もみられない．

次の一手は？ **非侵襲的陽圧換気療法（NPPV）を行います．**

　人工呼吸器の離脱成功基準は，「抜管後48〜72時間で再挿管を必要としないこと」というのが，さまざまな研究で用いられる定義です．私たちナースは抜管した段階をゴールとするのではなく，抜管後48〜72時間で再挿管が必要ない呼吸状態であるかどうかをモニタリングしながらアセスメントする必要があります．

　このケースのように，一度抜管はしたものの，努力呼吸が続いている患者への次の一手はどうすればよいのでしょうか？

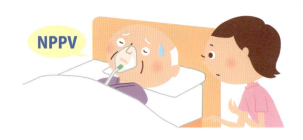

▶ 心臓外科術後患者の身体の中では何が起こっている？

　心臓血管外科術後は，術中から術後にかけて一定時間仰臥位を強いられるため，機能的残気量が減少し，背側の換気血流比不均衡が起こりやすくなります．また，手術による創部の痛みや胸腔・心嚢ドレーン挿入部の痛み，手術侵襲による呼吸筋機能や胸郭可動性の低下により呼吸機能の低下がみられます．

　強い痛みを訴え，呼吸が浅くなっている場合は，鎮痛薬による疼痛コントロールを行うことが必要となります．さらに，心臓血管外科手術は心筋に侵襲を加えるため，急性期には心収縮低下が認められることがあります．もともとの原疾患で心機能が低下している患者もいます．そのため，人工呼吸器離脱に伴う呼吸負荷が心負荷を誘発し，原疾患の悪化や術後の回復に悪影響を及ぼすことがあります．

　術後のrefilling期（利尿期），つまりサードスペースから血管内に水が戻り，循環血液量が増加する時期には，心臓への容量負荷が増えます．術前の心不全や手術侵襲によるダメージが遷延している患者では，肺うっ血になることも少なくありません．

PEEP：positive end-expiratory pressure，呼気終末陽圧

　呼吸ケアを行う際には，やみくもに体位ドレナージや痰の喀出を促すのではなく，なぜ努力呼吸が出現しているのか？を常に考える必要があります．

▶ 努力呼吸の原因は？

　このケースの患者の場合は，体位変換や痰の喀出を促しても努力呼吸が続いていることから，努力呼吸が出現した原因として以下の2つが考えられます．

1. 急性肺水腫

　人工呼吸器管理中は，胸腔が陽圧になっていますが，呼吸器離脱に伴い胸腔は陰圧となります．そのため静脈還流量が増加します．さらに，術後のrefilling期が重なり，心機能が前負荷増強に耐えられなくなると，急性肺水腫の状態となります．

2. 肺胞虚脱

　人工呼吸器管理中はPEEP（呼気終末陽圧）によって肺胞再拡張効果がありましたが，抜管によりPEEPが付加されず，肺胞容量の低下，肺胞虚脱が生じ無気肺が形成されやすい状態となります．

▶ NPPVの導入が有用

どちらの原因だった場合も，まずは患者に侵襲の少ないNPPVの導入が有用です．NPPVはマスクを介して陽圧呼吸を行う方法で，以下のような効果が期待できます．

なお，急性心不全に対するNPPVの適応と禁忌は『急性・慢性心不全診療ガイドライン（2017年改訂版）』に詳しく記されています．急性心不全患者にNPPVを導入する際には，ぜひご確認ください[4]．

1. 肺機能への効果

平均気道内圧を上昇させ，肺胞の虚脱箇所の換気を改善させます．また，機能的残気量を増加させて，酸素化を改善します．このようにして呼吸仕事量を減少させる効果が期待できます．呼吸仕事量の減少は呼吸筋の酸素消費量の減少を意味し，酸素化能改善につながります．

PEEP →肺胞虚脱改善→機能的残気量増加
→酸素化能を改善

陽圧換気の呼吸補助→呼吸筋酸素消費量が減少
→間接的に酸素化を改善

2. 循環器機能への効果

胸腔圧の増加により静脈還流量が減少し，右心の前負荷，左心の前負荷が軽減します．また，胸腔の陽圧化は，左室内圧（transmural pressure）を減少させ，左室収縮を助けるといわれています．つまり，左室後負荷の減少により血行動態に有益な影響をもたらすことが期待できます．NPPVは血行動態を改善する急性効果があります．

胸腔の陽圧化→静脈還流量減少→右室の前負荷軽減→肺水腫および左室負荷の改善

胸腔の陽圧化→左室の収縮にかかる圧力の低下→相対的に左室収縮力のサポート→左室後負荷の軽減

低酸素血症・高炭酸ガス血症の改善→交感神経の興奮を軽減→末梢血管抵抗低下（後負荷軽減）

表1　NPPVによる合併症と看護

合併症	看護
皮膚トラブル	・適切なマスクフィッティング（強く締めすぎない） ・マスクの種類やサイズの調整 ・皮膚保護材などの使用
口腔・鼻腔内の乾燥	・加温加湿器の加温加湿レベルの調節 ・マスクからのリークの有無の観察 ・保湿剤の使用
結膜の乾燥	・加温加湿器の加温加湿レベルの調節 ・マスクからのリークの有無の観察 ・点眼
腹部膨満	・胃管の挿入 ・設定圧の調整
不快感	・適切なマスクフィッティング ・マスクの種類やサイズの調整 ・マスクからのリークの有無の観察 ・設定圧の調整

▶ NPPVは「装着し始め」が肝心

NPPV導入に際しては，患者の協力が不可欠です．装着時には十分な説明を行い，理解を得ることが重要です．装着し始めのケアが，装着の継続と呼吸状態改善を左右します．

装着して安心ではなく，装着し始めはベッドサイドにいて，声をかけることも重要な看護です．また，マスクフィッティングを行い，NPPV使用中の皮膚トラブルや結膜の乾燥など2次的なトラブル予防，患者の不快感軽減のためのケアを行うことが重要です（表1）．

ただし，NPPV開始後1～2時間の血液ガスで改善を認めない場合や，開始後4～6時間経過しても治療目標が達成しない場合は，経口挿管への方針変更をすみやかに検討しなければなりません．

（山中源治，山崎千草）

引用・参考文献
1) 宮川哲夫編：呼吸ケアナビガイド−治療・ケアの手順がひと目でわかる！ 中山書店，2013．
2) 日本呼吸器学会NPPVガイドライン作成委員会編：NPPV（非侵襲的陽圧換気療法）ガイドライン．南江堂，2006．
3) 宮本毅治：人工呼吸器からの離脱 なぜSBTが必要なのか？．Intensive Care Nursing Review，1：6-16，2014．
4) 急性・慢性心不全診療ガイドライン（2017年改訂版）http://www.asas.or.jp/jhfs/pdf/topics20180323.pdf（2019年5月閲覧）

第3章 ケアや手技の次の一手はこれ！

検査・バイタルサイン 10

呼吸音がうまく聴き取れないときは，どうしますか？

呼吸困難の患者で，呼吸音がうまく聴診できない．

次の一手は？ **打診や視診**などから呼吸困難の原因を**アセスメント**します．

「息が苦しい！」と呼吸困難を訴えている患者がいます．そのようなときは呼吸困難の原因は何なのかアセスメントするために，呼吸音の聴診を行う必要があります．

呼吸音の聴診は，患者の呼吸状態をアセスメントし，その後のケアを明確化するために必要な看護技術の1つです．呼吸音の種類によって患者の肺にどのようなことが起きているのかを予測することが可能になります．そのため，聴診方法やどの位置でどのような音が聴こえるのか，実際に聴こえたその音が正常なのか異常なのか，異常であればどんな状態が考えられるのかを把握しておく必要があります．

▶呼吸音の聴診方法

まずは，呼吸音の聴診方法について復習しましょう．聴診するときは，前胸部だけではなく背部も聴診する必要があります．誤嚥性肺炎や胸水貯留などの肺のトラブルは下葉で発生しやすく，下葉の呼吸音が聴診できるのは背部なので，必ず背中側からも聴診しましょう（図1）．患者には口を開けて「吸って，吐いて」と深呼吸を指示し，左右対称に最低1呼吸ずつ，呼気と吸気の両方を聴診します．

また，聴診器の向きや膜型・ベル型の切り替えはきちんとできているのかも，聴診前に確認しておく必要があります．聴診器の持ち方も確認しておきましょう．母指と示指でチェストピースを支えるなどの方法がありますが，いずれの場合も，体表にきちんと密着させることが正確に聴取するコツです（図2）．

呼吸困難が起きる原因には，気胸や肺梗塞，誤嚥，心筋梗塞，喘息発作，肺炎，貧血などさまざまなことが考えられ，これらを呼吸音の聴診や進行のしかた，そのほかの自覚・他覚症状から鑑別する必要があります．このような呼吸器疾患以外にも循環器疾患である可能性もあり，生命にかかわることもあるので，適切に判断していきましょう．

図1　呼吸音の聴取

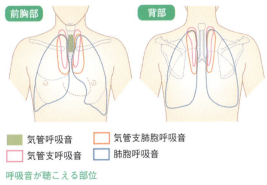

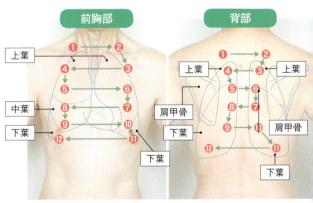

呼吸音を聴取する順番

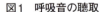
呼吸音が聴こえる部位

※気管支呼吸音：胸部の胸骨上部（胸骨柄）両縁で聴く，気管呼吸音より弱く，肺胞呼吸音より強い音

図2 聴取の際の注意点

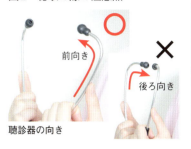

聴診器の向き

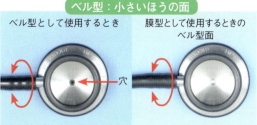

膜型・ベル型の切り替え

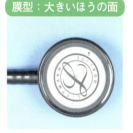

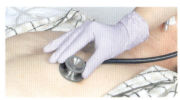

聴診器の持ち方の例

表1 呼吸音の低下・減弱の原因

①換気の低下	慢性閉塞性肺疾患（COPD），気道閉塞，胸膜癒着による肺の可動制限，呼吸筋麻痺，気道異物，無気肺，気道内腫瘍など
②伝播障害	胸水，気胸，高度の肺気腫，胸膜肥厚，高度の肥満など

▶うまく聴診できない原因は？

1. 看護師側の問題

では，呼吸音がうまく聴診できないときはどうしたらよいでしょうか．

呼吸音が聴診できないとき，患者側と看護師側とどちらの原因も考えられますが，看護師側，つまり聴診する側の原因は排除する必要があるので，聴診に適切な環境かどうか，聴診の方法は正しいかどうか再度確認してください．

2. 患者側の問題

それでもうまく聴診できないときには，患者側に原因があると考えます．一般に呼吸音の低下・減弱では①換気の低下，②伝播障害が考えられます．具体的には表1のようなものです．

換気障害では気流の低下によって呼吸音の減弱あるいは消失をきたし，換気の増大で呼吸音は増強します．呼吸音が聴診できない場合，聴診できない場所が肺野全体なのか，左右差があるのか，頸部での呼吸音はどうかを確認します．左右気管分岐部以下の問題では聴診上左右差が生じます．さらに上・中・下葉気管支以下の問題では肺野による呼吸音の差が生じるでしょう．

▶聴診に代わるアセスメント方法は？

1. 打診

上記の①，②に挙げた疾患を鑑別するにあたり，余裕があれば打診をしましょう．本来の清音域で鼓音や濁音が確認されれば，患側と考えます．

鼓音では気胸やCOPDなどで胸腔内の含気量が増えていると判断します．濁音では原因として無気肺や胸水貯留を考えます．

2. 患者の情報収集

呼吸音の聴診ができないとき，聴診以外からも患者の情報を収集する必要があります．胸鎖乳突筋などの呼吸補助筋を使用しているかどうか，胸郭の動き・左右差はどうか，呼吸パターンはどうか，体位により呼吸困難の程度に変化はあるのかなどを観察します．

3. モニタリング

前述したとおり生命にかかわる場合もあるため，モニタやパルスオキシメーターの装着を行い患者の状態を継続的にモニタリングしていきましょう．それと同時に，血液ガス分析など聴診以外からもできるだけ多くの情報を収集し，たとえば今回のような呼吸だけにとらわれるのではなく，全身的・多角的に患者をとらえアセスメントしていきましょう．

（牛島めぐみ）

引用・参考文献
1) 山内豊明：フィジカルアセスメントガイドブック―目と手と耳でここまでわかる．第2版，医学書院，2011．
2) 古谷伸之編：診察と手技がみえるVol.1．第2版，メディックメディア，2007．

検査・バイタルサイン 11

夜間にバイタルサインを測定しづらいときは，どうしますか？

夜間にバイタルサイン測定の指示があるが，その患者の睡眠を妨げるのを避けたい．

次の一手は？ 測定時間をずらすことや，測定の順番を考えることも1つの方法です．

▶ 夜間にバイタルサインを測定する目的は？

1. 患者の状態を示す最も基本的な指標

バイタルサインは人間が生きている状態を示す徴候として，脈拍・呼吸・血圧・体温・意識などの生理機能をさします．血圧，脈拍数，呼吸数および体温は，もともと患者の状態を示す最も基本的な指標として測定され，これらはその場で即座にデータが得られるという利点があります．

患者のバイタルサインをモニタリングする装置はとくに発達していますが，現在もなお，一般状態の観察は，看護者の五感を働かせてキャッチする場合が多くあります．これらの観察内容をさらに客観化するためにも，数値によって測定できるバイタルサインのチェックは重要です．

2. 異常をすみやかに発見するため

しかし，夜間のバイタルサインの測定は，患者を覚醒させ継続した睡眠を困難なものにしていることも否めません．バイタルサイン測定の有無にかかわらず，入院中の患者はさまざまな要因から，自然の眠りを妨げられる機会にさらされています．患者にとって，睡眠による十分な休息は，病気の回復や創傷治癒においてきわめて重要であり，質の高い睡眠を提供することも，重要な看護援助の1つであるといえます．

臨床では，夜間であってもバイタルサイン測定の指示が出されることが多々あります．それではなぜ，睡眠を妨げてまで，その患者にバイタルサインの測定が必要とされているのでしょうか．

バイタルサインは，主に異常を(すみやかに)発見するために測定します．異常がないことを確認することが主目的ではなく，バイタルサインを測定・モニタリングした結果として，異常がないことが確認されるのです．そのため，術後や状態が不安定な患者へのバイタルサインの測定は，夜間であっても実施することが求められます．

▶ 患者の睡眠を確保しつつバイタルサインを測定するには？

1. 測定の目的を明確にし，タイミングや測定手段を検討

患者に起こる可能性がある異常を見落とすことなく，睡眠を確保するためには，どうすればいいのでしょうか？

まず，その患者にバイタルサイン測定の指示が出されている目的と，どのような異常が起こる可能性があるのかを明確にします．何を目的に測定を実施するのかを明確にすることによって，観察時間の延長や，患者がトイレなどの覚醒したタイミングで測定することができないかなどを検討します．

また，異常が起こる可能性(注意して観察しておくべきポイント)を理解し，医師と共通認識を持つことによって，すべてのバイタルサイン測定が必要ではないことがわかるケースもあります．

たとえば，心電図や呼吸状態に変化が現れる可能性があるのであれば，心電図やSpO_2モニタを装着することが1つの手段となります．呼吸回数や胸郭の動きを観察するだけであれば，患者を覚醒させることなく，呼吸状態をアセスメントすることができます．

目的を明確にすることによって，まれに，医師が測定の指示を延長，中止し忘れていることに気づくことができるかもしれません．

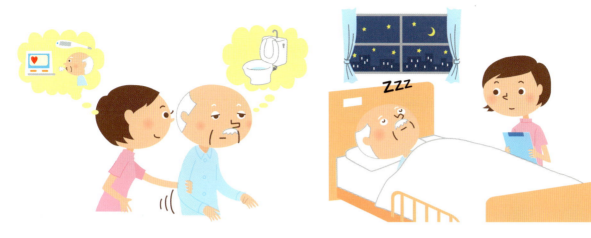

2. 覚醒させずに測定できる項目から始める

　次に，時間の延長が困難な状態や，覚醒させずに測定できる観察のみでは不十分である場合には，バイタルサインを測定する順番を考えます。

　通常バイタルサインといわれる脈拍・呼吸・血圧・体温・意識のうち，<mark>できるだけ患者を覚醒させることなく測定できる項目から始めます</mark>。血圧測定・体温測定は患者を覚醒させる可能性が高く，意識は患者を覚醒させなければ観察することができないため，最後に測定することによって，睡眠を中断させる時間を短縮することができます。

　さらに，あらかじめ患者に夜間のバイタルサイン測定の必要性や時間を伝えておくことによって，中途覚醒による不快感を軽減することができるかもしれません。

　　　　　　　　　　　＊

　バイタルサイン測定の重要性を理解し，必要な測定を実施するとともに，患者の睡眠を確保することによって，患者にとって安心な療養生活を提供し，回復過程を促進することにつながるのではないかと考えます。

（内田真弓）

チャートでCheck! 「夜間のバイタルサイン測定の選択」

```
       夜間にバイタルサイン測定の指示
            │              │
            ▼              ▼
  患者が覚醒しており，   睡眠を妨げるおそれが
  測定できる            あり，測定を避けたい
            │              │
            ▼              ▼
     測定のタイミ        測定のタイミ
     ングがずらせ        ングがずらせ
     るとき              ないとき
            │              │
            ▼              ▼
  患者が覚醒したタイミ   できるだけ覚醒しない
  ングで測定             項目から始める
  ・測定の目的を明確にし ・呼吸回数や胸郭の動
   て観察時間をずらす    きの観察から始める
  ・医師と共通認識を持  ・血圧や意識の測定は
   ち測定が必要か検討    最後にする
   する
```

引用・参考文献
1) 池松裕子編著：クリティカルケア看護Ⅰ―患者理解と基本的看護技術，メヂカルフレンド社，2011．
2) 竹尾惠子監：看護技術プラクティス，第2版，学研メディカル秀潤社，p.64-82，p.247-251，2009．

指先でSpO₂が測定できないときは，どうしますか？

SpO₂の測定は指先で行うが，指先ではうまく測定できない．

代わりにプローブを耳朶や前額部に装着します．

「さっきまで測れていたSpO₂ですが，突然測れなくなってしまって，どうしたらいいですか」と，後輩の看護師に聞かれたことがありました．私自身も測定できない場面によく出会うこともあり，「さて，どうしようか……」と考えることもしばしばあります．

ひと口に「誘因を除去する」といっても，SpO₂が測れない誘因は，大きく分けて「生体側」と「機器側」の2つが存在します．

はっきりとした誘因がわかっているようであれば「生体側」「機器側」を問わず先に対応することが必要です．しかし，クリティカルな状態にある患者では呼吸・循環機能が及ぼす影響やショック状態などの複合的な原因で測定できないことも多く，SpO₂を測ることに固執しているうちに，患者の状態が悪化する可能性があります．

呼吸・循環に障害をきたしている場合，SpO₂以外のバイタルサインやフィジカルアセスメントを用いた評価も行い，緊急度・重症度を見極めて医師に報告を行う必要があります．

▶SpO₂が測定できない原因は？

1. 測定に関する生体側の因子

生体から受ける誘因として，異常ヘモグロビン（一酸化炭素ヘモグロビン：CO-Hb，メトヘモグロビン：Met-Hb）の影響，皮膚の色素沈着の影響，マニキュアの色による爪床透過性の影響，熱傷瘢痕，激しい体動の影響，腕や指が圧迫され血流が阻害されたときなどの末梢循環不全が生じた場合など，生体脈派が弱く感知されにくい場合に生じやすいです．パルスオキシメーターは，動脈を特定できなければ測定することはできません．

次に臨床でよく経験することは，患者の手が冷たすぎて測れないことではないでしょうか．通常，測定部を保温し，末梢血管を広げることで測定が可能な場合があります．昇圧薬使用中は薬理作用で末梢血管を収縮させ血圧を維持するため，多少なりとも循環に影響を及ぼす可能性があります．そのため，パルスオキシメータのプローブには，透過型と反射型があり，SpO₂を測定する対象患者の病態や用途により多種類のものが使用されています（表1）．

2. 測定に関する機器側の因子

測定機器に影響を及ぼす因子としては，照明灯，蛍光灯，赤外線加熱ランプ，直射日光などの光が強すぎること，また，周辺の電磁波の影響やプローブが正しく装着されていない場合が多いです．この際には，体型や体重に応じて選択を行い，プローブを再装着し，測定部位を変更すること，またはプローブ自体の交換を行うことなどが，比較的簡便にベッドサイドで行える手技です．

▶SpO₂をうまく測定するには？

1. 測定部位を変えてみる

パルスオキシメーターで測定できる場所は，手指・足趾・耳朶・前額部・鼻部であり，通常6〜18mm 厚（10mm程度が最適）の部位に装着します[2]．

耳朶での測定は，耳朶厚が10mm以下で血流量が少なく脈波シグナルが小さいため，手指・足趾で測定するほうがよいです．しかし，四肢末梢循環不全状態では，比較的血流が保たれる耳朶[3]や前額部にプローブを装着して測定したほうがより正確です．

2. プローブや測定器を変えてみる

プローブと本体回路を接続するケーブルの断線の可能性や疑いがある場合は，すみやかに交換します．

表1 プローブの透過型と反射型

	透過型	反射型
しくみ	・発光部と受光部の間に手指や耳朶など生体組織を挟み測定するタイプ（手指を挟むフィンガークリップタイプ，手指を差し込むタイプ，粘着テープで固定するタイプ，など）	・発光部と受光部が同一面に存在するタイプ（前額部などに装着）
用途・使い分けの例（使用する各メーカーの推奨体重を確認のうえ使用する）	・成人は手指を第一選択とし，必要に応じて装着位置を変える ・新生児（体重3,000g以下）は足の甲を，それ以上の場合は足の親指か手指を選択する ・症状を伴う手指・足趾の皮膚疾患や欠損，熱傷瘢痕，不穏・せん妄患者で理解を得られない場合に耳朶を選択する	・末梢循環不全の場合 ・不穏・せん妄患者で，手指・足趾・耳朶に装着できない場合

また，発光部と受光部の表面に汚れがあると，測定できないことがあります．パルスオキシメーターは基本的に吸光度の相対比でSpO_2を算出するため，わずかな汚れではSpO_2値に影響しませんが，高度な汚れは脈波シグナルを減弱させる可能性もあります．そのため，ディスポーザブル製品であれば交換し，それ以外はエタノールを含んだ脱脂綿で清掃・消毒します．

▶ SpO_2測定時の注意点

過度なプローブ固定は過度に血管を圧迫します．静脈還流を妨げ循環不全に陥ることで静脈拍動をまねき，測定値に影響を及ぼすため注意が必要です．また，さらに強く装着することによって動脈血流途絶と脈波シグナルを検出できない状態となることもあります．

発光部の温度は，通常は2～3℃上昇し，圧迫により血流が途絶えると代謝によって産生される熱が放散されない状況になります．また，不穏や高度な呼吸不全患者に対して，プローブを外れないように1か所に強く長時間固定すると，装着局所の温度が上昇して低温熱傷を生じる可能性があります．プローブ装着部位の末梢循環が正常であることを確認してから，SpO_2を測定しましょう．

携帯電話の使用時も電磁波が放射されるため，医療機関では携帯電話の使用が制限されています．パルスオキシメータも，受光素子（フォトダイオード：PD）が電磁波の影響を受けるため誤差原因となります．

（髙橋大作）

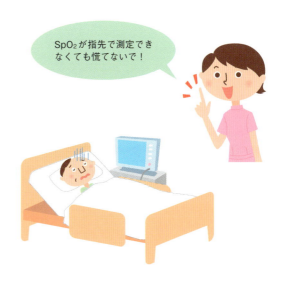

SpO_2が指先で測定できなくても慌てないで！

引用・参考文献
1) 日本呼吸器学会：Q&A パルスオキシメータハンドブック．2014．
　https://www.jrs.or.jp/uploads/uploads/files/guidelines/pulse-oximeter_medical.pdf（2019年5月閲覧）
2) 日比野聡：エキスパートの呼吸器ケア─呼吸生理の見直し・人工呼吸管理の必須知識編　SpO_2モニタリング．重症集中ケア，10(1)：57-67，2011．
3) 中井浩司ほか：経皮的動脈血酸素飽和度SpO_2測定の新たなるアプローチ―耳朶センサの試み．医療機器学，79(8)：638-646，2009．
4) NIHON KOHDEN：プローブのラインアップ．SpO_2プローブ装着のポイント．
　http://www.nihonkohden.co.jp/iryo/point/spo2point/seihin.html（2019年5月閲覧）
5) COVIDIEN：パルスオキシメータ用センサ．http://www.covidien.co.jp/product_service/respiratory_pdf/monitor/Nellcor_SpO2_Sensors(c6).pdf（2019年5月閲覧）

ケロイド患者などでパルスオキシメーターが手指に装着できないときは，どうしますか？

手指がない患者で，パルスオキシメーターが装着できない．

この場合も，代わりに耳朶や前額部で測定します．

　以前，バージャー病（閉塞性血栓血管炎）の患者に外科的治療を行うときに，本人の希望で鎮静薬を使用して行うことになりました．そこで，鎮静薬による呼吸抑制を考慮し，パルスオキシメーターを装着しようとしたのですが，両手とも手指がありませんでした．

　ふだん，パルスオキシメータは手指に装着していたのですが，この患者では装着できません．このような場合，どうすればいいのでしょうか．

　そのため，測定値はセンサーの発光部と受光部の間隔の広さに左右され，正確な値を得るためには，測定部位の選定が重要です．通常，パルスオキシメーターの発光部と受光部の間隔で適当とされているのは，6〜18mmの厚さといわれ，この理由からも，装着が簡便である手指先が第一選択とされています．

　しかし，ケロイドによる手指の肥厚や，手指がない場合はどこで測定すべきでしょうか．

▶ パルスオキシメーター装着の目的は？

1. SpO₂測定

　呼吸器疾患をはじめ，酸素療法中や人工呼吸器管理中などの患者に対して，装着が簡便であるパルスオキシメーターを装着すると思います．パルスオキシメーターを装着することで，患者の酸素化の指標の1つとなる経皮的動脈血酸素飽和度（SpO₂）の値を得ることができます．動脈血酸素飽和度とは，体内に取り込まれた酸素と結合しているヘモグロビンの割合のことをいい，この割合を動脈血で経皮的に測定しているのがパルスオキシメーターです．

　では，パルスオキシメーターではどのようにして経皮的に動脈血酸素飽和度をみているのでしょうか．

2. 手指先が第一選択の根拠

　パルスオキシメーターは，測定部位にセンサーを装着し，センサーの発行部から赤色光と赤外光の2種類の光を発光し，その光をセンサーの受光部で受け取ります．2種類の光を発光することで，酸素と結合しているヘモグロビン（酸化ヘモグロビン）と酸素と結合していないヘモグロビン（還元ヘモグロビン）が持つ光を吸収する性質の違いを利用し，酸化ヘモグロビンの割合を測定します．

▶ 手指に代わるパルスオキシメーター装着部位は？

1. 足趾先

　病棟によっては，手指先で測定できないときには足趾先を選択することがあるかもしれません．しかし，足趾先でのSpO₂測定は，可能なかぎり選択しないことが望まれます．

　その理由の1つに，足趾は身体のなかで心臓から最も遠位部に位置しているため，動脈血酸素飽和度の変化に遅れを生じることが挙げられます．測定部位（耳朶，手指，足趾）と経皮的酸素飽和度が変化するまでの時間の差では，耳−手では6秒，手指−足趾では57秒，耳−足趾では63秒の差があるといわれています．このことからも足趾で測定する場合は，患者の状態の変化が数値として現れるまでに時間を要することを理解しておく必要があります．

　また，もう1つの理由に，末梢循環不全の状態では，手指や足趾の血管は収縮し血流が少なくなるため，パルスオキシメータでは正確な値を測定できないことがあります．そのような状態のときも手指や足での測定は望まれません．

2. 耳朶や前額部

しかし，末梢循環不全の状態でも比較的中枢側の血流は保たれます．

寒さによって末梢血管を収縮させた状態で，測定部位とパルスオキシメーターの脈振幅をみたものでは，手指や耳朶での測定と比較すると，前額部での測定ではあまり影響がありませんでした．前額部では，内頸動脈の分岐である眼窩上動脈を測定しているため血流が保たれている結果であると考えられます．

3. 前額部では専用のセンサーが必要

結論として，手指でパルスオキシメーターが装着できないときは，耳朶もしくは前額部での測定が望まれます．

しかし，前額部で測定するには，専用のセンサーが必要となります．理由として，前額部で使用するセンサーは，発光部と受光部の距離や，SpO_2 を測定するための較正曲線がほかのセンサーとは異なるため，手指用で測定しても正確な値が出ないといわれています．

当院でも前額部用のセンサーを使用し，前額部で測定しています(図1)が，ほかのセンサーと比較すると高価であるため，一時的な場面では，筆者は手指用のセンサーを用いて耳朶で測定します(図2)．

手指でのパルスオキシメータが測定できないときの次の一手は，専用のセンサーがあれば前額部，なければ耳朶での測定となります．

（杉島 寛）

図1　前額部専用センサー

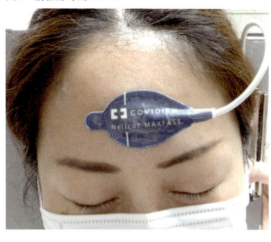

図2　耳朶へのセンサーの装着

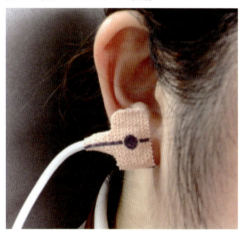

引用・参考文献

1) 大槻勝明：生体情報のモニタリング．クリティカルケア看護技術の実践と根拠(道又元裕編)，p.65-80，中山書店，2011．
2) 時津葉子：SpO_2 を多方面からアセスメントするポイントはこれ！ SpO_2=92％は緊急か？ エキスパートはどこを見る!? 測定装置の性能から考える．救急看護＆トリアージ，1(1)：25-28，2011．
3) 日本呼吸器学会：Q&Aパルスオキシメータハンドブック，2014．
https://www.jrs.or.jp/uploads/uploads/files/guidelines/pulse-oximeter_medical.pdf(2019年5月閲覧)
4) Hamber EA, et al.：Delays in the detection of hypoxemia due to site of pulse oximetry probe placement．J Clin Anesth，11(2)：113-118，1999．
5) Bebout DE, et al.：Effects of Cold-Induced Peripheral Vasoconstriction on Pulse Amplitude at Various Pulse Oximeter Sensor Sites．Anesthesiology，96：A558，2002．

第3章 ケアや手技の次の一手はこれ！

検査・バイタルサイン 14

下肢に心電図の電極がつけられないときは，どうしますか？

心電図検査で足に電極をつけたいが，下肢切断などで通常の位置に装着できない．

代わりに腸骨稜に装着します．

患者が胸痛を訴えています．担当の看護師が心電図を検査するため電極をつけようとしましたが，患者には足がありません．ふだんは足関節にクリップをはさめるのに，今回の患者ではできない！このような場合，どうすればよいのでしょうか？

▶ そもそも足首に電極をつける目的は？

1. 心臓をさまざまな角度から眺めて波形を記録するため

通常心電図の電極をつける際には，心臓全体を取り囲んで観察できるように，四肢に4か所，胸部に6か所の電極を配置します．四肢電極は手首・足首につけます．しかし，病気や交通外傷で腕や足が切断されている方もいます．このような患者に対して四肢に電極を装着する際には，はさむタイプのクリップ式電極は使用できません．

そもそも四肢に電極を装着するのは，どのような目的のために行われるのでしょうか？

心電図は，さまざまな角度から心臓を眺めて，興奮が伝わる方向を知ることができるよう，電極の位置があらかじめ決まっており，2つの方法で波形を記録します．

1つ目は双極誘電といい，2肢間の電位間で心電図を記録します．3つの電極があれば3通りの双極誘電心電図を記録でき，これをアイントーベン(Einthoven)の三角形の原理といいます(図1)．2つ目は単極電極といい，両上肢と左下肢の各電極から見た電圧と不関電極とのあいだで記録します．不関電極とは3点電極間の中央に形成される仮想電極のことです．この心電図をきれいに記録するには，アース電極が必要となります．

2. 心臓の電気刺激を正確に読み取るため

1心周期の電気現象は立体的なので，それをわかりやすく平面に置き換えたものが，標準12誘導心電図になります．構成は，6つの四肢誘導と6つの胸部誘導となり

図1 アイントーベン(Einthoven)の三角形の原理

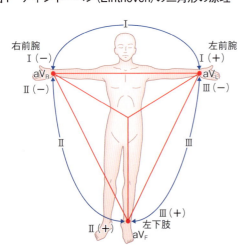

図2 四肢誘導の構成

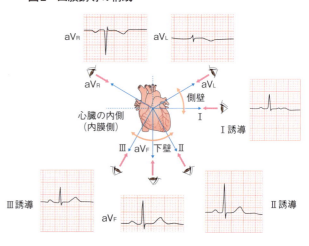

図3　腸骨稜

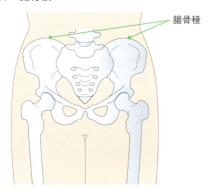

図4　貼布するタイプのディスポ電極

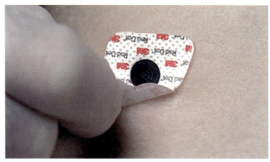

（写真提供：スリーエム ジャパン株式会社）

ます．四肢誘導は3つの双極誘導（Ⅰ・Ⅱ・Ⅲ）と3つの単極誘導（aV_R・aV_L・aV_F）からなります（図2）．

単極誘導は，右肩，左肩，横隔膜から心臓が興奮する（脱分極）進行方向をみるので，右肩からみるaV_R波形はすべての波形が遠ざかるため，基線より下に振れます．心臓に近いので電極付近の心筋の性状をよく反映します．

胸部誘導はすべてが単極誘導（V_1～V_6）であり，第4～5肋間の高さで輪切りにした心臓の右室から左室側壁までの電気現象を記録します．心臓内の電気は右上（右房高位）から左下（左室心尖部）に向かって流れ，電気の流れる方向と同じ向きに電極をつければ心電図の振れは上向きとなります．

双極誘導では（−）電極を心臓の右上，（＋）電極を心臓の左下につけると上向きの振れになります．単極誘導では電気が向かってくる方向に位置している電極は上向きの振れになります．これらのことから，正確に四肢の電極を装着することが重要になります．

▶下肢や上肢が切断している患者の電極の装着は？

1. 腸骨稜や肩峰に装着

四肢の電極の装着ですが，電極の部分が皮膚に密着するように，右手・左手・右足・左足の骨ばっておらずノイズが入りにくい肉づきのよい部分に装着することが通常です．そこで，四肢切断している患者のどこに電極をつければよいのでしょうか？

下肢を切断している患者は「腸骨稜」あたりに電極をつけます（図3）．また，上肢を切断している場合は「肩峰」あたりにつけます．四肢に力が入ったり，体動や呼吸の影響が少なく，ノイズが最も入りにくい部分であり，正確な心電図がとれます．ただし，手術後で切断面に創部がある場合などは，装着部位に創ガーゼがあり電極が装着できないこともあります．

2. はさみ式電極でなくディスポ電極を用いる

一般的に四肢の電極は装着部位を貼り合わせるようにしたはさみ式電極のクリップが主流です．では，クリップに代わる電極はあるのでしょうか？

患者の四肢の一部が切断され電極を使用したい状況では，貼布するタイプの電極があります（図4）．

電極装着時の注意点は，電極装着皮膚面の皮脂を取り除き，体毛の多い患者は装着部位の除毛を行いましょう．痩せている場合や横隔膜付近では，呼吸性変動による基線の動揺があり，心電図波形を正確に検出できないため，電極が皮膚から浮かないように骨上に貼る工夫が必要です．

＊

心電図は，循環器疾患の診断における最も基本的な検査の1つです．リアルタイムの心拍リズムの観察，虚血や不整脈の発作があれば，すばやく準備し，正確にタイミングよく記録できなければいけません．電極を貼る位置が違ったり，筋電図が入ると正確に心電図を読むことがむずかしくなったりします．患者の体型や心臓の位置や傾きには個体差があり，いかなる状況でも正確に対応できるように検査することが重要となります．

（加覧妙子）

第3章 ケアや手技の次の一手はこれ！

検査・バイタルサイン 15

電極が適切な位置に貼れず胸部誘導がうまくいかないときは，どうしますか？

心電図の胸部誘導の際，創があったり乳房が大きいなどで，電極をうまく貼れない．

次の一手は？

伝導効率のよいシール材の使用や，1肋間ずらして電極を貼ります．

患者が「胸が痛い！」と訴えています．バイタルサインをすばやくチェックし，12誘導心電図をとる必要があります．

▶ 心電図検査の目的は？

心電図検査は，診療の現場で多く行われている生理検査であり，心臓の電気的興奮とその興奮が覚める過程を記録するための検査です．とくに循環器疾患が疑われている場合は必須の検査であり，診断やその後の治療を決定するためには正確な心電図を記録する必要があります．正確な心電図をとることで，不整脈や心室肥大，虚血性心疾患，電解質異常などの循環器疾患の診断に重要な情報が得られます．

胸部誘導の電極は，心臓を取り囲むように左胸に6個つけ，より心臓に近い体表面で電気的変化をみます．心臓の電位の変化を主として水平面から観察しています（図1）．

しかし，なんらかの理由で貼るべき位置に電極が貼れない・貼りにくいときはどうすればよいでしょうか．

▶ 適切な位置に電極が貼れないときの測定方法は？

1. 伝導効率がよいシール材の使用

1つは「伝導効率がよいシール材の使用」があります．
施設や医師で方法に違いはあるにしても，術後創部にはガーゼや何かしらのシール材で創保護されていると思います．当院では，カラヤヘッシブ（ハイドロコロイド創傷被覆材，写真1）やイソジンドレープ（消毒薬が含まれたポリエステルフィルム，写真2）を使用しています．これらは電気伝導がよく，貼付していないときの心電図と比較しても，波形に変化はありません．
反対に，点滴やCVカテーテルなどの刺入部を保護する際に使用されるエレバン（写真3）やテガダーム™（写真4）などのドレッシング材は電気伝導が遮断されてしまい，波形は記録されません．
以上のことから，電極を貼る位置がシールされていたり，ガーゼで覆われて電極が貼れない場合は，電気伝導効率がよいシール材に変更して心電図をとるとよいでしょう．

図1 12誘導の位置

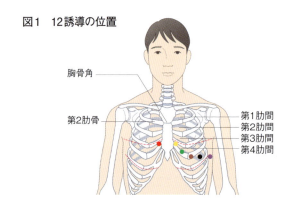

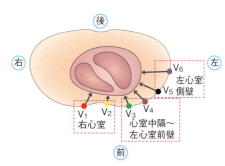

写真1　カラヤヘッシブ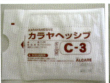
写真2　イソジンドレープ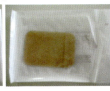
写真3　エレバン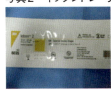
写真4　テガダーム™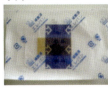
写真5　パーミロール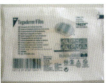

図2　心筋梗塞の心電図変化

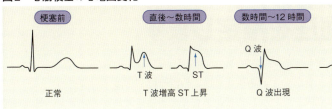

写真5　パーミロール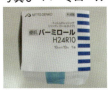

図3　高カリウム血症と低カリウム血症

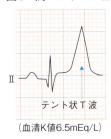
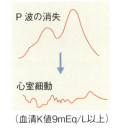
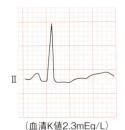

2. 1肋間ずらして電極を貼る

2つ目は「1肋間ずらして電極を貼る」についてです.

心電図検査は，検査を行った時点での波形変化も重要ですが，経時的に変化をとらえることが重要になります．たとえば，心筋梗塞では，梗塞発症してからの経過時間で波形が変化したり(図2)，電解質異常の場合は，電解質の値で波形が変化します．カリウム値による心電図変化(図3)は特徴的です．ほかにも，心臓血管外科術後や胸痛発作が起きた際であれば，術直後や非発作時の心電図と比較する必要があります．そのため毎回同じ位置に電極を貼らなければ，心臓の電気的興奮をキャッチする場所が変わるので波形が変化してしまい，比較は困難になります．

乳房が大きくて電極が貼れないときなどで1肋間ずらして心電図検査をした場合は，その位置をマーキングする，申し送りに残す，電極を吸盤タイプではなくシールタイプで貼ったままにしておくなど，ほかの人が記録する際も同じ位置で電極を貼れるような工夫が必要になります．直接皮膚にマーキングすることに抵抗がある場合は，パーミロール(写真5)などのフィルムドレッシング材を貼付し，その上からマーキングを行えば電気伝導もよいので，そのまま心電図検査を行うことが可能になります．

＊

どちらの方法にしても，12誘導心電図をとるときは胸痛発作時などで緊急時が多いと思いますので，電極をつける位置の探し方は把握しておく必要があるでしょう．

また，循環器疾患の患者を担当する際は，いざ心電図をとろうとしたときに「貼れない！」と焦らなくてもよいように，電極を貼る位置に何かないか，ある場合はどうしたらよいか，今回の方法を参考に医師やスタッフと確認しておくとよいでしょう．

(牛島めぐみ)

引用・参考文献
1) 小沢友紀雄ほか編著：これだけは知っておきたい やさしい心電図の見方－おもな心疾患と治療のポイント．医薬ジャーナル社，2013.
2) 吉田俊子ほか：系統看護学講座 専門⑦循環器 成人看護学[3]．第12版，医学書院，2007.

点滴ルートが入っていて血圧測定ができないときは，どうしますか？

血圧測定は上肢で行うが，両腕に点滴ルートが入っていて測定できない．

下肢で測定するか，**末梢動脈の触知**でおおよその血圧を推定します．

患者がショックのときは，血圧測定が必要です．新人ナースが血圧測定をしたところ，患者は両腕に点滴ルートが入っていましたが，基本通り上腕にマンシェットを巻き測定しました．しかし，このままだと輸液の急速投与が中断され，輸液が血管外漏出してしまいます．

ふだんは上腕で測定しているのに，今回の患者ではできない！このような場合，どうすればよいのでしょうか？

▶ 点滴ルート確保の目的は？

急変対応時の点滴ルート確保では，脱水や出血，ショックなどで輸液や輸血が必要な状態，対処療法として昇圧薬，抗不整脈薬などの投与が必要な状態となります．すこしでも早く輸液・薬剤を投与するため，神経損傷や静脈炎などのリスクが高くない表在静脈を選択し，穿刺が容易な正中皮静脈や橈側皮静脈が第一選択となります．

また，ショック状態にある患者の末梢血管は，血圧低下や循環血液量の減少などが原因で収縮・虚脱しているために，血管確保がより困難な状況となります．

▶ ルート側で測定してはいけない理由

通常，血圧測定には上腕動脈が用いられます．聴診法では，マンシェット内にあるカフに空気を送り込み動脈を圧迫し血流を遮断します．その後徐々に圧迫を解除すると，血液の圧力が血管を圧迫しているマンシェットの圧を上回ります．このとき，血液は心臓の拍動に一致し，断続的に流れ始め，血管には血液の乱流が生じます．

急速輸液やカテコラミン投与中の上腕で血圧測定の実施は，腕を圧迫することで輸液の投与量が変わること，逆流を起こすことで薬の効果が得られないこと，輸液ポンプ使用時には刺入部に負荷がかかり薬液が血管外漏れ静脈炎を起こす危険性があります．

一方で，カフ圧の解除によりカテコラミンが一気に血管内に流れ込み，循環血液量の上昇や心収縮力を高め，末梢の血管抵抗を上げる結果となり，血圧の変動が激しくなります．また，大動脈損傷や動脈瘤のある患者では，大出血となり生命を脅かします．

このように，両腕にルートが入っている患者での上腕を使用した血圧測定の実施は危険を伴います．では，安全・確実に上腕に代わる血圧測定の方法はあるのでしょうか？

▶ 上肢での測定に代わる方法は？（図1）

1. 下肢での測定

1つ目は「下肢での血圧測定」で，大腿にマンシェットを巻き，膝窩動脈で聴診する方法と，ふくらはぎにマンシェットを巻き，後脛骨動脈か足背動脈で聴診する方法があります．健康成人では，大腿動脈血圧が上腕動脈血圧よりも5〜10mmHg高いといわれています．大腿動脈損傷，あるいは腸骨動脈損傷があると，左右下肢の血圧に差が生じます．また，動脈硬化が著しい動脈では，血管壁の硬さを測ってしまうことになり，高い測定値が出やすいことがあります．

では，適切なマンシェットがない場合の血圧測定方法はあるのでしょうか？

2. 末梢動脈で触知

2つ目に，「末梢動脈で触知する方法」があります．橈骨動脈が触れるときは80mmHg，大腿動脈70mmHg，頸動脈60mmHgで脈拍が触れるかどうかで，およその収縮期血圧を推定することができます．血圧が非常に低いときの血圧の推定にも役立ちます．すべての動脈が触

図1 脈拍触知部位

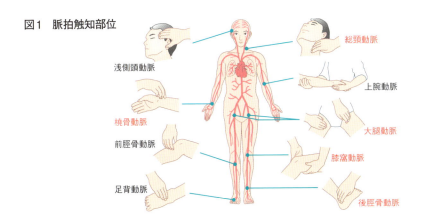

知できないような場合は，PEA（無脈性電気活動）が考えられ，ただちに心肺蘇生が必要になってきます．

また動脈が触知できないときは，血流障害を起こしている可能性があります．上腕動脈は，鎖骨下動脈から分岐されますが，大動脈炎症症候群といった動脈に狭窄や炎症などが起こり，脈拍が触知できない場合があります．このような場合は，一側性であることが多く，左右の脈拍触知や末梢循環の左右差を確認する必要があります．

血圧は，命にかかわる徴候を観察・判断する指標となり，その測定は非常に重要な看護技術です．しかし，循環動態が不安定なとき，緊急患者の蘇生時など，いざという時に血圧が測定できないと生命や予後に影響してきます．最適なマンシェットを巻く必要があり，さまざまな患者や測定部位に対応できるようにいくつかのサイズを用意しておくといいでしょう．

また日頃から，さまざまな部位で脈拍が触知できるように訓練しておくといいでしょう．最適な部位で正確な血圧を測定できることが重要となります．

（加覧妙子）

検査・バイタルサイン **17**

全身浮腫のため血圧がうまく測定できないときは，どうしますか？

血圧はマンシェットを巻いて測定するが，全身浮腫のため測定できない．

 動脈圧ラインからの血圧測定や，脈拍触知から推測します．

患者の状態が変化したときや侵襲のかかる治療を行うときなどのさまざまな場面において，循環動態を評価するために，マンシェットを巻いて非観血的血圧測定を行います．

しかし，臨床の場面では，全身浮腫が著明な患者や全身熱傷・外傷などにより四肢に創傷がある患者に遭遇することがあります．このような患者には，四肢にマンシェットを巻いて血圧を測定することができない場合があります．

前項で，上肢で血圧測定できない場合を解説していますが，四肢にマンシェットを巻いて血圧を測定することができない場合は，どうしたらいいのでしょうか．

▶浮腫でマンシェットが使えない理由

浮腫を起こす状態には，低栄養や心不全，また手術に

第3章 ケアや手技の次の一手はこれ！

よる影響など，さまざまな原因があります(表1)．

浮腫とは，身体の体液区分のなかの細胞外液のうち，間質とよばれる部分の体液が増加した状態をいいます．そのため，細胞外の体液が異常に増加するため，皮膚や皮下組織は脆弱化し，マンシェットを巻くことすら物理的な刺激となり，スキントラブルを起こすリスクが高くなります．さらに，マンシェットを巻いたままにしておくと，リンパ液の循環を阻害し，マンシェットより末梢側の浮腫が増悪する可能性があります．

このように，全身浮腫が著明な状態では，間質液の貯留に伴いコロトコフ音が聴取しにくくなり，正確な測定値が得られないこともあります．

では，どのような方法で測定するのでしょうか．

▶ マンシェットに代わる血圧測定法は？

1. 動脈圧ラインによる観血的血圧測定

血圧測定の方法には，マンシェットを巻いて間欠的に測定する非観血的血圧測定法と，動脈にカテールを留置して連続的に血圧を測定する，観血的血圧測定法という2つの方法があります．そのため，非観血的血圧測定ができない場合，循環動態が不安定で頻回な血圧の測定が必要な場合には，医師と相談して動脈にカテーテル（動脈圧ライン）を挿入して血圧測定を行う観血的血圧測定法を選択することも1つの手段です．

しかし，観血的血圧測定をするためには，圧トランスデューサーなどモニタリングするための機材が必要となり，使用できる病棟はかぎられます．また，挿入するまでに多少の時間を要するため，緊急時にベッドサイドでナースが測定することはできません．

観血的血圧測定法は，連続して測定を行うことで患者の異常を早期発見できるという利点があります．一方で，橈骨動脈や足背動脈，大腿動脈などの動脈を穿刺するため，合併症として血行障害や出血，神経の障害，感染などが挙げられます．また，患者の活動も制限され，事故抜去の危険も伴ってくるため，動脈ラインを留置した場合にはさまざまな合併症に留意した管理や確実なラインの固定が必要となってきます．

では，緊急の場面や観血的血圧測定ができない病棟では，非観血的血圧側定ができない場合にどうしたらいいのでしょうか．

2. 脈拍を触知できる部位から血圧の最低値を予測

そのような場面でも，患者の血圧をある程度は推測することができます．その方法は，脈拍の触知です(図1，p.111)．

脈拍を触知することにより，収縮期血圧の最低値を予測することができます．脈拍触知部位と収縮期血圧の関係では，橈骨動脈が触知できると収縮期血圧最低値80mmHg，大腿動脈が触知できると収縮期血圧最低値70〜80mmHg，頸動脈が触知できると収縮期血圧最低値60〜70mmHgあるとされています[3]．

また，橈骨動脈や大腿動脈，頸動脈は，全身浮腫により間質に体液が貯留している状態であっても，体表近くを走行しているので脈拍の触知は可能です．そのため，血圧測定ができない「次の一手」として必要な知識だと考えます．

全身浮腫でマンシェットにて血圧測定できないときの次の一手は，観血的血圧測定法で，緊急な場面や観血的血圧測定法ができない場面では脈拍触知で血圧値を推測します．

(杉島 寛)

表1 浮腫の原因

原　因	引き起こす病態
毛細血管静水圧上昇	心不全，腎不全，肝硬変
血漿膠質浸透圧低下	低アルブミン血症，肝硬変，ネフローゼ症候群
間質液膠質浸透圧上昇	リンパ流障害
毛細血管透過性亢進	熱傷，アレルギー，敗血症

引用・参考文献

1) 角井めぐみ：浮腫のある患者．月刊ナーシング，26(14)：34-36，2006．
2) 桑木共之：体液の循環成分としての血液，血液とリンパの循環力学．ギャノング生理学 原書23版．岡田泰伸監訳，丸善，p.608-644，2011．
3) Deakin CD, et al.：Accuracy of the advanced trauma life support guidelines for predicting systolic blood pressure using carotid, femoral, and radial pulses：observational study. BMJ，321(7262)：673-674，2000．

採血できそうな血管がみえないときは，どうしますか？

採血部位の基本選択は肘窩の皮静脈だが，採血ができそうな血管が見当たらない．

 緊急の場合は大腿静脈や動脈から採血します．

採血は血液の成分を調べることにより，健康状態の判断，疾病の診断，治療方針の決定，症状の程度や治療効果の判定などを行う目的で，日常的に行われる検査の1つです．

しかし，臨床の場面では，採血をしなければならないにもかかわらず，「採血ができそうな血管がない」「採血ができない」といった場面に遭遇することが，しばしばあるのではないでしょうか？

▶ 緊急性を要する採血でない場合は？

1. 血管を怒張させる

緊急性を要する採血でない場合には，まずその要因から患者に合った採血方法を選択します．穿刺する部位を心臓より下に下げることにより，重力の力を借りて，静脈の血流をうっ滞させます．また，穿刺部位を温めることによって，血流が増加し血管の怒張を促すことで，採血が可能な血管がみえてくることがあります．

2. 皮膚を伸展させる

それでも採血ができそうな血管がない場合には，高齢であること，動脈硬化により血管の弾力性が低下している，穿刺時に血管が逃げる，皮下脂肪により皮静脈がみえない，浮腫などの要因が考えられます．

血管の弾力性が低下し，穿刺時に動いてしまう場合には，皮膚を十分に伸展させて固定する必要があります．皮静脈がみえない場合でも，一度駆血帯を巻き皮静脈がありそうなところを指で探り深部で血管に触れたら，駆血帯を外すことにより血管が触知できなくなった箇所に血管があることがあります．

3. 強めに圧迫する

また浮腫がある場合には，血管の走行が予測される部位を指で強めに圧迫することで，細胞内液が移動し，一時的に血管がみやすくなります．現在では，安全・感染の面から真空採血管が使用されていますが，翼状針に変更したり，注射器での採血を試みたりするのも1つの手段となります．

▶ 緊急採血の場合は？

1. 医師に採血を依頼

このように状況に応じて対応を行っても採血ができない場合や，患者の状態が緊急性を要しており，状態把握のために急いで採血を行わなければいけない場合には，どうすればよいのでしょうか？

まず，医師に大腿静脈からの採血を依頼します．大腿静脈は，下肢からの血流が集まるため比較的太い血管で，ショック時でもその血流は維持されるため，穿刺が行いやすいというメリットがあります．しかし，大腿静脈と並行して大腿動脈が走行しているため，動脈穿刺のリスクが高いことから，医師への依頼が必要となります．

2. 大腿静脈採血の注意点

大腿静脈からの穿刺は鼠径部から行います．鼠径部は排泄物や陰部・大腿部の毛により汚染されやすい部位であるため，穿刺による感染のリスクが高まります．そのため，穿刺部周囲の汚染がないか，除毛の必要がないかを確認し，ケアを行っておくことが必要です．穿刺後には，十分な止血が行えているか，血腫がないかを確認することも重要となります．

3. 動脈採血の注意点

患者の急変やショック状態など，より緊急性を要している場合には，動脈からの採血を選択することも必要

第3章 ケアや手技の次の一手はこれ！

であり，この場合も医師により実施します．

抗血小板薬や抗凝固薬などの薬剤が投与されている場合には，止血が困難となる場合があるため，注意が必要です．

▶採血後に観察すること

採血後には，5分程度の圧迫を行い十分止血ができているかを確認します．薬剤使用の有無にかかわらず止血が不十分な場合には，再出血や血腫のリスクが高くなるため止血後も十分な観察を行う必要があります．

橈骨動脈や大腿動脈，上腕動脈など穿刺部位により神経障害が起こる可能性もあるため，採血時や採血後の知覚や運動を確認することも重要となります．

（内田真弓）

引用・参考文献
1) 竹尾惠子監：看護技術プラクティス．第2版，学研メディカル秀潤社，p.64-82, p.247-251, 2009.
2) 藤田 浩：かんたんマスター採血と検査値．照林社，2008．

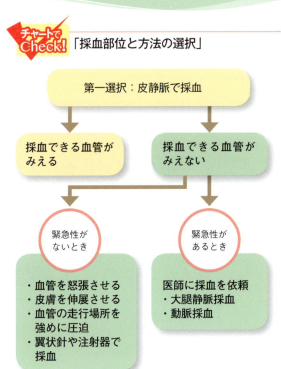

チャートでCheck!「採血部位と方法の選択」

第一選択：皮静脈で採血

- 採血できる血管がみえる
  - 緊急性がないとき
    - ・血管を怒張させる
    - ・皮膚を伸展させる
    - ・血管の走行場所を強めに圧迫
    - ・翼状針や注射器で採血
- 採血できる血管がみえない
  - 緊急性があるとき
    - 医師に採血を依頼
    - ・大腿静脈採血
    - ・動脈採血

採血・ルート確保 19

採血後，5分程度圧迫しても出血が止まらない場合は，どうしますか？

採血後は採血部位をしばらく押さえてもらうが，圧迫しても出血が止まらない．

 次の一手は？ **圧迫時間を延長**したり，看護師による**徒手圧迫**を行います．

採血では，検体を取ったはいいが，その後にベッドサイドへ行くとシーツが真っ赤に染まっているなどという光景を目にすることもあります．

採血後，多くの場合は5分程度で止血しますが，圧迫している部位からの流血や，圧迫を解除するとじわじわ出血するなど，止血に時間がかかることもあります．止血時間が遷延する理由は，患者側の問題，圧迫止血の手技の問題などがありますが，まずは出血が止まらない原因を考えてみましょう．

▶出血が止まらない原因は？

1. 血液凝固能の異常

最初に，患者に血液凝固能に異常がないかを確認します．とくに，抗血小板薬や抗凝固薬を投与されているときは要注意です．当然ながら，こうした薬剤は，血液の凝固を阻害する作用があるので，止血を困難にすることがあります．

また，患者の病態にも注目します．たとえば，播種性血管内凝固症候群（DIC）や白血病などは出血傾向とな

DIC：disseminated intravascular coagulation，播種性血管内凝固症候群

りやすい病態として有名です．こうした病態も考慮する必要があります．

検査値は，aPTT（活性化部分トロンボプラスチン時間）やPT（プロトロンビン時間），血小板数などの血液凝固能を表す値を確認します．aPTTやPTは血液が凝固するまでの時間を表すため，これらが延長していると止血に時間がかかります．

また，血小板は血管が損傷したときに凝集し，損傷部位を塞ぐことで止血作用を呈するので，血小板数が少ないと止血が困難になります．このため，あらかじめ採血する前に，患者の血液凝固能を確認することが重要になります．

2. 不適切な止血手技

次に，止血の手技という観点から考えてみます．止血するには止血部位をなんらかの方法で圧迫しますが，正しい方法で実施しているかが問題になります．

通常採血後には，患者に採血部位をしばらく圧迫して押さえるように指導します．しかし，圧迫する部位のずれや，圧迫の強さが弱いと止血の効果が少なくなるため，患者が確実に圧迫止血できるかを判断する必要があります．

患者に意識障害がある場合や，患者自身で圧迫することが困難な場合でも，多忙な状況ではテープの固定のみで簡易的に止血していることもあります．しかし，テープ固定だけの場合は徒手圧迫に比べて圧迫が弱くなるため，止血バンドなどを用いて確実に圧迫することが大切です．

圧迫止血をする材料についても考えてみます．臨床では圧迫止血する際に，アルコール綿を折りたたんで，その上から圧迫することが多いと思われます．しかし，アルコールが浸りすぎていると，その成分により血管が拡張したり，血小板凝集を阻害したりする作用があるといわれています[1]．アルコール綿はよく絞って使用するか，ガーゼなどで圧迫するのが適切です．

▶5分程度の圧迫で止血できないときは？

さて，今回のケースでは，5分程度の圧迫では止血ができないということですが，これまでの説明をふまえて止血できない原因を考えて対処していきます．

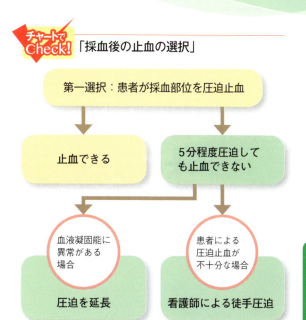

「採血後の止血の選択」

1. 圧迫時間を延長

血液凝固能に異常があるのであれば，圧迫を延長する必要があります．通常，採血後の圧迫止血は，多くの文献では5分程度を推奨していますが，抗凝固薬などが投与されている場合は，さらに長い時間の圧迫止血が必要となります．

ただし，患者の状態によって止血できるまでの時間がさまざまで，一概に圧迫する時間はこれくらいならよいというものではありません．つまり，止血できたことを確認するまで圧迫します．

2. ナースによる徒手圧迫

また，患者による圧迫止血が不十分だと判断したら，ナースによる徒手圧迫に切り替える必要があるでしょう．最終的には止血が確認できたら圧迫を解除して，止血テープなどで固定をするという方法が望ましいと考えます．

このように採血後の止血は，手技としては簡単ではありますが，患者の病態，投与されている薬剤，圧迫止血をする能力などを考慮し，患者に適した止血の対応を考える必要があります．

（壹岐高佳）

引用・参考文献
1) 医療情報科学研究所編：看護技術がみえるvol.2 臨床看護技術．メディックメディア，p.45，2013．
2) 山田賢治ほか：内科医に必要な基本的診療手技のノウハウ 圧迫止血法．診断と治療，99(4)：686-691，2011．

aPTT：activated partial thromboplastin time，活性化部分トロンボプラスチン時間　　PT：prothrombin time，プロトロンビン時間

第3章 ケアや手技の次の一手はこれ！

採血・ルート確保 20

両上肢にシャントやルート挿入があるときの採血は，どうしますか？

採血部位は上肢が基本だが，透析患者で左手にシャント，右手にルート挿入がされている．

下肢からの採血や，シャントの穿刺時に採血する方法もあります．

採血は日常的に実施している看護技術の1つですが，採血をする部位に苦慮するという場面は，臨床でもしばしば遭遇します．しかし，そこで対応を誤ると，検査値に影響を及ぼすことや，患者に不利益が生じることにもつながりかねません．今回のようなケースでは，そういったことをふまえて，最善の対応を考えていきます．

▶ シャント側，ルート挿入側の採血が不適切な理由

まず，透析患者は透析回路を接続するバスキュラーアクセスとして，上肢にシャントを造設していることがほとんどです．しかし，採血のためにシャント側の腕を駆血すると，シャントの血流が止まり，最悪の場合，閉塞する可能性もあるため禁忌となっています．

また，反対側の上肢に留置針が挿入され，持続点滴が投与されている場合は，点滴側の腕から採血することで，点滴の成分が採血に混入して検査値に異常をきたすおそれがあります．とくに透析患者は，電解質などの検査値が非常に重要であり，血液透析での治療内容の判断材料となるため，採血部位の選択としては不適切です．

それに対し，採血の前に点滴をしばらく止めていれば影響がなくなるのではないかという考えもあります．しかし，腕を駆血することで血流が停滞し，静脈圧が高まることで，点滴ラインにまで血液が逆流してくることがあります．場合によっては，留置針内あるいはルート内で血液が凝固し，閉塞する可能性があります．また，採血に失敗して血管をつぶすと，定期的な留置針の差し替え時や，点滴が漏れたときに，点滴ルートの確保が困難になることが考えられます．

その他には，昇圧薬や降圧薬などの循環動態に影響がある薬剤の場合は，途中で点滴を止めることは危険です．

▶ シャントやルート挿入があるときの適切な採血部位は？

1. 下肢からの採血

これらを考慮すると，両上肢からの採血ではなく，残りの選択肢である下肢からの採血を試みることになります．

ただ，上肢に比べて下肢からの採血は，施行してはいけない理由はありませんが，採血ができる表在血管が少なくなります．部位としては大伏在静脈や足背静脈などが選択されます．

また，足背は最も末梢の遠位部にあることから，針を刺すときの痛みが強い可能性があります．痛点というのは，末梢にいくほど多いといわれており[1]，筆者の経験上，下肢の採血では痛みを強く訴えられる傾向がある

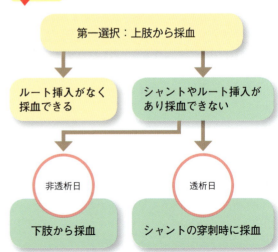

「透析患者の採血部位の選択」

116

と感じています．やむをえない場合もありますが，なるべく患者の苦痛は少なくしたいものです．

2. シャントの穿刺針にシリンジを接続

そこで，透析患者の場合はシャントに注目します．

血液透析をする際にシャントを穿刺しますが，<mark>透析回路につなぐ前に，穿刺針に採血用のシリンジを接続して採血をすることができます．</mark>また，<mark>透析回路の脱血側の採血ポートから採血することも可能です．</mark>

脱血回路は血液が透析で浄化される前の血液のため，検査値に影響を及ぼしません．これらの方法であれば確実に採血ができ，患者の苦痛もなく実施できます．したがって，今回のようなケースで採血の指示がある場合，医師にその採血の緊急性を確認し，透析時のシャント穿刺時に行うべきか，透析回路からの採血でよいのかを確認してみましょう．

以上のことから，非透析日なら下肢からの採血，透析日なら穿刺時のシャントからの採血が，最善の対応と考えます．

（壹岐高佳）

引用・参考文献
1) 医療情報科学研究所編：看護技術がみえる vol.2 臨床看護技術．メディックメディア，p.45，2013．
2) 富野康日己編：根拠がわかるナースのための透析ケアQ&A．南江堂，p.60，2004．
3) 藤田 浩：かんたんマスター採血と検査値．照林社，p.3，8，2008．

採血・ルート確保 **21**

緊急時に点滴ルートがとれそうな血管が見えない場合，どうしますか？

緊急時は，できるだけ太い静脈で血管確保するが，ルートがとれそうな血管が見当たらない！

穿刺部位を心臓より下にするなどします．最後の手段は骨髄輸液です．

緊急入院やクリティカルケア領域にある患者は，脱水やショックなどの影響で血管が虚脱し，さらに低栄養状態に伴う四肢の浮腫，または皮下脂肪が厚いことによる静脈の埋没などが原因で血管確保に難渋するケースが多いでしょう．

今回は，そのようなケースに遭遇した場合，どうすればよいのかについて紹介していきます．

▶ショック状態で血管が見えない場合：
穿刺する側の上肢を心臓より下に

一般的にはヘッドアップするなどし，穿刺する側の上肢を心臓より下げ，できるだけ末梢に血流を増加させ，血管が見えてきたら駆血帯をします．しかし，ショック状態の場合は，ヘッドアップができない場合が多いため，その際には上肢をできるだけベッドから下げた状態で

図1　穿刺する側の上肢を心臓より下にする

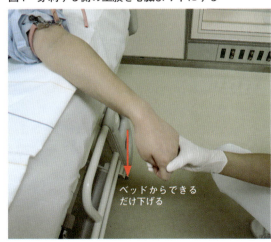

ベッドからできるだけ下げる

第3章 ケアや手技の次の一手はこれ！

して駆血帯をします（図1）．

▶それでも血管が見えない場合：
手の開閉運動（クレンチング動作）

意識があり，血管が見えない患者に対しては，その状態で駆血帯をした後に，数回程度，手の開閉運動（クレンチング動作，図2）を行うことで血液が集まり，血管を怒張させることができます．

▶それでも血管が見えない場合：
中枢から末梢側へのマッサージ

一般に，手首から末梢に向かってマッサージをしますが，静脈には一方向弁がついていることで，末梢から中枢に向かってこすると血液が中枢に逃げてしまいます．そのため，中枢側から末梢側に向かってマッサージしたほうが怒張しやすいといわれています（図3）．

● 駆血帯を巻く位置に注意！

なお，比較的筋肉がないところに駆血帯を巻くと，動脈が圧迫されやすく，結果，静脈に血液がたまらず，怒張しづらくなることがあります（図4）．そのため，できるだけ筋肉のある部分に駆血帯を巻くことで，動脈が圧迫されにくくなり，静脈が怒張しやすくなります．

● 駆血帯の締めすぎも注意！

駆血帯の締めすぎでも，動脈が圧迫されます．一般に40mmHgの強さで締めるのがよいとされています（マンシェットを巻いて加圧する方法もあります）．目安としては，駆血帯で皮膚がわずかにくぼむ程度です．手が白くなる場合は動脈も圧迫され，明らかに締めすぎであるため，ゆるめる必要があります．

また，穿刺したい血管付近を人差し指で数回はじくことで血管が怒張することがあります．しかし，血管が脆弱な方や出血傾向のある患者は，叩きすぎることで内出血する可能性があります．

▶それでも血管が見えない場合：
穿刺部の保温

40℃程度の温タオルを手に握らせるか，もしくは穿刺部位全体を温タオルで5分程度温めます（図5）．タオ

図2 手の開閉運動（クレンチング動作）

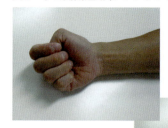

開閉運動（クレンチング動作）は，血清カリウムが偽性高値になるおそれがある．

図3 中枢から末梢側に向かってマッサージ

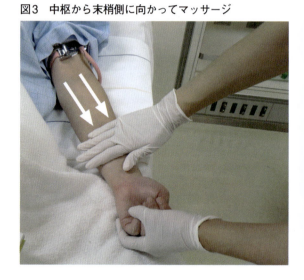

図4 駆血帯を巻く位置のポイント

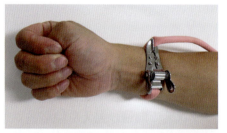

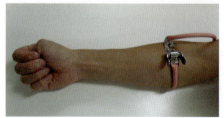

ルを当てるときは，ビニール袋に包むのがポイントです．直接当てることで気化熱により静脈が再度収縮する可能性があります．

▼

> ▶ **これも知っておきたい！**
>   **浮腫で血管が見えない場合：**
>   **弾性包帯で圧迫**

解剖学的な血管の走行を予測し，強めに指で圧迫することで細胞内液が移動し，血管の走行が見える場合もあります．しかし，改善しない場合は一時的に弾性包帯を巻き(図6)，一定時間(60分程度)経過すると浮腫が軽減され，血管が見えやすくなる場合もあります．

▼

> ▶ **それでも血管が見えない場合：**
>   **上肢の手背静脈網と下肢の大伏在静脈穿刺**

解剖学的に必ず存在する静脈があり，その代表が手背静脈網と下肢の大伏在静脈です．手背の静脈網については，解剖学的に第4.5指間から穿刺することでやや血管が見えにくい場合でも手背静脈に到達し，血管確保しやすいことがあります(図7)．また下肢に関しては，内果のすぐ前方に大伏在静脈が走行しているため，内果のすぐ上を穿刺することで血管確保できる場合があります(図8)．しかし，下肢の血管確保は血栓形成のリスクがあるため，下肢のルート確保に関しては，医師に相談したうえで穿刺を試みましょう．以上のように血管が見えにくい場合でも解剖学的な位置をイメージしながら穿刺することで，目視できなくても意外に成功することがあります．

図5　穿刺部の保温

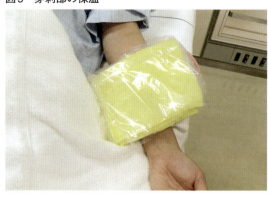

図6　浮腫で血管が見えないときの弾性包帯での圧迫

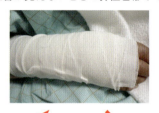

浮腫がある状態

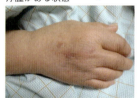

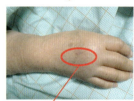

浮腫が軽減された状態．しわが出現し，うっすら血管が見えてくる

図7　手背静脈網

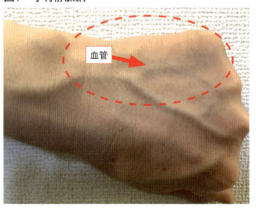

図8　下肢内果前方の大伏在静脈

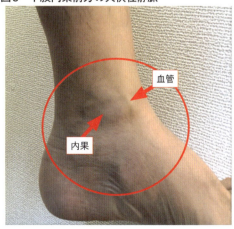

第3章 ケアや手技の次の一手はこれ！

▶ **それでも血管が見えない場合：**
ニトロペースト（バソレーター軟膏）の塗布

現在はあまり使用されなくなりましたが，2％のニトログリセリンのペースト（バソレーター軟膏）を穿刺部周囲に直径2.5cm程度塗布します．その後2分程度経過すると，血管が浮き出てきやすくなります．もしまだ使用している施設があれば，指示が出されることもあるでしょう．

ただし，もともと冠動脈の拡張を目的に開発された軟膏であり，使用目的が異なるため，医師の指示・許可を得てから使用することになります．

▶ **それでも血管が見えない場合：**
LEDを利用した血管検出器具を使用する

最近では，高輝度発光ダイオード（LED）を利用した血管検出器具があります．赤色光は還元ヘモグロビンを特異的に吸収するため，手掌に当て透過光を見ると，静脈が黒く浮き出てきます．

側方照射型（MK-03TL）といわれるタイプ（図9）は一部成人に使用でき，透過型（MK-02GX）といわれるタイプ（図10）は，学童前までの小児に使用します．血管がどうしても見えない場合は，有効なデバイスの1つになります．

▶ **それでも血管が見えない場合：**
超音波（エコー）画像を参考にする

超音波画像は，皮下脂肪が厚く，皮下に埋もれた静脈や奥深くに位置する静脈を探すのに大変参考になります．

超音波画像（図11）では，静脈は円形の構造物としてはっきり抽出されるため，画像を見ながら穿刺することができます．静脈と動脈は画像上の明らかな違いがあり，プローブで血管を圧迫したときに簡単につぶれるのが静脈になります．駆血をしながら超音波（エコー）で血管を探しますが，リニア型プローブ（図12）は表在臓器に用いられるため，血管などを探すのには適しています．

ナースが超音波（エコー）で血管を探す行為を行う施設は少ないと思いますが，知っておくことで役に立つと思われます．

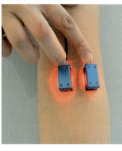
図9
側方照射型（MK-03TL）

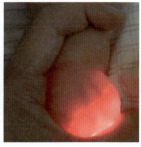
図10
透過型（MK-02GX）

ハイパワーLEDの赤色光2個を皮膚表面に密着照射し，隠れた血管を確認する．

赤色LEDより放射される光が新生児，幼児，小児の皮膚を透過し静脈の部位を見つけ出す．

（図9，10の写真提供：イーエスユー有限責任事業組合）

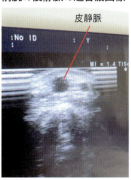
図11
前腕の皮静脈の超音波画像

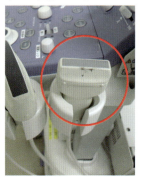
図12
リニア型プローブ

▶ **それでも血管が見えない場合：**
最後の手段は骨髄輸液！

骨髄輸液は医師が行う手技ですが，最終手段として選択されます．心肺停止状態もしくはショック状態で血管確保が困難な状況で，末梢静脈路や中心静脈路ともに確保できず，やむをえない場合に行います．

穿刺部位の第一選択は，脛骨の近位部です（p.88参照）．脛骨粗面より1〜3cm内側かつ遠位を穿刺点として，穿刺する部位から針をやや遠位側に向けて（関節から遠ざかるように皮膚に対して60〜75°傾けて）穿刺します．

▶失敗したら「手を替える」ことも大切

ここまでにさまざまな方法をご紹介してきましたが，血管確保は経験により大きく左右される手技であり，とくに新人スタッフもしくは経験のまだ浅いスタッフの方は，苦手意識を持っているのではないのでしょうか？

血管が見えづらい場合は，さらに緊張や焦りからうまくいかないことが多いと思います．もし失敗した場合，むやみに繰り返しても患者に苦痛を与え，せっかくの静脈を潰してしまう可能性がありますので，そのときは冷静になって手を替えることも大切です．そして，なぜ失敗したのかを分析し，次にどうしたらよいかを考えていくことで，少しずつスキルアップにつながっていくと思われます．

（十文字英雄）

引用・参考文献
1) 林 寛之：ERの裏技 極上救急のレシピ集．シービーアール，p.17-18，2009．
2) 原田和子編著：やりなおしの看護観察・看護手技－そのケアで本当に大丈夫？ ケアを見直す実践集Q&A．メディカ出版，p.138-145，2010．
3) 四維東州：一気に上級者になるための麻酔科のテクニック．第2版，三輪書店，p.10-12，2011．
4) 中田善規ほか監訳：指導医いらずの実践麻酔手技免許皆伝．メディカル・サイエンス・インターナショナル，p.4-6，2014．
5) 永井良三シリーズ総監修，稲田英一責任編集，上村裕一ほか編：麻酔科研修ノート．改訂第2版，診断と治療社，p.218-219，2014．
6) 菅野敬之編：ビジュアル基本手技4 写真とイラストでよくわかる！ 注射・採血法－適切な進め方と，安全管理のポイント．羊土社，p.142-144，2012．
7) 大川淳，秋田恵一：ポケットチューター体表からわかる人体解剖学．南江堂，p.96，149，2016．

採血・ルート確保 22

痩せている患者でポート針がうまく固定できないときは，どうしますか？

ポートによる抗がん薬の注入でヒューバー針を固定するが，針が浮いてしまう．

ヒューバー針と皮膚の隙間にガーゼを挟み，ドレッシング材で固定します．

がん化学療法を受ける患者の多くは，悪心・嘔吐，口内炎，全身倦怠感など抗がん薬の副作用から食事摂取量が低下し，さらにがんそのものによる侵襲から筋タンパクの異化亢進が起こり，痩せてしまう患者が少なくありません．

また，化学療法を行ううえでは，抗がん薬などの薬剤の影響による血管痛や穿刺回数が多くなることによる患者の苦痛を考えると，ポートの造設が必要不可欠です．

▶ポートの構造と特徴

ポートとは，皮下埋め込み型中心静脈ポート（totally implantable central venous access port）のことであり，略して，CVポート（図1）といいます．直径2〜3cm程度のポート本体と，血管内に挿入されるカテーテルからできています．

図1　皮下埋め込み型中心静脈ポート

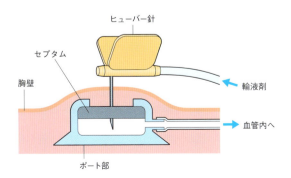

第3章 ケアや手技の次の一手はこれ！

ポートは，中心静脈カテーテルの末端に接続され，皮下に埋め込まれており，ポート中心部にはセプタムとよばれるシリコン製のゴムがあり，その下にチャンバーとよばれる薬液が溜まるタンクがついています。皮下に埋没したセプタムを専用の針（ヒューバー針）を用いて穿刺し，チャンバーまで針を到達させることで血管内に抗がん薬などを注入することができます。

▶ヒューバー針が浮いたときは？

ポートを管理するうえで，ヒューバー針をポートに接続しますが，化学療法を受けている患者は，痩せていることでヒューバー針と皮膚のあいだに隙間ができ，ヒューバー針が浮いてしまい，固定が不安定になってしまう場合がよくあります。そのような場合，どうしたらよいのでしょうか？

まず，ヒューバー針と皮膚の隙間に適切な大きさにしたガーゼを入れます。次に，そのガーゼを台座としてヒューバー針とガーゼを覆うように透明なドレッシング材で固定します。そうすることで皮膚とヒューバー針のあいだにできていた隙間がなくなり，安定性が向上します。透明なフィルムドレッシング材で固定することで，全体が観察できるようにもなります（図2）。

また，体動時にヒューバー針にテンションがかからないよう，接続しているラインを皮膚に固定することで固定性がさらに安定します。

▶穿刺・留置時のその他のポイント

1. 穿刺時の注意点

ヒューバー針をセプタムに対して垂直に刺し，底にコツンと当たるまで押し進め，ヒューバー針が浮き上がらないようしっかり穿刺します。

2. ドレッシング材貼付や観察時の注意点

自然に滴下が遅くなってきた場合は，針の浮き上がりが考えられるため，浮いてきていないか確認します。浮いてきている場合は，ドレッシング材を貼り直します。ただし，ドレッシング材を貼付する場合，空気が入ることで剥がれの原因となり，固定が不安定になるため，できるだけ空気が入らないように配慮します。

もし透明なドレッシング材が濡れてきた場合は，針が浮いてきたことで，薬剤が漏出している可能性が考えられます。そのような場合は再度固定の確認を行い，さらに皮膚トラブルの原因にもなるため，ポート周囲の皮膚の発赤，腫脹，痛みに注意していきましょう。

3. ポートの留置位置の注意点

ポートを留置する位置としては，前胸部に留置していることが比較的多いと思われます。そこで，薬剤を投与しているあいだは，可能な範囲で肩や腕を動かすことを控えると浮き上がりを防ぐことにもつながるため，必要に応じて指導していきます。

（十文字英雄）

図2 ガーゼとドレッシング材を用いたポートの固定

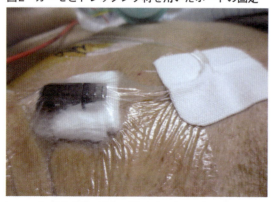

ヒューバー針と皮膚の隙間に適切な大きさにしたガーゼを入れ，そのガーゼを台座としてヒューバー針とガーゼを覆うように透明なドレッシング材で固定する。

引用・参考文献
1) 佐々木常雄ほか編：新がん化学療法 ベスト・プラクティス. 第2版，照林社，p.432，2012.
2) 石岡千加史ほか編：ナーシングケアQ&A 42 徹底ガイド がん化学療法とケア Q&A．第2版，総合医学社，p.170，2012.
3) 田中登美編：Nursing Mook 62 外来がん化学療法−基礎知識・レジメン・チーム医療．学研メディカル秀潤社，p.100，2010.

針刺し事故が起こってもすぐに洗い流せない場合は，どうしますか？

針刺し事故対応は大量の水で洗い流すが，近くに流水がない．

次の一手は？　ただちに清潔なガーゼなどで血液を拭います．

流水がない状況下で針刺し事故が起こる場面としては，災害時や事故現場など病院前診療の現場か，もしくは院内であればなんらかの事情により断水が起きたときなどが考えられます．

CDC（Centers for Disease Control and Prevention：米国疾病管理予防センター）の推測によると，"1年に385,000件の針刺しまたは鋭利機材損傷が病院等の医療従事者の間で発生されていることが確認されており，これは鋭利機材損傷が毎日平均1,000件発生することを意味する．"[1]と明示されています．

血液を介して感染する病原体には，B型肝炎ウイルス（HBV），C型肝炎ウイルス（HCV），ヒト免疫不全ウイルス（HIV）があります．最も感染リスクが高いのはHBVであり，次いでHCV，HIVです．

発生しやすい場面としては，「器材の使用中」「廃棄容器関連の受傷」「処置の合間」「使用後廃棄まで」「リキャップ時」が挙げられます．

▶流水に代わる対処法は？

1. 生理食塩液や滅菌精製水で洗い流す

血液を媒介とする感染症に対し，各種ガイドラインでは「大量の流水と石けんで洗い流すことが重要」と推奨されています．時折聞く「負傷部位から血液を絞りだす」「消毒薬の使用」「針刺しをした部位より中枢側を縛る」などの対策は有効性が証明されていないうえ，適切な治療介入までの時間を失うこととなり，推奨されていません．

流水がない現場で，たとえば生理食塩液や滅菌精製水の点滴ボトルなどがある場合，それらを用いて洗い流すことも可能かもしれません．しかし，「大量の流水」という規定量があいまいなため，代替する生理食塩液などの目安量を示すことができません．

2. 清潔なガーゼなどで血液を拭う

したがって，針刺し事故を起こしてしまった場合の対処としては，ただちに業務を中断して清潔なガーゼなどで血液を拭い，可能なかぎり感染源を除去します．そして，曝露源（患者）の感染症の有無にかかわらず，発生部署の責任者へ速やかに報告します．

そこから各施設で定められた手順に従って，曝露感染予防策を受けてください．曝露後の感染予防策として，HBVでは免疫グロブリン製剤やワクチンの接種，HIVでは曝露の状況によって予防内服の開始などが各ガイドラインで推奨されています．HCVに関しては現在のところ有効な対策はなく，経過観察を行うとされています．

▶ふだんから曝露予防を

「針刺し事故」は各自の注意や予防により防ぐことが可能なため，ふだんから曝露予防を徹底することを，まずは心がける必要があります．

主な予防策として，標準予防策の実践（血液は感染性のあるものとして接触の可能性があるときは手袋・マスク・ゴーグルを着用），安全な廃棄（蓋付き針廃棄容器の設置，そのまま廃棄できる環境整備），安全機能付き器材の使用，作業手順の徹底（リキャップはしない，器材を放置しない，作業を並行しない）があります．

上記に挙げた予防策を徹底したうえで，万が一「針刺し事故」を起こしてしまった場合は，各施設の状況に応じた対応を行う必要があるので，迅速に統一した対応がとれるようマニュアルやシステムの構築をしていく必要があり，また，理解しておかねばなりません．

（池田理沙）

HBV：hepatitis B virus，B型肝炎ウイルス　　HCV：hepatitis C virus，C型肝炎ウイルス
HIV：human immunodeficiency virus，ヒト免疫不全ウイルス

引用・参考文献
1) 針刺し損傷防止プログラムの計画，実施，評価に関するCDCワークブック．満田年宏監訳，国際医学出版株式会社，2005．
2) 職業感染制御研究会ホームページ．http://jrgoicp.umin.ac.jp/（2019年5月閲覧）
3) インフェクションコントロール編，矢野邦夫訳：HBV，HCV，HIVの職業上曝露への対応と曝露後予防のためのCDCガイドライン．メディカ出版，2001．
4) 菅野みゆき：シーン別にわかる！職業感染予防と曝露時対応のすべて－針刺し，結核，流行性ウイルス疾患，曝露関連1）血液・体液曝露予防と発生時対応．INFECTION CONTROL，23(3)：228-236, 2014．

採血・ルート確保 **24**

咳嗽反射が強く経鼻胃チューブが入らないときは，どうしますか？

経鼻胃チューブを挿入したいが，咳嗽反射が強く，入らない．

次の一手は？ 咳嗽の原因をアセスメントしましょう．気管への迷入の可能性もあります．

咳嗽反射とは，気道内の刺激に対して，肺内の吸気を突発的に流出させ異物を排除する防御的反射のことをいいます．機序は諸説ありますが，咽頭，喉頭，気管支粘膜，肺，鼻腔などにある咳受容体への刺激や，気道粘膜への刺激による気管支収縮といわれています．

しかし，習慣性咳嗽や心因性咳嗽といった（緊張などにより咳が生じる）ものもあり，これらは迷走神経の刺激がなくても，大脳皮質自体は咳中枢に刺激を送ることができるため，咳を起こすことができます．

▶経鼻胃チューブ挿入の目的

経鼻胃チューブ（NGT：nasogastric tube）は，鼻腔を介して先端を胃内に留置するチューブのことをいいます．留置の目的には，経管栄養の投与経路のほか，手術後の胃液等の排出，腸閉塞で消化管内の圧が高くなっている場合などの減圧，吐血・薬物中毒時の胃洗浄があります．

▶経鼻胃チューブが入らないときの対処法は？

1．咳嗽反射の原因をアセスメント

この事例の場合，検討しておかなければならないことは2つあると考えます．

まず，「なぜ咳嗽反射が生じているのか？」です．上記に挙げたようにほとんどの場合，咳嗽反射は「気道内の刺激」によって起こるとされていますので，「刺激」になっている「原因」は何なのかをアセスメントします．たとえば，肺炎・心不全・気胸などの病態による影響なのか，喘息・アレルギーなどの気管の問題なのか，痰や唾液などの分泌物によるものか，もしくはストレスが原因なのかもしれません．

その「原因」が治療により除去が可能であれば，早急に医師と相談し治療介入を行います．心因性のものであれば，環境整備や患者の緊張を和らげるような配慮を行います．

2．一時的に鎮静薬等で抑える

一時的に鎮静薬や筋弛緩薬などにより咳を抑えることは可能ですが，咳を抑制することにより誤挿入時（気管内に迷入）に生じる反射も抑制してしまいます．

また，患者が眠ってしまうことで挿入時に患者自身に嚥下を促し，胃内へのチューブの送りこみを協力してもらうことも不可能になるといったデメリットも生じます．

NGT：nasogastric tube，経鼻胃チューブ

3. 気管側への迷入を考慮

挿入中に咳嗽が出現するようであれば、NGTが食道ではなく気管側へ迷入している可能性もあるため、胃泡音や胸部X線写真での位置の確認が必要です（図1）。

▶ そのチューブは本当に必要？

もう1つ、考慮すべきことは「本当に今、そのチューブは必要なのか」ということです。患者の状況と留置の目的をもう一度再検討してみましょう。もし、経管栄養のためのチューブである場合、本当に患者は経口（自分自身の口で食べること）が不可能か、嚥下機能はどの程度なのかを評価しなおしてもよいと思います。

再検討の結果、やはりチューブの留置は必要となった場合は、OGT（経口胃チューブ）など挿入経路の変更や、カテーテル径の細いものの選択も試みてもよいかもしれません。

（池田理沙）

図1　経鼻胃チューブの位置

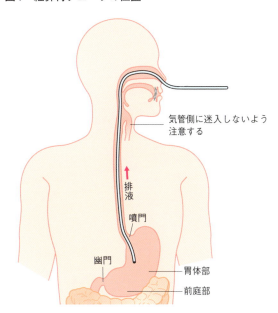

気管側に迷入しないよう注意する
排液
噴門
幽門
胃体部
前庭部

引用・参考文献
1) 日本呼吸器学会 咳嗽に関するガイドライン第2版作成委員会 編：咳嗽に関するガイドライン 第2版．日本呼吸器学会，2012．

採血・ルート確保 **25**

胃管挿入後に胃泡音が確認できないときは、どうしますか？

胃管挿入後は、誤挿入がないか胃泡音を確認するが、胃泡音が聴取できない．

次の一手は？ **胃内容物のpH測定や、胃管からの呼吸音を確認**しましょう．

胃管が胃内にきちんと挿入されているかの確認には、どのような方法があるでしょうか。

おそらく臨床では、胃泡音の確認を行う場合が多いでしょう。しかし、「胃泡音が聴こえない」といった状況に遭遇する場合も多く、誰しも一度は不安な気持ちを抱いたことがあるのではないでしょうか？そこで、そのような困った場合にも行える「次の一手」を紹介します。

▶ なぜ「胃泡音の確認」か？

通常、胃管は約45〜60cmの長さで挿入されます。挿入後は、X線撮影での位置確認が推奨されています。その理由は、挿入時に異常がなく、聴診で胃泡音が確認された場合でも、その後のX線撮影で肺内への挿入を認める場合があるからです。

また、日々の確認においてもX線撮影が推奨されます

OGT：orogastric tube、経口胃チューブ

第3章 ケアや手技の次の一手はこれ！

図1 胃管からの呼吸音，空気の流れの確認

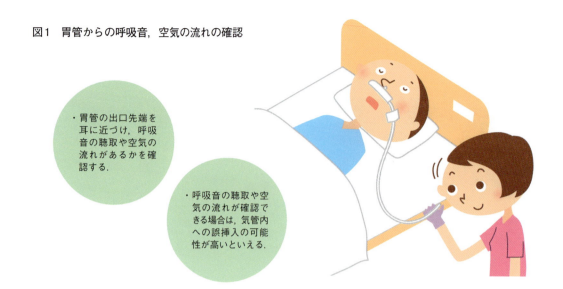

- 胃管の出口先端を耳に近づけ，呼吸音の聴取や空気の流れがあるかを確認する．
- 呼吸音の聴取や空気の流れが確認できる場合は，気管内への誤挿入の可能性が高いといえる．

が，医療被曝などの問題もあり，現実的には困難です．そこで，胃泡音の確認といった簡易的な方法での位置確認が行われているのが現状です．

しかし，胃泡音の確認ができない場合もあるため，次の確認方法も合わせて行うとよいでしょう．そのポイントは，「胃管はどこに挿入されているか」ということです．

▶胃泡音が確認できないときの「次の一手」

1. 胃内容物のpH測定

胃管は胃内に挿入されています．ということは，胃管から胃内に存在するものが確認できれば，きちんと挿入されているということになります．

胃内に存在するものといえば，胃液があります．胃液はpH1〜1.5（食事や時間によって変化）の強酸性の消化液であり，胃から吸引される内容物のpH測定を行えば，胃内に挿入されているのか，そうでないのかが判断できます．

Boeykensら[1]は，胃管からの内容物がpH＜5.5で胃の中のチューブと確認できると報告しています．そこで，pH試験紙を使用し，吸引した内容物のpH測定を行います．pH＜5.5では胃内に挿入されていると判断でき，それ以外では胃以外の場所に挿入されている可能性があるということになります．

しかし，患者がH_2ブロッカーやプロトンポンプ阻害薬（PPI）などを内服している場合，胃内pHを高める作用があるため，注意が必要です．また，この方法は胃内容物が吸引できないときには行えません．その場合は，次の確認方法も合わせて行うとよいでしょう．

2. 胃管からの呼吸音や空気の流れの確認

ポイントはやはり，「胃管はどこに挿入されているか」ということです．言い換えると，「胃内以外に挿入されそうな場所はどこか」となると，考えられるのは気管内への誤挿入です．

気管内への誤挿入を確認する方法として，胃管からの呼吸音や空気の流れを確認します．簡単な方法としては，胃管の出口先端を耳に近づけ，呼吸音の聴取や空気の流れがあるかを確認します（図1）．呼吸音の聴取や空気の流れが確認できる場合は，気管内への誤挿入の可能性が高いといえます．

3. 胃管からのCO_2の確認（新たな試み）

最近では，胃管の誤挿入を防ぐために，胃管とカプノメータを接続して胃管が胃内にあるかを確認する方法が国内・外で紹介されています．これは，呼気炭酸ガス曲線の有無によって確認する方法で，CO_2が検出されない場合には胃管は胃内にあり，CO_2が検出され

たならば胃管が気管内に挿入されていると判断することができます．

その報告によれば，この方法によって胃内にあるのか否かを100％の精度で判断できたとしています．また，接続作業も容易で，測定に要する時間は1分間以下であり，この方法は確実かつ簡便で日常的に実施することが可能であると述べています[2]．

一方，胃管挿入時の安全確認キットとしてコンファーム・ナウという炭酸ガス検知デバイスが発売されています（日本コヴィディエン，2010年）．

このデバイスの原理は，胃管チューブを挿入する際，本品をチューブ・カテーテル末端側に取り付けチューブ・カテーテル先端側の気体を「ふいご」で吸引し，CO_2ディテクタ内に通します．カラーインジケータは試薬を含んでおり，患者の気管に存在するCO_2と反応して紫から黄色に色調が変化します．窓から見えるカラーインジケータの色調変化を窓周囲の判定用カラーチャートと比較して，CO_2の有無を確かめることによって，胃管が誤って気管内へ挿入されていないことを確認できます．

▶さまざまな方法からアプローチを

今回紹介した方法以外にも，さまざまな確認方法があります．その中でもいちばん確実な方法はX線撮影で確認することです．しかし，臨床でよく行われている胃泡音の確認に，吸引した内容物のpH測定や胃管からの呼吸音や空気の流れの確認，カプノメータによるCO_2測定を組み合わせて行うことで，より確実な位置確認が可能になります．

胃管の誤挿入は，重篤な合併症を引き起こす危険があります．そのため，1つの方法で判断せず，さまざまな角度（方法）から判断することが大切です．

（山下 亮）

引用・参考文献
1) Boeykens K, et al. : Reliability of pH measurement and the auscultatory method to confirm the position of a nasogastric tube. Int J Nurs Stud, 51(11) : 1427-1433, 2014.
2) 宮崎吉孝ほか：炭酸ガス濃度測定による経鼻胃管位置確認方法の紹介．日本医療マネジメント学会雑誌，12(2)：103-106，2011．

薬剤・輸液管理 26

経口血糖降下薬が予定どおりに内服できないときは，どうしますか？

経口血糖降下薬を食事開始とともに内服の指示だが，患者が検査から戻ってこない．

まずは検査から戻ってくるのを待つという選択もあります．

▶DM薬は薬理作用を考慮して内服する

糖尿病の治療には，経口血糖降下薬の内服薬治療とインスリン治療があります．糖尿病の発症初期は，経口血糖降下薬の内服薬からはじめ，効果をみながらインスリン注射へ移行，または，経口血糖降下薬の内服薬とインスリン注射の併用となります．今回の例のように経口血糖降下薬の内服薬治療の患者の場合は，まず内服薬の作用に注意します．

経口血糖降下薬には表1のような種類があり，病態によって選択されます．一般的に，検査があるときは，朝食を中止または検査終了後に摂取する場合が多くあります．経口血糖降下薬は，種類により「1日1回 朝食前のみ内服」「1日2回 朝・夕食前（食後）内服」「1日3回 毎食前（食直前）に内服」などさまざまです．

では，これらの内服を「検査が終了するまで内服しなくてよいのか？」となると，低血糖などを考慮する必要があります．

第3章 ケアや手技の次の一手はこれ！

表1 経口血糖降下薬の種類と選択

薬の機序	種類	主な働き
インスリン抵抗性改善系	ビグアナイド薬	肝臓における糖新生を抑制する
	チアゾリジン薬	骨格筋と肝臓でのインスリン感受性を改善する
インスリン分泌促進系	スルホニル尿素(SU)薬	インスリンの分泌を促す
	速効型インスリン分泌促進薬（グリニド薬）	より速やかにインスリン分泌を促す．食後高血糖を改善する
	DPP-4阻害薬	血糖依存性のインスリン分泌を促し，グルカゴンの分泌を抑える
糖吸収・排泄調節系	α-グルコシダーゼ阻害薬	炭水化物の吸収を遅延させ，食後血糖値の上昇を抑制する
	SGLT-2阻害薬	腎における再吸収を阻害し，尿中へのブドウ糖排泄を促す

日本糖尿病学会編・著：糖尿病治療ガイド2018-2019．文光堂，p.33，2018．を参考に作成

▶内服薬それぞれの対応

1. チアゾリジン

たとえば，1日1回朝食前の内服薬を，昼食時間になったから内服しなくてもよいというわけではありません．

チアゾリジン（アクトス®）は作用時間が20時間と長く，単独投与では低血糖の危険は少ないため，検査終了後，食事開始とともに内服します．ただし，夜間の低血糖発作の防止を考慮して，なるべく昼までに，できるだけ早く1回分を内服します．

2. DPP-4阻害薬

1日1回内服するDPP-4阻害薬（ジャヌビア®，エクア®，ネシーナ®，グラクティブ®など）は，作用時間が24時間と長く，食事の影響はないので，毎日決まった時間に内服できます．検査のため朝食が摂取できない場合でも，内服は可能です．また，検査終了後，食事開始とともに内服しても作用は変わりません．

空腹時低血糖を起こしにくいという特徴がありますが，スルホニル尿素(SU)薬やインスリン注射と併用している場合には，低血糖に注意が必要です．

3. 速効型インスリン分泌促進薬，α-GI薬

次に，1日3回毎食前（食直前）に内服する速効型インスリン分泌促進薬（グルファスト®など）やα-グルコシダーゼ阻害(α-GI)薬（グルコバイ®，ベイスン®など）は，検査終了後，食事開始とともに内服します．

速効型インスリン分泌促進薬は作用発現が早く，持続時間が短いのが特徴であるため，食前30分前投与では食事開始前に低血糖を起こす可能性があります．α-GI薬は，食物と混在することで効果を発揮するため，必ず，食直前に内服します．食後では効果が大きく減弱します．

これらの内服薬は1日3回内服しますが，次の食事時間，服用時間が近い場合は，1回分内服をスキップし，次の分から内服します．

4. ビグアナイド(BG)薬

ビグアナイド(BG)薬（メトグルコ®，メデット®）も同様に，検査終了後，食事開始とともに内服します．次の食事時間，服用時間が近い場合は1回分内服をスキップし，次の分から内服します．

ただし，ビグアナイド薬は乳酸アシドーシスを起こす可能性が高いため，造影剤を使用する検査の場合は，検査前後48時間は内服を中止します．

5. スルホニル尿素(SU)薬

スルホニル尿素(SU)薬（アマリール®，オイグルコン®など）は，1日2回朝・夕食前に内服します．

検査のため朝食が摂取できない場合は，検査終了後，食事開始とともに内服します．しかし，効果発現が早く低血糖を起こしやすいため，医師の指示で朝分の内服を中止することもあります．この場合，朝食前の内服はスキップし，夕食前分から指示通りに内服を再開します．この内服薬は，他の経口血糖降下薬と併用される場合が多々あります．

注意事項として，血糖降下作用を増強する薬として，

アスピリン，ワルファリン，β-遮断薬，アルコールなどがあります．これらの内服薬を服薬している患者で，気分不良や冷汗など訴えた場合は，低血糖を疑い，血糖測定をしましょう．また，患者にも低血糖症状の説明を十分に行い，常に砂糖や飴を携帯しておくように指導します．

6. SGLT-2阻害薬

SGLT-2阻害薬（スーグラ®など）は，作用時間が24時間と長く，1日1回内服します．腎尿細管からのブドウ糖の再吸収を阻害し，尿糖としてブドウ糖を体外に排泄することで，血糖を降下させます．薬の作用で頻尿になり，普段より尿量が1日300〜500mL増加します．脱水や脳梗塞を防ぐため，水分はいつもより余分に摂取するように心がけます．

しかし，検査によっては前日の就寝時から絶飲食にする場合があります．脱水症状の有無を観察し，指示により点滴注射などを考慮したほうがよい場合もあります．

7. 配合錠

2種類の薬を1つにした配合薬のうち，現在国内で使用されているものには，メタクト®配合錠，ソニアス®配合錠，グルベス®配合錠，リオベル®配合錠，エクメット®配合錠，イニシンク®配合錠，カナリア®配合錠[2]）があります．（2018年5月現在）どの薬とどの薬が配合されているのかを知り，それぞれの単剤服用時の作用を学んでおくことが必要です．

＊

このように経口血糖降下薬を内服している場合は，薬の種類によって作用や対応もさまざまです．検査により食事時間がずれこんだ場合も，それぞれの薬によって適切な対応を行うことが求められます．全体としては低血糖症状に注意し，内服するか中止するかは主治医に確認しましょう．

（岡崎美幸）

引用・参考文献

1) 日本糖尿病学会編・著：糖尿病治療ガイド2018-2019．文光堂，p.33，2018．
2) 日本糖尿病療養指導士認定機構編：糖尿病療養指導ガイドブック2018－糖尿病療養指導士の学習目標と課題．メディカルレビュー社，p.80-81，2018．
3) 医療情報科学研究所編：病気がみえるvol.3 糖尿病・代謝・内分泌．第4版，メディックメディア，2014．
4) 朝倉俊成編著：糖尿病のくすりとケア ビジュアルガイド－絵と写真とアイコンでひと目でわかる！ メディカ出版，2014．患者指導と処方のポイント（糖尿病ケア2014年秋季増刊）．
5) 中原保裕著：処方がわかる医療薬理学2018-2019．学研メディカル秀潤社，2018．

---

column 「障害」と「傷害」の違いを理解しよう

本書でも時折登場しますが，急変や侵襲を理解する際に欠かせない用語についての使い分けを理解しておきましょう．それは「障害」と「傷害」という言葉です．

「障害」とは，「身体の器官になんらかの原因があって，正常な機能を果たさないこと」と理解できます．英語では「dysfunction」で，その機能がまったく果たさない状態が「不全」となり，英語では「failure」となります．そのため，「障害」と「傷害」の関係は，傷害を受けた結果として障害が発生したと理解しましょう．

たとえば，ARDS（急性呼吸窮迫症候群：Acute Respiratory Distress Syndrome）やMODS（多臓器障害：multiple organ dysfunction syndrome）などでは，微小循環のなかでサイトカインなどによって活性化された好中球が，自己の強力なタンパク質分解酵素であるエラスターゼ（プロテアーゼ）を放出します．これにより，血管内皮をはじめとする組織を破壊し傷害を与えることによって，機能障害を惹起することがあります．

このように，機序を鑑みて「障害」と「傷害」を使い分ける必要があります．

ちなみに，エラスターゼ（elastase）は，好中球から分泌されるタンパク質分解酵素で，プロテアーゼ（protease）はタンパク質分解酵素の総称です．

（道又元裕）

がん疼痛を訴える患者の痛みは、どうすればとれますか？

がん疼痛がある患者にレスキュー投与するが、まだ痛みが続いている．

レスキューの量や鎮痛薬の種類を再評価します．

痛みは、「実際に何らかの組織損傷が起こったとき，あるいは組織損傷が起こりそうなとき，あるいは損傷の際に表現されるような，不快な感覚体験および情動体験」と国際疼痛学会（IASP）で定義されているように，主観的な症状であり，心理・社会的，スピリチュアルな要素にも影響を受ける，複雑かつ個別的で，アセスメントがむずかしい症状の1つです．そのため，まずは「なぜ効かないのか」を考える必要があります．

レスキューが効かない原因として考えられるのは，「①レスキューの量が足りない」「②痛みに適した鎮痛薬ではない」「③身体的要因以外の苦痛（心理・社会的要因，スピリチュアルペイン）が強くなった」の3つです．

▶レスキューの量が不足している：眠気がなければ追加内服する

レスキューとは，痛みが定期的に投与される鎮痛薬で抑えられない場合に，臨時で追加する鎮痛薬を意味しています．「同じ部位，痛みかたなのに，今まで効いていたようにレスキューが効かなくなった」「若干痛みは緩和するけれど，満足する効果が得られない」などという場合は，レスキューの量の不足が考えられます．

1. レスキューの量の評価

レスキューの量が適切かどうかは，内服したレスキューが最高血中濃度に達する時間帯（オキノーム®なら100～120分，オプソ®なら30～60分），通常はレスキュー内服1時間後に評価します．フェンタニル貼付剤で，突出痛のレスキューとして使われる口腔粘膜吸収薬（アブストラル®，イーフェン®）は30分程度で評価しましょう．そして，痛みが緩和しない場合は，オピオイドの副作用，特に眠気が出現するかどうかで「次の一手」を考えます．

IASP：International Association for the Study of Pain，国際疼痛学会

2. レスキューの効果と追加投与

レスキュー内服後，痛みが持続しても眠気が出現しないときは，レスキューの量が不足している可能性があります．オピオイドの内服薬のレスキューは，通常1時間以上あけて追加内服することができるので，医師の指示のもと，追加のレスキュー内服をすすめましょう（経口粘膜吸収薬は30分以上あけて1回のみ追加可能．アブストラル®は2時間以上あけて追加可能，イーフェン®は4時間以上あけて追加可能．1日計4回までの追加など，複雑なルールがあります）．

その後も，レスキューの効果を実感でき眠気の出現がなければ，さらに患者が満足できる状態まで，医師の指示のもと，レスキューを追加投与します．翌日，医師へレスキューの使用回数と効果を報告し，定期鎮痛薬の増量（前日量の30～50％増）とレスキュードーズの増量（定期鎮痛薬の1/6量が目安）を検討してもらいましょう．

▶痛みに適した鎮痛薬ではない場合：痛みを再評価し，適した鎮痛薬に変更する

レスキュー内服1時間経過後も痛みがまったく変わらない，もしくはさらに強くなった場合，また，痛みがとれないだけでなく眠気も出現するときは，現在の鎮痛薬が痛みに適していないことが考えられます．

1. がん患者の痛み

がん患者の痛みには，「がん自体が原因となって生じる痛み」「手術や抗がん薬，放射線治療などのがん治療によって生じる痛み」「がんとは直接関係のない患者自身が以前からもつ疾患による痛み（脊柱管狭窄症など）」「新しく合併した疾患による痛み（帯状疱疹など）」「病状が悪化し2次的に生じた痛み（廃用症候群や痛みをかばって生

表1 痛みの評価項目

評価項目	評価内容
日常生活への影響	痛みが日常生活にどの程度支障をきたしているのかを具体的に確認する．痛みによる睡眠不足は抑うつ，せん妄などの精神症状を招きやすくし，ADL低下は社会的役割の喪失，スピリチュアルペインにつながりやすい．
痛みのパターン	一日の大半を占める持続痛か，一過性の痛みの増強である突出痛かをみる．持続痛ならば鎮痛薬の定期処方増量，突出痛ならばレスキュー薬対応となる．
痛みの強さ	患者にペインスケール(NRS，VAS，フェイススケール)で現在の痛みを表してもらい，鎮痛薬使用による変化をみる．患者が痛みを訴えられない場合は，患者の表情，声や話し方，体の動き，様子や行動，他人とのかかわり方，生活パターンや精神状態などを日頃から観察し，変化をみる．
痛みの部位	痛みの生じている部位すべてをチェックし，身体所見や画像所見などから痛みの原因となる病変の有無を確認する．
痛みの経過	いつから現在の痛みが生じたのかを確認する．突然新たな痛みが生じた場合は，骨折や消化管穿孔，感染症，出血などのオンコロジーエマージェンシーである可能性もあるので，医師へ速やかに報告する．
痛みの性状	患者の痛みの表現で，痛みの種類(内臓痛，体性痛，神経障害性疼痛)をアセスメントする．
痛みの増悪因子と軽快因子	増悪因子と軽快因子を明らかにすることで，痛みを増悪する刺激を避け，鎮痛薬以外の適切なケア方法を見出す．
現在行っている鎮痛治療の反応	鎮痛薬を指示通り服用できているか，また，副作用症状を具体的に確認する． ・悪心：「なし」「あり(経口摂取可能)」「あり(経口摂取不可)」 ・便秘：「なし」「あり(便の固さは普通，硬い，やわらかい)」 ・眠気：「なし」「あり(不快ではない)」「あり(不快である)」
レスキュー薬の効果と副作用	使用回数，効果と副作用を，レスキューが最高血中濃度に達する時間帯(内服のレスキュー薬は通常1時間後)に判定する．副作用，特に不快な眠気が出現した場合は，減量もしくは他のオピオイドへの変更を検討する．
患者の痛みや痛み治療に関する心理社会的評価	患者にとっての痛みの意味や重要さ，価値観を尊重して検討する．鎮痛薬の剤形，投与時間，間隔，投与経路が患者の生活に支障をきたしていないか，経済的な負担も視野に入れて薬剤選択する．

日本緩和医療学会 緩和医療ガイドライン委員会編：がん疼痛の薬物療法に関するガイドライン2014年版．金原出版，p.31-35，2014．を参考に作成

じる筋肉痛など)」など，さまざまな種類があります．

また，がん自体の痛みは，がんの障害部位によって，内臓痛，体性痛，神経障害性疼痛の3種類に分類されており，痛みの種類によって鎮痛薬も使い分けられます．

2. 複数の痛みをていねいに確認

そのため，まずは痛みの性質を明らかにし，適した鎮痛薬を選択することが大切です．現在生じている痛みを表1の項目について観察・アセスメントし，何が原因で起きているのか病態をふまえて痛みの種類を考えます．

痛みは複数生じていることもあるので，どの痛みは緩和されて，どの痛みが緩和できていないのか，痛みごとにていねいに確認すると，医師が次の薬剤を検討する際の重要なヒントとなります．

▶ 心理・社会的要因が影響している場合：安心・安楽が得られるケアを取り入れる

身体的要因を十分考慮して薬剤を使用しても効果が得られない場合は，心理・社会的，スピリチュアルな要因が影響していないかを考えます．とくに，バッドニュースを告げられたあとや，今までできていたことができなくなった(1人で歩けなくなった，失禁したなど)ときは，今後への不安が増し，スピリチュアルペインが強まりやすいときです．

また，表面上は変わった印象はなく，日中はまったく痛みを訴えないのに夜間のみレスキューを希望することが多いときも，痛みの増強因子として不安があることが予想されます．この場合は，精神系の薬剤や睡眠薬の処方を専門医に検討してもらうとともに，非薬物的なアプローチが大切となります．

患者が痛みを訴える部分などにやさしく触れながら観察する(タッチング)，患者が心地よいと感じられるなら疼痛部位をやさしく擦る(マッサージ)，患者の自尊心に配慮してADLを介助する，痛みや病気以外で患者の関心がありそうな話題を出す(気分転換)，あるいは会話がなくてもただ痛みが落ち着くまでそばにいる(プレゼンス)，などのケアを取り入れてみてはいかがでしょうか．

(荒井奈保子)

引用・参考文献
1) 日本緩和医療学会 緩和医療ガイドライン委員会編：がん疼痛の薬物療法に関するガイドライン2014年版．金原出版，2014．
2) 余宮きのみ：日常診療での痛みへの対応 第2回 がん疼痛治療．レジデントノート，13(11)：2083-2086，2011．
3) 山下めぐみ監：疼痛ケアポケットガイド 看護師編．シオノギ製薬，2012．

経腸栄養で下痢が止まらないときは，どうしますか？

経腸栄養をゆっくり投与しているのに，下痢が止まらない．

下痢の原因をアセスメントし，栄養剤を変更します．

急性期における重症患者への栄養管理は積極的に行うべきであり，その開始は，静脈栄養よりも経腸栄養が推奨されています．しかし，経腸栄養を開始すると下痢になる．しかもゆっくり投与しているにもかかわらず下痢が止まらない場合，どうすればよいのでしょうか？

▶ そもそも有形便になりにくい

下痢は，「1日の糞便中の水分量が200mL以上，または1日の糞便重量が200gを超える場合」と定義されています．性状は，泥状〜水様の非有形便となります．

健常者では，通常2L/日の水分を経口摂取し，唾液や消化液などが7L分泌され，合計9Lの水分が小腸に流入します．その大部分が小腸などの腸管内で吸収されるため，便の一部として排泄される水分量は100〜200mL程度となります．つまり，水分摂取過多や腸粘膜からの水分再吸収機構の破綻によって，下痢になります．

そもそも経腸栄養は液状であるため通常の有形便になりにくく，泥状便を安易に下痢と判断するのは禁物です．

それでは，患者や医療者を悩ます下痢の原因は何でしょうか？下痢の原因を知れば，自然とその対処法が導かれるでしょう．

▶ 下痢が止まらない原因と対処法

1. 投与速度が速い

「ゆっくり」といっても，医療者間の認識には相違があります．経腸栄養ポンプを使用し，20〜30mL/時から始め，徐々に目標量に到達できるように調整します．下痢が発生したら，注入速度を下痢のなかったときの速度まで戻します．胃内投与と腸管内投与でも違いますが，投与速度が100mL/時以上では下痢を引き起こしやすいといわれています．

投与方法にも，間欠法や持続法がありますが，下痢の問題であれば持続法で徐々に投与速度を速め，間欠法に移行することも1つの方法です．

2. 浸透圧が高い

経腸栄養剤の浸透圧は，半消化態栄養剤＜消化態栄養剤＜成分栄養剤の順に高くなります．高浸透圧の成分栄養剤(760mOsm/L)が急速に投与されると，下痢を引き起こす原因になります．よって，成分栄養剤の場合は希釈して浸透圧を下げることができますが，基本的にはゆっくり投与することが重要です．

ほかの栄養剤(1kcal/mL)の場合は，血清浸透圧(300mOsm/L)に近く，希釈する必要はありません．希釈すると水分量が過剰となって，逆に下痢の原因になるほか，細菌汚染の原因となります．

3. 栄養剤の組成が不適当

栄養剤に含まれる乳糖やタンパク質などの成分によって，乳糖不耐症やタンパク質アレルギーのある患者は下痢を引き起こします．乳糖含有量の少ない，または含まない製剤への変更が必要です．

4. 栄養剤の細菌感染

栄養剤を容器に移し常温に放置すると，8時間を超えると細菌が増加してきます．細菌汚染された栄養剤は下痢を含めた腸炎の原因となるため，8時間以内に投与を終了しなくてはなりません[1]．注ぎ足しも禁止です．

RTH (ready to hang) 製剤は無菌状態が保たれているため，24時間以内の投与が可能となります．

5. 栄養剤の温度

冷蔵保存していた栄養剤をそのまま投与すると，下痢の原因になります．逆に温めて投与することは，細菌の発生を助長するほか，投与中に室温まで冷めてしまうため無意味な行為です．常温のままで投与しましょう．

6. 脂質の吸収阻害

肝臓・膵臓・胆嚢の疾患により脂質の消化吸収障害がある場合は，脂肪の投与によって下痢が起きます．

呼吸不全や腎不全用の栄養剤は，脂質の割合を高くする必要があり，脂質含有量が高いため，脂質性の下痢に注意が必要です．この場合は，中鎖脂肪酸を含む栄養剤の適応となります．

7. 長期間の絶食

2週間以上の絶食が続きTPN管理されている患者の場合，腸管繊毛上皮が萎縮して下痢を伴うことがあります．また，低アルブミン血症を伴っていることも多く，経腸栄養を開始するときは投与速度に注意が必要です．

GFO®（粉末清涼飲料）は腸管繊毛上皮の萎縮を抑制・増殖の促進，腸管粘膜維持のための成分として，グルタミン・ファイバー（食物繊維）・オリゴ糖を含むため，早期から投与をして腸内環境を維持することが重要です．

8. 腸管細菌叢の変化

抗菌薬の長期投与・多剤投与により腸内細菌のバランスが崩れると（菌交代），クロストリジウム・ディフィシル菌（*Clostridium difficile*）の産生する毒素により粘膜が傷害され，感染や炎症を生じます．これを偽膜性大腸炎といいます．

便培養検査を行い，原因となる抗菌薬の中止など原因に対する治療を行わなければなりません．

*

経腸栄養に伴う合併症の多くは下痢です．その対処法として，安易に経腸栄養を中止すること，止痢薬を投与することは望ましくありません．下痢の原因や腸内環境をアセスメントし，1つひとつ対処しながら患者の反応をみて調整していくことが重要です．

（増居洋介）

「経腸栄養の投与方法の選択」

第一選択（持続注入）：20～30mL/時から始め，徐々に目標値に到達できるよう調節

↓　　　　　　　　　↓

下痢が起きない　　下痢が止まらない

↓

- 投与速度が速いとき
  ➡ 下痢が起こっていなかったときの速度に戻す
- 浸透圧が高いとき
  ➡ 希釈して浸透圧を下げ，ゆっくり投与する
- 栄養剤の成分によって乳糖不耐症やタンパク質アレルギーがあるとき
  ➡ 乳糖含有量の少ない，または含まない製剤へ変更する
- 常温に放置し細菌が繁殖しているとき
  ➡ 8時間以内に投与を完了させる
- 冷凍保存した栄養剤を直接投与したとき
  ➡ 常温のまま投与する
- 脂質の消化吸収障害があるとき
  ➡ 中鎖脂肪酸を含む栄養剤に変更する

引用・参考文献

1) 大熊利忠：経腸栄養剤と細菌汚染．Nutrition Support Journal, 1(1)：9, 2000.
2) 宮澤 靖：経腸栄養法における下痢－なぜ起こる？ どう止める？ 経腸栄養法における下痢．臨床栄養, 117(1)：18-24, 2010.
3) 浅井治行：臨床で気になる"なに"と"なぜ"に答える V. 栄養療法 Q. 経腸栄養による下痢の原因と対策について教えてください．月刊薬事, 55(3)：429-432, 2013.
4) 清水孝宏特集編集：エキスパートが本気で教える 重症患者の栄養管理－知らないと痛い目をみる!? コツとピットフォール．急性・重症患者ケア, 2(2)：2013.
5) 大熊利忠ほか編：キーワードでわかる臨床栄養－栄養で治す！ 基礎から実践まで．改訂版, 羊土社, 2011.

第3章 ケアや手技の次の一手はこれ！

薬剤・輸液管理 29

動脈ライン管理中の患者でヘパリンが使用できないときは，どうしますか？

動脈ライン管理ではヘパリン使用を基本としているが，HITのため使用できない．

生理食塩液か，血栓予防であればアルガトロバンを使用します．

重症患者で動脈ライン管理中の患者がHIT（ヘパリン起因性血小板減少症）と診断され，ヘパリンが使用できなくなりました．HITとは，ヘパリン使用により血小板が活性化され，血小板減少とともに新たな血栓・塞栓性疾患を誘発する病態です．HITを発症した場合には，即ヘパリンを中止しなければ重篤な合併症を引き起こします．

ふだんは動脈ライン管理中に抗凝固薬のヘパリンを使用しているのに，今回の患者は使用できない！このような場合，どうすればよいのでしょうか？

▶ 動脈ライン管理における ヘパリン使用の目的

1. ヘパリン加生食の2つの目的

ヘパリンは，血栓・塞栓症の治療や体外循環時のヘパリンコーティングカテーテル・回路などで使用されます．動脈ライン管理でも，ヘパリンを加えた生理食塩液（以下，ヘパリン加生食）が使用されています．

動脈ラインの加圧ルートにヘパリン加生食を使用する目的は2つあります．第1の理由は，ラインの流量を継続的に保ち，開通性を維持するためです．第2の理由は，ヘパリンによる抗凝固作用で血管内留置カテーテルに発生する血栓を予防するためです．

2. ヘパリンロックと生食ロックの比較

第1の目的である「開通性維持」において，末梢の静脈カテーテルでは，閉塞や静脈炎予防にヘパリンロックと生食ロックでの効果の差はない[1]と報告されています．動脈ライン管理についてもヘパリン加生食と生理食塩液の比較研究[2]が行われ，カテーテル開存（留置）期間の有意差はありませんでした．そのため，血管内留置カテーテル開通性の維持を継続的に行うには，ヘパリン加生食でなく生理食塩液でも期待できます．

これらのことから，ヘパリン加生食を動脈ライン管理に用いるのは，第2の目的である血栓予防のためであるといえます．

しかし，HITと診断された患者はヘパリンを使用することができません．では，ヘパリンに代わる抗凝固薬はあるのでしょうか？

▶ ヘパリンに代わる抗凝固薬は？

1. HITに対する治療薬アルガトロバン

ヘパリンに代わる抗凝固薬として，アルガトロバン，ヘパリノイド（ダナパロイド）などがあり，日本ではHITに対する治療薬として，アルガトロバンが承認されています．

HITは，抗凝固療法の治療目的でヘパリンを投与した場合だけでなく，動脈ライン管理のためにヘパリン加生食を使用した場合でも発症したという報告[3]があります．さらに過去3か月以内にヘパリンを投与されたことのある患者が，ヘパリン投与後急激にHITを発症するケースもあります．

いかなる場合であっても，HITを疑う患者にヘパリンを投与し続けると重篤な血栓塞栓症を招くおそれがあります．HITの診断がつけば，即ヘパリンを中止し，代替抗凝固療法により血栓塞栓症の治療を行う必要があります．

HIT患者の血栓治療の場合，日本ではアルガトロバン開始用量（0.7μg/kg/min）で，aPTT（活性化部分トロンボプラスチン時間）を指標とし，投与前値の1.5倍から3倍（100秒以下）になるよう投与量を調節する[4]ことが推奨されています．

HIT：heparin-induced thrombocytopenia，ヘパリン起因性血小板減少症
aPTT：activated partial thromboplastin time，活性化部分トロンボプラスチン時間

2. ヘパリンロックの代わりにアルガトロバンロック

では，今回のケースのように臨床的にHITと診断され，ヘパリンが使用できない患者の動脈ライン管理で，血栓閉塞予防目的としてヘパリンロックを使用できない場合，「次の一手」として何を選択すればよいのでしょうか？

それは，アルガトロバン生食です．HITホームページ[5]では，ルートのロックに用いるヘパリンロックの代替にアルガトロバンロック（＝アルガトロバン：1mg〜5mg/100mL：生食）が掲示されており，動脈ライン管理において参考にできます．

▶ そもそも，その動脈ライン管理は本当に必要？

ヘパリンの使用によりHITを発症する患者の頻度は，欧米では1〜3％とされていますが，日本での報告は少なく，HITの治療指針はいまなお策定中です．病態が広く認識されていないために，診断が遅れることや，発症から治療までタイムラグを生じることも考えられます．

動脈ライン管理の利点は，リアルタイムに心拍ごとの血圧値・波形といった循環指標を得られ，また血液ガス採取も簡便に行えることです．一方，動脈ラインを用いなくても，循環動態管理は非観血的な血圧値や組織還流の目安となる平均血圧値の推移を把握し，時間尿量で腎血流を評価し，末梢冷感の有無や乳酸アシドーシスの有無で末梢循環を評価することで可能です．

このことから，動脈ライン管理が本当に必要かということを常に検討し，できるだけ回避することは，安全な医療提供において重要なことだと考えます．

（竹林洋子）

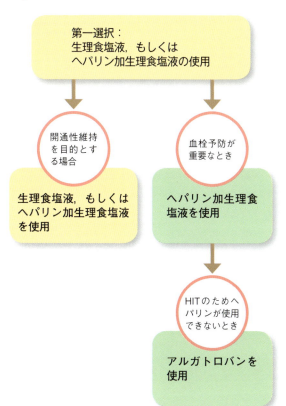

「動脈ライン管理時の抗凝固薬の選択」

引用・参考文献

1) Randolph AG, et al.：Benefit of heparin in peripheral venous and arterial catheters：systematic review and meta-analysis of randomised controlled trials. BMJ，316 (7136)：969-975，1998．
2) Del Cotillo M, et al.：Heparinized solution vs. saline solution in the maintenance of arterial catheters：a double blind randomized clinical trial. Intensive Care Med，34(2)：339-343，2008．
3) 石田健一郎ほか：動脈圧ラインに使用したヘパリン加生食によるヘパリン起因性血小板減少症の1例．日本救急医学会雑誌，22(4)：174-180，2011．
4) 宮田茂樹：ヘパリン起因性血小板減少症における最新の知見．血栓止血学会雑誌，23(4)：362-374，2012．
5) HITホームページ
http://www.hit-center.jp/question4.html（2019年5月閲覧）
6) 厚生労働省　重篤副作用疾患別対応マニュアル　ヘパリン起因性血小板減少症
https://www.mhlw.go.jp/topics/2006/11/dl/tp1122-1f33.pdf（2019年5月閲覧）

第3章 ケアや手技の次の一手はこれ！

薬剤・輸液管理 30

大腸ファイバー（CF）検査前のマグコロールが飲めないときは，どうしますか？

大腸ファイバー検査前に排便を促すためマグコロールを内服するが，認知症があり飲めない．

 代わりにグリセリン浣腸で対応します．

　大腸ファイバースコープ（CF）とは，肛門から直腸・結腸内に電子スコープを挿入し，病変部の観察と撮影を行う検査です．

　目的は，直腸と結腸，一部小腸の観察と撮影を行い，病理病変部組織を採取する，消化器疾患および他疾患の大腸に及ぼす影響を精査し確定診断を行うためです．禁忌は腹膜刺激症状がある患者，消化管穿孔の疑いがある患者，イレウスの疑いがある患者，中毒性巨大結腸症の患者です．

▶ マグコロール®内服の目的

　マグコロール®（クエン酸マグネシウム，施設によってはニフレック®やモビプレップ®の場合も）は，大腸X線検査前処置の高等張液として投与する場合と，等張液として投与する場合に作用があります．等張液の場合，マグコロール®内服後約2.6時間後に排便がみられます．

　通常，CF時にマグコロール®を内服する理由は，腸内の排泄物を取り除き，腸内を洗浄するためです．また，電子スコープは，大腸と小腸の境目付近まで挿入されるため，大腸に排泄物があるときちんと検査ができません．

今回のケースではCF前に飲むので，後者の等張液投与として経口投与する指示と考えられます．

▶ 代わりにグリセリン®浣腸で対応

　今回のケースのように，認知症があり，経口投与できない場合は，主治医に確認のうえ，グリセリン®浣腸を行います．グリセリン®浣腸は，直腸内への注入によって腸管壁の水分を吸収することに伴う刺激作用により腸管の蠕動を亢進させ，浸透作用により糞便を軟化，潤滑化させることにより糞便を排泄させる作用があります．

　ただし，グリセリン®浣腸が禁忌の場合や，高齢者では排便が我慢できない場合があります．そのときは再度，主治医に指示の確認をしましょう．

　また，グリセリン®浣腸では挿入の長さが6cmのため，直腸のあたりまでしか届きません．そのため，直腸まで降りてきていない便の排泄は困難と考えられ，十分な検査ができない可能性があります．その他の注意点として，誤った使用法（立位による浣腸など）により，穿孔やグリセリン®の吸収による溶血，腎不全を起こすおそれがあります．

（岡崎美幸）

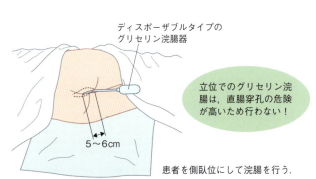

患者を側臥位にして浣腸を行う．

CF：colonofiberscopy，大腸ファイバースコープ

引用・参考文献

1) 小林克巳：下痢止め隊が答える！「便秘」「下痢」対応の根拠Q&A Q1「便秘があったら下剤かグリセリン浣腸」…この対応って，正しい？ エキスパートナース，30(2)：24-27，2014．
2) 中島紀惠子責任編集，太田喜久子ほか編：新版 認知症の人々の看護．医歯薬出版，2013．
3) 医療情報科学研究所編：看護技術がみえるvol.2 臨床看護技術．メディックメディア，2013．
4) 医療情報科学研究所編：病気がみえるvol.1 消化器．第4版，メディックメディア，2010．
5) 猪又克子ほか監：ケアに活かす 消化器系検査・処置マニュアル．学研メディカル秀潤社，2013．

皮膚トラブル **31**

瘙痒感が強い患者へのケアは，どうすればいいですか？

瘙痒感の強い患者．軟膏を塗っても掻いて出血し，点滴のテープも剥がれてしまう．

皮膚のバリア機能を守るために「洗浄（保清）・保湿・保護」を徹底します．

かゆみは客観的に評価しにくいものではありますが，決して軽視してはいけません．持続するかゆみは，患者にとってストレスや集中力の低下，不眠など日常生活にも影響を及ぼし，身体的にも精神的にも苦痛を伴います．

かゆみのある患者に「掻いてはいけません」と言うだけだったり「軟膏の重ね塗り」をするだけでは，患者のかゆみは改善されません．今回は，臨床で最も遭遇しやすい「高齢者のドライスキンによるかゆみ」の対策について考えてみます．

▶かゆみの原因とアセスメント

かゆみの発生機序には「末梢性」と「中枢性」があります．「末梢性」の最大の原因は皮膚の乾燥です．加齢とともに，角質層にある天然保湿因子，角質細胞間質脂質，皮脂膜は減少し，これより角質層の水分保持機能が低下して皮膚が乾燥します．さらに，高齢者では飲水量の低下や疾患による水分制限などによって，皮膚への水分供給量が低下し，皮膚の乾燥が助長されます（p.140，図2参照）．

「中枢性」の原因は，内因性オピオイド（体内のモルヒネ様物質の総称）のバランス異常により起こります．

まず皮膚症状を観察し，皮疹の有無，部位，程度，性質，時期，誘因や原因（①物理的刺激：機械的刺激，温熱刺激，寒冷刺激，②化学的刺激，③心理的刺激），原疾患の有無，随伴症状として掻破痕の有無，掻破痕に伴う感染徴候の有無，不眠の有無，食欲の有無などアセスメントを行います．

皮疹を認める場合は，皮膚科医による診断を適切に行うことです．皮疹を認めない場合は，かゆみの部位，程度，性質，時期，原疾患の有無のアセスメントを繰り返します．さらに皮膚の変化に注意を払い，変化の意味

を考え，適切な処置を行い，瘙痒感→掻破→皮膚バリア機能低下→皮膚症状の悪化という悪循環を断つケアが大切です（図1）．

▶かゆみへの具体的なケア

瘙痒感によるスキントラブルが発生した場合も，次に示す基本原則に則り，「予防的ケア」を実施します．しかし，患者は一刻も早く瘙痒感という苦痛，ストレスからの解放を望みます．

1. 応急処置としての局所の冷却

そこで，応急処置的な対策として局所の冷却が有効です．頭部を氷枕で冷やすことでも気分が休まり，瘙痒感が抑えられる効果もあります（栄養状態の不良・知覚の鈍麻などがある場合，または乳幼児や高齢者に実施する場合は貼用時間や面積などに注意が必要です）．

2. スキンケアの基本原則（洗浄・保湿・保護）

スキンケアの基本原則は，洗浄（保清）・保湿・保護の3つです．この基本原則は，皮膚のバリア機能を維持・向上あるいは回復するために重要なポイントとなります．

以下に示す手順に従い，1) 瘙痒感の誘因を避け，2) 皮膚の清潔を保ち，3) 保湿を行い，4) 皮膚を保護します．

1) 瘙痒感の誘因を避ける

瘙痒感の誘因には，ウールやナイロンなどの化学繊維の衣類，電気毛布，室内の高温・低温，高湿度・低湿度，アレルギーと診断された食品や薬品，ドライスキンなどが挙げられており，これらの誘因を避けます．

2) 皮膚の清潔を保つ

皮膚の清潔は，皮膚の主な働きであるバリア機能，水分の排出や保湿・皮脂の分泌，体温調節，栄養分の保持，皮膚感覚などを維持するためにも重要です．

図1 瘙痒感からの悪循環を断つ

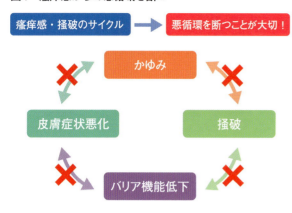

古い角質や痂皮，分泌物，外用薬の残存などは皮膚を刺激し瘙痒感を増強させます．さらに皮膚のバリア機能を低下させるばかりか，外用薬や保湿剤の効果も激減します．外用薬の重ね塗りをしても効果がないのはそのためです．

バリア機能が低下した皮膚，高齢者には，皮膚のpHに近く，低刺激性の界面活性剤を使用し脱脂力がコントロールされている弱酸性石鹸が適しています．洗浄時も瘙痒感を助長させないためにぬるま湯（39℃程度）で皮膚の汚れを落とし，皮膚への摩擦を避けるためにタオルやスポンジで洗浄剤を十分泡立てて，手のひらに泡を取り，泡のクッションでやさしく洗浄し，洗浄剤が皮膚に残留しないように十分な湯で流します．

3）保湿

保湿は入浴や洗浄で取り除かれた皮脂を補い，乾燥による瘙痒感の助長，スキントラブルの発生を防ぎます．皮膚の水分保持には表皮の角質層が関与し，皮膚がみずみずしく柔軟であれば，表皮の機能が維持されて皮膚環境が整います．

つまり，洗浄と保湿を繰り返すことで保湿剤や外用薬の浸透しやすい環境となります．入浴，洗浄後に皮膚に吸収された水分が蒸発しないように，10〜15分以内に保湿剤もしくは外用薬を塗布し，その効果を最大限に活かします．

4）保護
①鎮痒薬の使用や爪のケア

掻破は皮膚損傷による2次感染を招くほか，末梢神経の損傷によりさらに掻破欲が高まる悪循環を招きます．そのため，鎮痒薬（クロタミトン，抗ヒスタミン薬，ステロイドなど）の使用を検討し，爪は短く，やすりで滑らかに整え，手袋を着用するなど，保護に努めます．

②テープ固定の際の注意点

患者に点滴が必要となり医療用粘着テープを使用し固定する場合には，点滴ルート確保の部位は瘙痒感の強い箇所，皮膚脆弱部位は避けます．テープも貼付する面をできるだけ最小限にすること，接着力の少ないものやシリコン素材のものを選択します．

持続的な点滴，テープ固定が必要な場合は，固定前に非アルコール性の皮膚被膜剤（リモイス®コート，3M™キャビロン™非アルコール性皮膜，ノンアルコールスキンプレップなど）を使用し，皮膚を保護し，剥離刺激も軽減させます．

固定テープを剥がす際は，剥離剤を使用し，周囲の皮膚を手で押さえながらゆっくりと剥がします．テープと皮膚の角度をできるだけ大きく，180°に近くなるようにして剥がすと，角質層や痛みも少なくなります．皮膚への粘着力が強い場合は，剥離剤を使用すると比較的容易に剥がすことができます．

（阿萬由香）

引用・参考文献

1) 内藤亜由美ほか編：病態・予防・対応がすべてわかる！スキントラブルケアパーフェクトガイド．学研メディカル秀潤社，p.2-34，p.115-123，p.130-135，p.189-190，p.257-274，2014．
2) 清村紀子ほか編：フィジカルアセスメントの根拠がわかる！機能障害からみた からだのメカニズム．医学書院，p.336-343，2014．
3) 宮地良樹ほか：皮膚瘙痒症治療の実際．今月の治療，5(11)：55，1997．
4) 道又元裕ほか編：創傷管理とスキンケア（後編）1〜6．重症集中ケア，9(6)：6-52，2011．
5) 日本看護協会認定看護師制度委員会，創傷ケア基準検討会編著：スキンケアガイダンス 創傷ケア基準シリーズ3．日本看護協会出版会，p.113-117，2002．
6) 田中秀子監：すぐに活かせる！ 最新 創傷ケア用品の上手な選び方・使い方．第2版，日本看護協会出版会，p.101-116，p.131-139，2010．
7) エキスパートナース編集部：ナースのためのスキントラブル解決Q&A．照林社，p.37-48，2018．

皮膚トラブル 32

弾性ストッキングの装着ですぐ皮膚潰瘍ができるときは，どうしますか？

DVT予防で弾性ストッキングを履いてもらうが，浮腫から潰瘍になる．

次の一手は？ **間欠的空気圧迫法への変更**を考慮します．

　DVT（深部静脈血栓症）の原因として，静脈血流のうっ滞，血液凝固能の亢進，静脈壁の障害があります．肺塞栓症を合併すると生命の危機的状況にいたることもあるため，DVTの予防が重要であることは，よく知られています．そこで，予防方法の1つとして，弾性ストッキングが多用されています．弾性ストッキングは，下肢の静脈血のうっ滞を軽減・予防し，静脈還流の促進を図り，DVTを予防する目的で使用します．

　一方で，皮膚トラブルの報告も増えています．弾性ストッキングによる皮膚トラブルの好発部位を図1に示します．骨の突出している部分，膝関節やつま先などの弾性ストッキングがずれやすい部分に，発赤や水疱が形成されやすいです．

▶そもそも皮膚トラブルを防ぐには？

1. 適切なサイズ選択と装着

　浮腫がある患者では，皮膚の耐久性が低下し皮膚トラブルの危険性が高まります．弾性ストッキングのしわが皮膚に食い込み，潰瘍の原因となります．皮膚トラブルの予防として，まず，腓腹筋の最も太い部分を測定し適切なサイズを選択し，過剰な圧がかからないようにします．

　では浮腫があるからといって，大きめのサイズを選択するのはどうでしょうか？　これは，弾性ストッキングとしての効果が発揮できないため，適切ではありません．装着する際には踵を合わせ，足関節や膝関節にしわ・よじれがないように装着します．そして，膝上側のずれ落ちや先端の丸まりはないか，母指・第5指に当たっていないか確認します．

2. 保湿剤の使用

　浮腫のある皮膚は一見すると潤っているようにみえますが，実は乾燥しています．皮膚トラブル予防として，保湿剤を使用することを考慮します．皮膚が乾燥するとバリア機能が低下するため，すこしの刺激でも過敏に反応し汗や圧迫などの刺激に対してトラブルを起こしやすくなります（図2）．保湿は，皮膚が乾燥し水分が不足

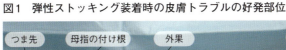
図1　弾性ストッキング装着時の皮膚トラブルの好発部位

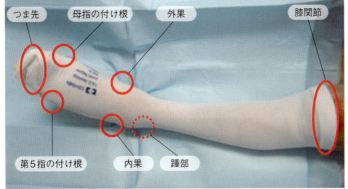

DVT：deep vein thrombosis，深部静脈血栓症

第3章 ケアや手技の次の一手はこれ！

図2 皮膚のバリア機能

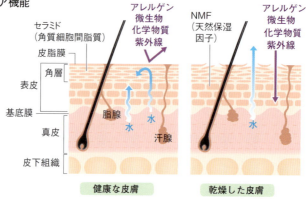

皮膚が乾燥するとバリア機能が低下するため，すこしの刺激でも過敏に反応し，汗や圧迫などの刺激に対してトラブルを起こしやすくなる．

することで皮膚のバリア機能が低下することを防ぎます．さらに，摩擦の減少にも効果を発揮します．

保湿剤としては，市販の保湿クリームや油脂性軟膏（白色ワセリンなど）があります．乾燥した皮膚は，摩擦で剥がれやすくなっているため，保湿剤はやさしく塗布します．

▶ それでも潰瘍が形成されるなら

1. 間欠的空気圧迫法

皮膚トラブルの予防策を講じたにもかかわらず潰瘍が形成されてしまう場合，ほかの方法として間欠的空気圧迫法への変更を考慮すべきでしょう．間欠的空気圧迫は単に静脈還流の促進を図るだけでなく，内因性の抗凝固能および線溶系を活性化させ，DVTの予防に効果を発揮します．

間欠的空気圧迫装置は，指が1本入る程度に装着しますが（写真1），正しく装着しないと，圧迫圧が不均一となることで強く当たる部分に応力が生じ，皮膚トラブルが発生するため注意が必要です．

2. 弾性包帯

間欠的空気圧迫装置の準備が困難な場合は，弾性包帯も1つの方法です．弾性包帯を巻く際は，足背から同じ圧で膝関節部まで巻きます．

弾性包帯の短所として，巻きかたによる個人差が大きいこと，時間経過とともに圧迫圧が低下してくることがあります．足首を16～20mmHgの圧迫圧で巻くことで効果が得られますが，目標圧の維持はむずかしく，巻きかたによっては弾性包帯の重なり部分が食い込みます．したがって，浮腫がある患者には慎重な検討が必要と考えます．

＊

最後に，弾性ストッキングによる皮膚トラブルは，水疱や発赤にとどまることが多いですが，発見が遅れると潰瘍・壊死にいたるため，定期的な観察が重要です．

（神宮かおり）

写真1 間欠的空気圧迫法

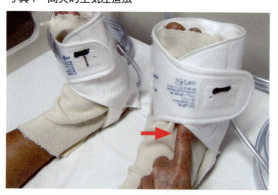

間欠的空気圧迫装置は，指が1本入る程度の余裕をもって装着する（➡）．正しく装着しないと，圧迫圧が不均一となることで強く当たる部分に応力が生じ，皮膚トラブルが発生する．

引用・参考文献
1) 道又元裕ほか編：創傷管理とスキンケア（後編）1～13．重症集中ケア，9(6)：6-106，2011．
2) 肺血栓塞栓症／深部静脈血栓症（静脈血栓塞栓症）予防ガイドライン作成委員会：肺血栓塞栓症／深部静脈血栓症（静脈血栓塞栓症）予防ガイドライン．ダイジェスト版，2013．https://www.medicalfront.biz/html/06_books/01_guideline/（2019年5月閲覧）

● 痩せすぎている患者で皮膚トラブルが起こりやすいときは？

　痩せすぎている患者では、図1（p.139）の皮膚トラブルの好発部位に加え、腓骨部分に潰瘍ができやすくなります。保護のために腓骨部分にフィルム製材を貼りがちですが、骨の突出部分では摩擦でフィルム製材が剝がれやすく、フィルム製材の交換自体が皮膚損傷を招くおそれがあります。

　このような場合は、摩擦の減少目的として、前述の保湿剤を使用することを考慮します。また、腓骨部分の圧力が強くなるため、その軽減のために、腓骨部分の両サイドにクッション性のある創傷被覆・保護材（ハイドロサイト®など）を貼付します（右写真）。圧迫圧が均一となり、皮膚トラブルの減少が期待できます。

　このように、皮膚トラブルの予防策を講じたにもかかわらず潰瘍が形成されてしまう場合、浮腫の場合と同様、間欠的空気圧迫法への変更を考慮します。

腓骨部分の圧力軽減

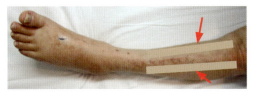

腓骨部分の両サイド（➡）に、クッション性のある創傷被覆・保護材（ハイドロサイト®など）を貼付する。

皮膚トラブル 33

皮膚トラブルがあり、弾性ストッキングが装着できない場合はどうしますか？

DVT予防として弾性ストッキング装着の指示だが、皮膚トラブルがあり装着できない。

次の一手は？

皮膚トラブルの部位を避け、間欠的空気圧迫法を行います。

　肺血栓塞栓症（PTE）による死亡例の40％以上は、胸痛や呼吸困難、ショックなどの循環・呼吸状態の症状が出現し1時間以内に死にいたってしまいます。そのためPTEが発症した後の検査、治療では手遅れになることもあり、PTEの原因である深部静脈血栓症（DVT）の発生を予防することが重要です。

　DVTとPTEとを一連の疾患群にまとめ、静脈血栓塞栓症（VTE）とよんでいます。VTEを予防していくには、肺血栓塞栓症および深部静脈血栓症の診断、治療、予防に関するガイドラインであげられているリスク階層に基づいてDVTの予防法を選択していくことが必要です。外科領域では整形外科、産婦人科を筆頭にDVTの予防に対して関心が高く予防は徹底されていると思います。

　内科領域においては、次のような危険因子の強度が提示されています。脳卒中患者では麻痺による自動運動能力の低下、がん患者では腫瘍細胞の浸潤・転移による血液凝固亢進状態などでリスクは高くなっています。そのため、内科疾患においては、凝固能の異常の有無や治療内容、安静臥床の期間から予防策を検討する必要があります。

▶DVTの予防策と選択

1. 理学的予防法

　理学的予防法には早期歩行、弾性ストッキングや間欠的空気圧迫法があります。これらは薬物的予防法と異なり、出血リスクが高まらない点が長所です。ただし、弾性ストッキングや間欠的空気圧迫法では、装着部位の医療機器関連圧迫創傷や血流障害が起こりやすくなる点が短所となります。使用時に注意が必要な疾患としては、下肢のASOや蜂窩織炎などがあります。しかし、脳出血や消化管出血などの出血が起きている場合や、消化管

PTE：pulmonary thromboembolism，肺血栓塞栓症　　DVT：deep vein thrombosis，深部静脈血栓症
VTE：venous thromboembolism，静脈血栓塞栓症

第3章 ケアや手技の次の一手はこれ！

潰瘍や術後早期の出血が疑われる期間，血友病などの先天性止血機能異常，肝不全やDICなど後天性止血機能異常がある場合の予防策として，適応は広くなっています．

2. 薬物的予防法

薬物的予防法は，ガイドラインでもVTEが高リスクの患者に推奨されています．我が国でもVTE予防として使用できる薬剤の保険適用が広がり，低用量未分画ヘパリン，用量調整未分画ヘパリン（3,500単位の未分画ヘパリンを皮下注射し，投与4時間後のaPTTが目標値となるように8時間ごとに未分画ヘパリンを調整し皮下注射する），用量調整ワルファリン，低分子ヘパリンおよびXa阻害薬があります．VTE予防に使用される薬剤は，臓器への影響や，HIT，皮下出血などを考慮して患者状態を観察していく必要があります．ただし，理学的予防法自体が循環に影響するような心疾患患者では，治療上抗凝固薬を使用することも多く，薬物的予防法の利点が高いと考えます．

▶ 皮膚障害がある場合の予防策

1. 装着部位の変更

さて，今回のように皮膚障害が下肢にある場合のVTE予防法では，次の一手として，装着部位の変更があります．

フットポンプやレッグポンプといった間欠的空気圧迫法であれば装着する部位を選択でき，なおかつ弾性ストッキングより効果があるともいわれています．皮膚トラブルが下腿にあるのであれば足底にカフを巻くフットポンプ（図1）を使用し，足底に皮膚トラブルがあるのであれば下腿にカフを巻くレッグポンプ（図2）を使用します．

2. 皮膚障害が広範囲にわたっている場合

では，次に下肢の皮膚トラブルが広範囲にわたっており，弾性ストッキングはもとよりフットポンプの使用も困難な場合はどのような選択肢があるでしょうか？

1）自動運動が可能な患者

自動運動が可能であれば，足関節自動運動を促し，患者自ら予防をしてもらいます．足関節の背屈，底屈の繰り返しにより大腿静脈の血流を測定した研究もあり，実施方法が適切であれば効果が望まれる方法であり，合併症がないという点が最大の利点でしょう．

2）自動運動ができない患者

自動運動ができない場合は，薬物的予防法を検討します．理学的予防法よりも合併症のリスクを伴うため安易に選択できませんが，出血のリスクが低くVTEのリスクが高い場合は積極的に検討していきます．また，皮膚トラブルも段階によっては弾性ストッキングの装着も可能であるため，皮膚科医や皮膚・排泄ケア認定看護師へ相談し，指示を仰ぐこともよいでしょう．

*

DVTの予防は医師だけでなく，患者のそばにいるナースが日常生活を援助するうえで知っておかなければいけないケアの1つです．患者にとっては闘病の末にようやくたどり着いた離床の機会を最悪な状況にしないため，日々早期の離床を念頭に置き，離床までの期間にどのようなVTE予防をとるか考えなければいけません．

（山村尚裕）

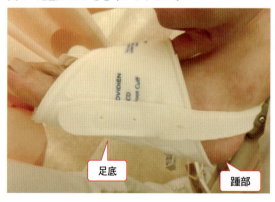

図1 足底にカフを巻くフットポンプ

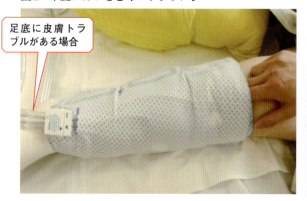

図2 下腿にカフを巻くレッグポンプ

「DVT予防策の選択」

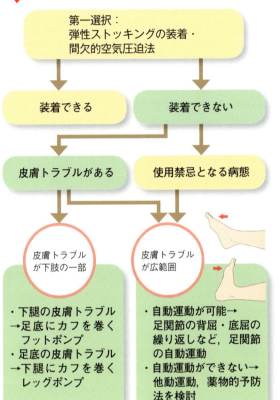

引用・参考文献
1) 日本循環器学会ほか：肺血栓塞栓症および深部静脈血栓症の診断，治療，予防に関するガイドライン（2017年改訂版）．2018．http://www.j-circ.or.jp/guideline/pdf/JCS2009_andoh_h.pdf（2019年5月閲覧）
2) Holbrook A, et al. : Evidence-based management of anticoagulant therapy : Antithrombotic Therapy and Prevention of Thrombosis, 9th ed : American College of Chest Physicians Evidence-Based Clinical Practice Guidelines. Chest, 141（2 Suppl）: e152S-184S, 2012.
3) 日本整形外科学会肺血栓塞栓症/深部静脈血栓症（静脈血栓塞栓症）予防ガイドライン改訂委員会編：日本整形外科学会 静脈血栓塞栓症予防ガイドライン．南江堂，2008．

皮膚トラブル **34**

水様便による肛門の皮膚トラブルにはどう対応する？

水様便が出続けているため洗浄をしているが，肛門の皮膚トラブルがある．

 次の一手は？ **便失禁管理システムを使用．**なければ**肛門パウチを使う**などしましょう．

▶ 便失禁管理システムの使用

1. 便失禁管理システムとは

水様便による皮膚トラブルには，いくつかの原因が考えられます（図1）．これらの原因から肛門周囲の皮膚を守るために，便失禁管理システムを使用します．これは直腸にシリコンチューブを挿入し，閉鎖的に水様便をドレナージする方法で，皮膚に排泄物が直接付着しませ

143

ん．このシステムを使用することで，皮膚のバリア機能の低下を防ぎ，機械的・化学的な刺激より皮膚を守ることができます．

皮膚のバリア機能とは，皮膚表面は皮脂膜によりpHが弱酸性に保たれていますが，それにより水分や細菌，真菌の侵入を防ぎ，さらには体液成分の喪失を防ぐ働きのことです．皮膚のバリア機能が低下することで，皮膚トラブル（発赤・びらん・潰瘍・感染）が生じます．

現在，便失禁管理システムには，フレキシシール®SIGNAL（コンバテックジャパン，図2），バードディグニケア®（メディコン），MMIストーマフロー（村中医療機器株式会社）があります．

水様便による皮膚トラブル予防のほかに，褥瘡や熱傷などの肛門周囲の創部の汚染予防，感染性の下痢（clostridium difficileやMRSA腸炎など）による感染拡大防止，オムツなどのコスト削減，ケア時間の短縮などを目的とし，使用することができます．

2.便失禁管理システムの適応・禁忌

便失禁管理システムは直腸内にシリコンチューブを挿入し，固定水でバルーンを膨らませて固定をするため，直腸または肛門に狭窄や創傷がある患者や肛門括約筋の弛緩がある患者は使用できません．また，便をドレナージするため，ブリストル排便スケール6〜7（図3）の，軟らかく無形もしくは水様便でなければ，閉塞の可能性があり使用できません．さらに，使用に違和感を訴える場合や，肛門裂傷などを起こすおそれがあります．使用においては医師とともに検討し，患者・家族の同意を得る必要があります．

便失禁管理システムは適応・禁忌が各社より示されているため，それを参考に使用するとよいでしょう．また，使用中の注意点を表1に示します．装着中はカテーテルからの外力により，新たな皮膚トラブルが起こる可能性があります．そのため，カテーテルを引っ張りすぎず，屈曲やねじれがないように管理を行います．さらに，皮膚カテーテルが接触しないように，ポリエステル繊維綿やガーゼをカテーテルに巻きつける方法も有効です．

▶予防的スキンケアは継続的に

便失禁管理システムを使用しても，水様便が漏れ出し，皮膚トラブルが生じたり，悪化する場合があります．そのため，予防的スキンケアは継続的に行います．

殿部の保清時には，洗浄による摩擦が機械的刺激とならないように行います．洗浄薬は，ホイップクリームのように十分に泡立てて，その泡の厚みで摩擦を加えず

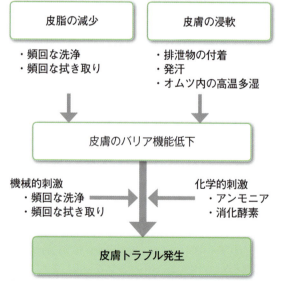

図1　下痢による皮膚トラブル発生の機序

亀井有子：栄養・褥瘡予防とスキンケア．クリティカルケア実践の根拠，道又元裕編，p.250-252，照林社，2012．を元に作成

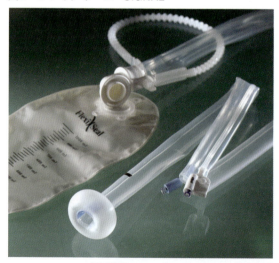

図2　フレキシ シール®SIGNAL

（写真提供：コンバテック ジャパン株式会社）

図3 ブリストル排便スケール

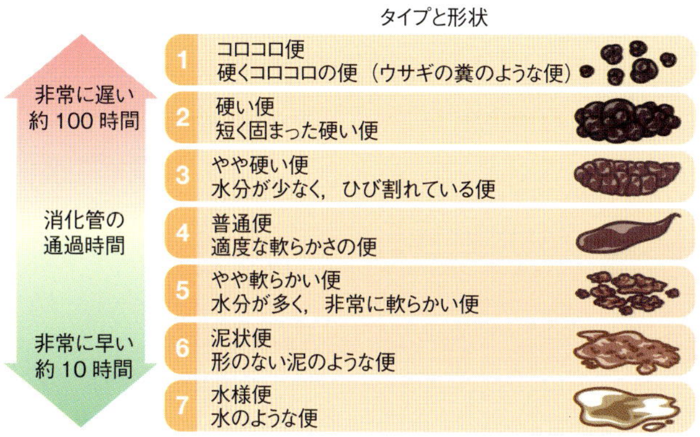

	タイプと形状	
非常に遅い 約100時間	1	コロコロ便 硬くコロコロの便（ウサギの糞のような便）
	2	硬い便 短く固まった硬い便
消化管の通過時間	3	やや硬い便 水分が少なく，ひび割れている便
	4	普通便 適度な軟らかさの便
	5	やや軟らかい便 水分が多く，非常に軟らかい便
非常に早い 約10時間	6	泥状便 形のない泥のような便
	7	水様便 水のような便

表1 便失禁管理システム使用時の注意点

1. 肛門括約筋の弛緩
2. 挿入による肛門裂創，粘膜損傷
3. チューブの脱落
4. チューブ周囲からの便漏れ
5. 臭気

に，優しくなで洗いをし，十分に流す必要があります．ご自分の洗顔時を想像すると，わかりやすいと思います．

洗浄・拭き取りは1日1～2回までとし，洗浄時以外は肛門清拭剤，洗浄クリーム，オリーブオイルやベビーオイルなどの油分を含ませたコットンや，不織布ガーゼなどで摩擦を与えずに軽く押さえ拭きをするとよいでしょう．

皮膚トラブルや発赤がある場合は，肛門周囲だけでなく殿部全体に油脂性軟膏，皮膚被膜剤や皮膚保護クリーム・オイルを使用して直接排泄物が皮膚につかないようにします．皮膚トラブルがすでにびらん・潰瘍形成にまでいたっているときは，排便のたびに肛門周囲に粉状皮膚保護剤散布やアルコールフリー練状皮膚保護剤を塗布します．皮膚保護剤含有軟膏を厚めに塗布する方法も有効でしょう．

オムツの選択として，皮膚への排泄物の付着を低減させる効果のあるパッドを使用したり，同様の効果のあるコットンをシリコンチューブに巻くとよいでしょう．

▶ 便失禁管理システムが使えないとき

便失禁管理システムがなんらかの原因で使用できなかった場合は，肛門パウチを行う方法があります．これは，柔らかい材質の単品系ストーマ用単品系装具を用いて行います．装具を貼付する場合は，練状皮膚保護剤や板状皮膚保護剤を活用して肛門周囲が平面となるように貼付すると密着性が得られます．

しかし，肛門パウチは便失禁システムに比べて便漏れのリスクが高いという欠点があります．便失禁管理システムと同様に予防的スキンケアを行い，軟膏や皮膚保護剤，オムツの使用を行っていくとよいでしょう．

肛門周囲に板状皮膚保護剤をモザイク状に貼付し，その隙間を粉状皮膚保護剤で埋めるように保護する方法もあります．ハイドロコロイド・ドレッシング材を同様に切って使用することもよいでしょう．これらは剥がれた部分のみ貼りかえを行っていきます．

（當麻麻美）

引用・参考文献
1) Gray M, et al. : Incontinence-associated dermatitis : a consensus. J Wound Ostomy Continence Nurs, 34(1) : 45-54, 2007.
2) 内藤亜由美ほか編：病態・予防・対応がすべてわかる！ スキントラブルケアパーフェクトガイド．学研メディカル秀潤社, 2013.
3) 清水敬樹編：ICU実践ハンドブック-病態ごとの治療・管理の進め方．羊土社, p.436-437, 2009.
4) ConvaTec社：患者選定のアルゴリズムと使用方法-新しい便失禁管理/患者さまのケアのために. Flexi-Seal®SIGNAL™, 2011.
http://www.convatec.co.jp/media/11005032/000007FMSAlgorithm.pdf(2019年5月閲覧)
5) 一般社団法人 日本褥瘡学会：ベストプラクティス 医療関連機器圧迫創傷の予防と管理．照林社, 2016.
6) 亀井有子：栄養・褥瘡予防とスキンケア．クリティカルケア実践の根拠, 道又元裕編, p.250-252, 照林社, 2012
7) 志村知子：便失禁ケアシステムの有用性と使用・管理のポイント．月刊ナーシング, 36(3) : 31, 2016.

第3章　ケアや手技の次の一手はこれ！

皮膚トラブル 35

陥没しているストーマはどうケアしますか？

ストーマ装具は漏れのないように貼るが，
ストーマが陥没しており，うまく貼れない．

**凸型装具の使用や，
交換時期の変更**を行います．

　腹壁よりも排泄口が低い陥没気味のストーマは，装具の装着が困難になりやすく，排泄物が漏れやすくなります．患者も看護師も，うまく貼れないことにストレスを感じますね．ここでは，このようなケースへの対策を，事例とともに提示していきます．

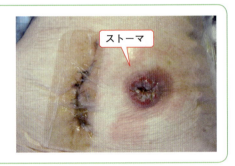

- 患者：A氏，80歳代，女性
- ●大腸イレウスにて緊急手術．横行結腸に人工肛門造設術施行．
- ●術後に粘膜皮膚接合部の離開が認められたため，壊死組織の除去を行い，銀含有ハイドロファイバーを充填し対応した．
- ●しかし，ストーマ粘膜の高さが皮膚面より陥没気味となった（右写真）．装具が1日も持たないような頻回な排泄物の漏れによりストーマ周囲の皮膚障害を併発し，装具装着が困難となった．

　陥没気味のストーマは，術前の状態が悪い緊急手術の場合によくみられます．陥没気味のストーマとは，ストーマの排泄口が腹壁の皮膚面より下にある状態をさします（図1）．

　一般的に，高さのないストーマとなってしまう要因としては，ストーマ造設時の腸管の緊張や，不適切な位置でのストーマ造設があります．また，造設後早期に循環障害のためにストーマの突起部が壊死・脱落した場合や，腸管と腹壁との固定が悪くストーマが腹壁内に引き込まれてしまう場合などに起こります．

　また，循環障害がなくても，造設時からストーマの高さが不足しているために起こっている場合や，術後の体重の増加による体型の変化が要因となることもあります．

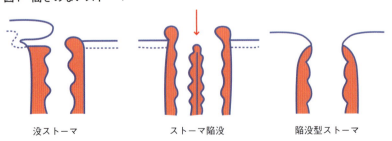

図1　高さのないストーマ

没ストーマ　　　ストーマ陥没　　　陥没型ストーマ

ストーマの排泄口が腹壁の皮膚面より下にある状態を「陥没気味のストーマ」という．

146

▶ 陥没気味のストーマはどうケアする？

1. ストーマ周囲のスキンケア

　この症例では，たび重なる排泄物の漏れで装具装着の基本となる皮膚がびらんを呈し，装具の装着が困難となっていました．このような場合は，びらんの早期治癒のケアも同時に考慮することが必要です．

　びらん面があることで患者の苦痛も強くなっているため，苦痛がより軽減するように刺激の少ない剥離薬を使用し，愛護的な交換を心がけます．びらん面には適量の粉状皮膚保護材を散布し，滲出液のコントロールをします．患者のストレスも強いと思われますので，精神面のフォローも行います．

2. 装具選択の検討

　排泄物の漏れかたは，装具交換時に裏面をみてアセスメントします．ストーマの全周性に排泄物が漏れており，ストーマ粘膜の陥没を修正できれば対応可能と判断します．

　この症例では，==平面装具から凸型装具へ変更==（図2）しました．装具の種類としては，凸型リングが皮膚粘膜接合部に密着するような装具（図3）を選択しました．また，凸型装具だけでは密着が不安定であったため，ストーマベルトも使用しました．

3. 装具の交換間隔の検討

　この症例では，装具を変更したあとも3日ごとに装具を交換していました．しかし，凸型に変更しても面板と皮膚のあいだに排泄物が潜り込んでしまうため，皮膚障害が起こらないように2日ごとの交換とし，交換間隔を短めに設定しなおしました．

　装具がうまく貼れない場合や装具の耐久性が保てず排泄物が漏れる場合は，==皮膚障害を予防する観点から，交換間隔を短く設定する発想も必要==です．その場合，装具の費用負担も考慮した選択が求められます．

▶「なぜうまく貼れないのか」のアセスメントから

　A氏は視力低下があり，ご自身での装具交換はできなかったため，ご家族への指導を行い，自宅退院となりました．退院後はストーマ外来でフォロー継続していましたが，ご自宅で排泄物の漏れが頻回に起こり，皮膚障害

図2　凸型を作り出すストーマ装具やアクセサリー

- 凸型装具はストーマ周囲の皮膚を伸展させることで，ストーマを突起させストーマに高さを作り出す．
- 凸型装具を使用することで排泄物が漏れにくくなり，装具装着の安定が増すことがある．
- 陥没気味のストーマの場合，装具の凸型リングの際の部分が粘膜皮膚接合部の近くに密着できるようなホールカットと凸型リングの幅のものを選択する．

　凸型装具と言っても，メーカーにより凸の高さや幅などさまざまある．また，凸型を作るためのアクセサリーもさまざまである．患者の腹壁の状態によっては，凸型が漏れの原因となることもあるため，患者の個別性と装具の状況を把握したうえで選択することが必要となる．

図3　凸型リングが皮膚粘膜接合部に密着するような装具

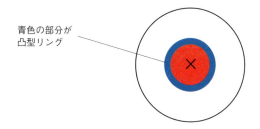

青色の部分が凸型リング

が再燃したため管理困難となり，ストーマを再造設することになりました．

　このように，管理困難なストーマの場合，長期的に合併症が出てくることもあります．退院後のフォローで適時・適切な支援を継続していく専門外来など体制作りも欠かせません．

　今回は，高さのない陥没気味のストーマの場合の「次の一手」を示しましたが，重要なのはやはり，なぜうまく貼れないのか，原因や誘因をアセスメントすることです．その結果をふまえて，適切な装具選択や管理方法をできるだけ早期に検討していきましょう．

（穴澤智美）

引用・参考文献

1) ストーマリハビリテーション講習会実行委員編：ストーマリハビリテーション―実践と理論．金原出版，2006．
2) 松原康美編：ストーマケア実践ガイド―術前から始める継続看護．学研メディカル秀潤社，2013．
3) 大村裕子編：カラー写真で見てわかるストーマケア―基本手技・装具選択・合併症ケアをマスター．メディカ出版，2006．

第3章　ケアや手技の次の一手はこれ！

皮膚トラブル 36

創傷被覆材を貼っても褥瘡が治らない場合は，どうしますか？

褥瘡予防として，浅い褥瘡に創傷被覆材を貼ったが治らない．

 抗菌作用のある創傷被覆材や外用薬の使用を検討します．

▶褥瘡発生要因のアセスメント

今回のケースでは，創傷被覆材の検討はもとより，まずは褥瘡の発生要因のアセスメントがしっかり実施されているかを再確認しておきましょう．

褥瘡のリスクアセスメントは，ブレーデンスケール，OHスケール，K式スケールなどを用いて評価します．採点結果をもとにケアの立案，評価を行います．たとえば，圧迫やずれ，摩擦，失禁による創汚染，低栄養などの要因がある場合は，浅い褥瘡でも治りにくくなります．治癒遅延がある場合，なぜ治らないのか，褥瘡の発症要因は今のケアで除去されているか再評価を行いましょう．

1. 創部と創周囲の洗浄

創部は，創表面の細菌や壊死組織を除去することを目的とし，創周囲は正常な皮膚の機能維持を目的に洗浄を行います．創洗浄は，ドレッシング材を交換するたびに生理食塩水，または水道水を使い十分な量で洗浄します．創周囲の皮膚も，洗浄薬を十分に泡立てて愛護的に洗浄します．

2. 創傷被覆材の適切な使用

滲出液や創の状態に合った創傷被覆材の選択がされているでしょうか．どの創傷被覆材を選択するかのポイントは，滲出液のコントロールです．滲出液の量に合わせた素材の選択と適切な交換間隔が重要です．たとえば，創傷被覆材の3/4以上が滲出液で汚染されている場合や周囲から滲出液が漏れる前に交換することがポイントです（図1）．

▶それでも創傷治癒が遅延している場合

1. クリティカルコロナイゼーションの可能性

適切な治療，ケアを行っているにもかかわらず創傷治癒が遅延している場合は，クリティカルコロナイゼー

図1　創傷被覆材の交換の目安

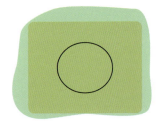
創傷被覆材のすべてが滲出液で汚染され，周囲から滲出液が漏れ出ている
▶創傷被覆材の交換が必要

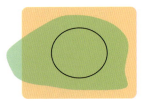
創傷被覆材の3/4以上が滲出液で汚染されている
▶創傷被覆材の交換が必要

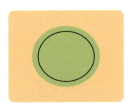
滲出液が創傷被覆材からすこし漏れ出ている

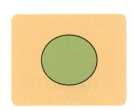
滲出液が創傷被覆材の範囲におさまっている

表1 NERDSの説明

N	Nonhealing wound	適切な治療にもかかわらず創が治癒しない
E	Exudative wound	滲出液が多い
R	Red and bleeding wound	創底が明るい色で過剰肉芽を伴う
D	Debris in the wound	創内に壊死組織や不活性化組織がある
S	Smell from the wound	悪臭

ション(臨界的定着)を疑います。クリティカルコロナイゼーションとは、創部の細菌数が増加することにより治癒が遅延する状態をいいます。

一見きれいな創部に見えても、創の表面は無菌ということはなく、なんらかのかたちで細菌が存在しています。クリティカルコロナイゼーションの特徴である、創表面に細菌負荷が増加したときの徴候の頭文字をとったNERDS(ナーズ，**表1**)を用いて判断することができます。

この治療やケア方法について、『褥瘡ガイドブック』[1]では、「浅い褥瘡(真皮層レベルの損傷，DESIGN-R®でd2)の場合、創面の保護と適切な湿潤環境の保持からドレッシング材の使用が主体となるが、感染や臨界的定着(クリティカルコロナイゼーション)が疑われる場合は外用薬を用いるとよい」と記載されています。感染やクリティカルコロナイゼーションが疑われる場合には、抗菌作用のある創傷被覆材や外用薬の使用を医師と検討する必要があります。

2. 抗菌作用のある創傷被覆材の使用

抗菌作用のある創傷被覆材として、銀含有ハイドロファイバー(アクアセル®Ag)、銀含有アルギン酸ドレッシング(アルジサイト®銀)、銀含有親水性ポリウレタンフォーム(ハイドロサイト®銀)が挙げられます。細菌に対して抗菌作用をもち、組織障害性はなく、滲出液が比較的多い創に対して適正な湿潤環境を保つのに適しています。ただし、これらの創傷被覆材は皮下組織にいたる創傷用とされており、浅い褥瘡に使用すると保険適用外になるので、医師へ確認したうえで使用することが望ましいです。

3. 抗菌作用のある外用薬の使用

クリティカルコロナイゼーションの状態で滲出液の多い創の場合、細菌を閉鎖環境に置くことにより感染が急速に悪化する危険性があります。このような創では、抗菌作用のある外用薬を使用することも有効です。

カデキソマー・ヨウ素(カデックス®)、白糖・ポビドンヨード(ユーパスタ®、イソジン®シュガーパスタなど)を使用します。逆に乾燥傾向の創には、スルファジアジン銀(ゲーベン®クリーム)を使用します。

＊

浅い褥瘡は創底に基底細胞が残っているため、創底部からも上皮化が起こります。褥瘡発生要因が除去でき、適切な局所療法を行うことができれば、比較的すみやかに治癒します。なぜ治らないのかをアセスメントして、現在行っているケアや処置内容が適切に行われているかを検討していくことが重要です。

(穴澤智美)

引用・参考文献
1) 日本褥瘡学会編：褥瘡ガイドブック．照林社，2012．
2) 内藤亜由美ほか編：病態・予防・対応がすべてわかる！ スキントラブルケアパーフェクトガイド．学研メディカル潤秀社，2013．
3) 市岡滋ほか編：治りにくい創傷の治療とケア．照林社，2011．
4) 真田弘美ほか編：改訂版 実践に基づく 最新褥瘡看護技術．照林社，2009．

＊DESIGN-R®：depth, exudate, size, inflammation/infection, granulation, necrotic tissue, pocket, 褥瘡の状態を評価するスケール．深さ，滲出液，大きさ，炎症／感染，肉芽組織，壊死組織，ポケットの7項目から評価する．「d2」は深さ(depth)の評価で、「真皮までの損傷」を意味する．

第3章　ケアや手技の次の一手はこれ！

その他のケア・処置 **37**

意識レベルの悪い患者の口腔ケアはどのように行いますか？

意識レベルが悪く誤嚥の危険があり，口腔ケアがむずかしい．

次の一手は？ **口腔ケアに，ウェットガーゼによる拭き取りを取り入れます．**

　口腔ケアの目的の1つに誤嚥性肺炎の予防がありますが，そもそも誤嚥するとなぜ肺炎になるのでしょうか．

　口腔内には300〜400種類の細菌が存在します．よく歯を磨く人でも，口腔細菌数は1,000〜2,000億個，ほとんど磨かない人では1兆個の細菌が存在しています．この口腔常在菌が肺に流入することで，病原性を発揮し肺炎を惹起します．誤嚥性肺炎の原因となる主な細菌は，黄色ブドウ球菌，腸内細菌，嫌気性菌などです．

▶誤嚥しにくい体位をとる

　意識レベルが悪い患者は，嚥下・咳嗽反射が低下しているため誤嚥を起こしやすくなります．したがって，誤嚥を少なくする手段を講じる必要があります．

　まず，誤嚥しにくい体位管理の実施が重要です．図1のように，頸部が伸展すると誤嚥しやすくなるため，頸部は下方回旋させます．下顎から鎖骨間は，およそ3横指が誤嚥しにくいといわれています．側臥位では，口腔の分泌物が口外に出るように頭頸位置を調整します．ただし，気道確保に問題がある患者には，十分な注意が必要となります．麻痺がある場合は，健側を下にした側臥位とします．

　また，見た目ではむせ込みがなくても誤嚥している状態を不顕性誤嚥といい，意識障害患者や高齢者に多くみられます．口腔ケアのときはもちろん，終日，誤嚥しにくい体位管理を実施することが重要となります．

▶ウェットガーゼで拭き取る

　そして，一連の口腔ケア実施中に誤嚥の危険性が高まるのは，水による洗浄時です．

　ブラッシング後，歯面から剥がれ落ちた歯垢中の菌

図1　誤嚥しにくい体位管理

仰臥位

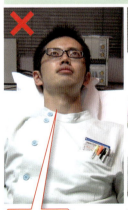
頸部が伸展

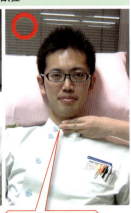
下顎から鎖骨間がおよそ3横指

側臥位

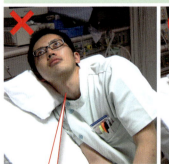
頸部が伸展

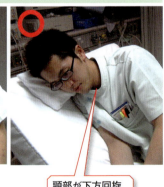
頸部が下方回旋

150

図2　ウェットガーゼによる拭き取りの手順と注意点

❶ 拭き取り前のブラッシングを行う
- 拭き取り前のブラッシングは通常どおりに行うが、歯磨き粉は使用しないほうがよい。
- どうしても使用する場合は、泡立たないタイプの歯磨き粉を使用する。これは、意識レベルの悪い患者では、歯磨き粉の泡を誤嚥する危険性があるためである。

❸ ブラッシング後の拭き取りを行う
- ブラッシング後の汚染物を咽頭に送らないように、奥から手前に向かって拭き取る。
- 口蓋や舌の表面にも肺炎の原因菌が潜んでいるため、口蓋や舌を清拭することも重要である。
- 経口挿管で人工呼吸中の患者では、気管チューブもバイオフィルムとなるため、チューブを奥から手前に向かって清拭する。

❹ 拭き取り後の保湿を行う
- 汚染物除去後の口腔環境を維持するためには、口腔乾燥の軽減が必要である。
- 拭き取り法では唾液などの分泌物も拭き取ってしまうため、口腔ケア後の保湿を忘れてはいけない。
- 保湿には、保湿剤の塗布が有効だが、保湿剤自体が固形化し、かえって口腔を汚染することがあるため、保湿剤は薄く塗布する。

❷ 拭き取り前の準備を行う
- ウェットガーゼで拭き取る際は、指にガーゼを巻きつけて使用する（上写真）。
- 咬合の可能性がある場合は、バイトブロックを使用し、安全に実施する（下写真）。

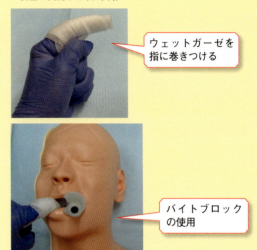

ウェットガーゼを指に巻きつける

バイトブロックの使用

を除去するためには洗浄が必要です。意識レベルが悪い患者では、吸引を行いながら洗浄を行います。しかし、この吸引が不十分だと誤嚥性肺炎の予防目的で口腔ケアを実施しているにもかかわらず、汚染水が下気道に流入し誤嚥性肺炎を助長させることになりかねません。そのため、誤嚥の危険性が高い場合は、ウェットガーゼで拭き取りを行います。

現在、拭き取りに使用できる口腔用ウェットティッシュも市販されています。従来の洗浄法と比べ、拭き取り法でも口腔内の細菌数の減少につながるのかを比較検討した研究では、「口腔用ウェットティッシュでの拭き取りは、注水洗浄＋吸引と同程度、口腔細菌数を減少させることができ、効果的に汚染物を除去できている」[1]と報告されています。

ウェットガーゼで拭き取る場合の手順と注意点を図2に示します。

＊

誤嚥性肺炎は、意識障害患者の生命予後を左右する重大な合併症の1つです。その予防として、口腔ケアは日常的に行われているケアです。しかし、手段が十分に顧慮されないままの実施では、効果を発揮することはできません。そればかりか、患者にとっては苦痛であり、不利益となることもあります。口腔ケアがむずかしいケースでは、安全かつ効果的に実施できるように、歯科医などの専門的介入も必要と考えます。

（神宮かおり）

引用・参考文献
1) 池田真弓：さらによくなる！　口腔ケア Part2 注目トピック 口腔ケア後の"洗浄"を検討！「拭き取り法」って何？. エキスパートナース，30(11)：73-78, 2014.
2) 坂本まゆみ：いつものケアをアレンジするだけで、もっと誤嚥は減らせる！. 月刊ナーシング，34(8)：56-64, 2014.
3) 澤井真理：新人の疑問に備える！　人工呼吸ケアの根拠と最新知識　口腔ケア. 重症集中ケア，12(6)：71-78, 2014.

口腔内出血が多い患者の口腔ケアはどうしますか？

口腔ケアを行いたいが，出血が多く，むずかしい．

原因分析やデバイスの工夫により，**出血があっても口腔ケアは可能です．**

▶口腔から出血する原因は？

まずは，口腔から出血してしまう原因を考えてみましょう．一般に，表1のように「全身的原因」と「局所的原因」に分けられますが，実際には，これらの原因が混在している場面にも，しばしば遭遇します．たとえば，ワーファリンで抗凝固療法中の患者が歯周病を起こして歯肉から出血した，といったような場面です．

このような場合，全身の原因である抗凝固療法が適切に行われているか，主治医に確認する必要があるでしょう．また，局所的原因である歯周病の治療について，専門家である歯科医師や歯科衛生士と話し合う必要があるでしょう．このように，出血の原因をきちんととらえ，原因への対応策を専門家と相談し連携を図ることが重要です．

▶出血へのケアの実際は？

1. まず止血を試みる

出血が持続している場合には，まず止血を試みます．

口腔ケアに関連した一般的な止血法には表2の方法があります．これらの方法により止血を確認できれば，口腔ケアを実施します．止血を確認できない場合には，医師に相談すべきでしょう．

2.「全身的原因」による出血の場合

口腔ケアの方法は出血の原因によって異なります．口腔内出血の原因が全身原因の場合は，口腔内をすこし傷つけただけでも容易に出血してしまいます．口腔内を傷つけないように優しく付着物を除去します．保湿剤で付着物を軟化させ，スポンジブラシで除去するのが効果的でしょう．

ブラッシングを実施する際は，歯ブラシは毛先が柔らかく細いもので，ヘッドが小さいものを使用します．歯ブラシの当たっている部位を確認しながら，歯肉を刺激しないよう，歯肉部に指を添えて行います．汚染が残存しやすい歯間や歯肉のあいだは，歯肉を傷つけやすいため，プラウト®（図1）などのワンタフトブラシ（毛束が1つだけの小さいブラシ）を使用するとよいでしょう．

表1　口腔内出血の原因

全身的原因	局所的な（口腔内に限定した）出血
●血小板の異常（免疫・血液疾患や化学療法など） ●血管の異常（老人性紫斑病，壊血病など） ●血液凝固因子の異常（血友病，播種性血管内凝固症候群・DIC，重症肝硬変） ●抗凝固療法，抗血小板療法（ワーファリン，パナルジン®，バファリンなどの使用）	●歯周病 ●口腔内乾燥 ●外傷 ●口腔がん

三鬼達人編著：今日からできる！ 摂食・嚥下・口腔ケア．照林社，p.79，2013．より引用

表2　口腔内出血に対する局所的止血法

1. 圧迫法
   ガーゼ（過酸化水素水またはアドレナリン併用），歯周包帯，止血床で出血点を圧迫
2. 凝固法
   電気メスまたはレーザーメスで熱凝固
3. 塞栓（タンポン）法
   吸収性止血薬（酸化セルロース，ゼラチンスポンジ，コラーゲン）を出血部へ圧入

藤本篤士ほか編著：5疾病の口腔ケアーチーム医療による全身疾患対応型口腔ケアのすすめ．医歯薬出版，p.132，2013．より引用

3.「局所的原因」による出血の場合

　口腔内出血が局所的原因の場合も同様に，歯ブラシは柔らかいものを使用します．とくに歯周病が原因の場合は，歯肉付近のプラーク（歯垢）を除去しないかぎり改善しないため，ある程度の出血を覚悟でもブラッシングによるプラークの除去を行うことが必要です．適切な圧をかけ，細かいブラッシングで歯間や歯肉溝に停滞したプラークを除去することが必要です．口腔ケアの終了後は，水などで含嗽させ，再出血がないかを確認します．再出血が認められた場合は，再度止血処置を行います．

▶出血があっても口腔ケアは工夫できる

　口からの出血が確認される場合は，さらなる出血を避けるために口腔ケアが不十分になりがちです．しかし，口腔に血液汚染が停滞していたり，ブラッシングが不十分になったりすると歯周病菌が増殖し，口腔からの2次感染や歯周病の悪化を招きます．

　そのため，適切な口腔ケアが欠かせません．口腔から出血のある患者に対し口腔ケアを実施する際は，的確に原因をとらえて，その原因に応じて口腔ケアの工夫をしてみましょう．また，主治医や口腔内の専門家である歯科医師や歯科衛生士と連携を図りながらケアを行うことが重要です．

（阿部絵美）

図1　プラウト®

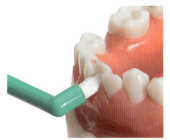

汚染物が残存しやすい歯間や歯肉のあいだは，歯肉を傷つけやすい．このような毛束が1つだけの小さいブラシ（ワンタフトブラシ）を使用するとよい．

（写真提供：株式会社オーラルケア）

引用・参考文献

1) 三鬼達人編著：今日からできる！ 摂食・嚥下・口腔ケア．照林社，p.77-79，2013．
2) 藤本篤士ほか編著：5疾病の口腔ケア―チーム医療による全身疾患対応型口腔ケアのすすめ．医歯薬出版，p.8，p.50-51，p.132，2013．
3) 岸本裕充編著：成果の上がる口腔ケア．医学書院，p.65-66，2011．
4) 長坂信次郎ほか：もう困らない 呼吸を守る オーラルマネジメント これだけ！→どうして？ Theme 4 口腔ケア（トラブル対応編）．呼吸器ケア，10(7)：700-707，2012．

その他のケア・処置 **39**

経鼻カニューラで効果的な酸素投与ができないときは，どうしますか？

経鼻カニューラで酸素投与をしているが，口呼吸で，効果的な酸素投与ができない．

次の一手は？ **原因として鼻閉の有無や呼吸パターンの変化を確認しましょう．**

　まずは，経鼻カニューラについて復習してみましょう．

　酸素投与デバイスには「低流量システム」と「高流量システム」があり，経鼻カニューラは低流量システムに分類されます．

　経鼻カニューラは，吸入酸素濃度が約24～40％の低い酸素濃度で酸素化が維持できるときに使用します．酸素投与を行いながら会話や食事が可能ですが，酸素流量が多いと鼻の不快感が強くなり，吸入酸素濃度の上昇も期待できないため，酸素流量が6L/分以上の投与は推奨されていません．臨床的には4L/分程度で使用されていることが多いでしょう．

▶ 鼻閉や呼吸パターンの変化をチェック

1. 原因は本当に「口呼吸」？

今回の場面での問題は、「患者が口呼吸のため効果的な酸素投与が実施できない＝酸素投与を始めても、SpO_2の上昇が認められない」ことです。しかし、その原因は口呼吸によるものでしょうか？

経鼻カニューラは、鼻閉のある患者には効果が得られません。また、経鼻カニューラをはじめとする低流量システムは、酸素が室内気により希釈されることから、使用する患者の換気量、吸気流速により、吸入酸素濃度が大幅に変動します。一回換気量が大きく、呼吸回数が多いほど吸入酸素濃度が低下します[4]。

しかし、口呼吸であっても換気パターンの変化や鼻腔の閉塞がなければ、口蓋咽頭の気流が鼻咽頭でのジェット混合効果を生み、空気が鼻から吸入されるため吸入酸素濃度に影響を与えません[4]。よって、経鼻カニューラを使用して酸素投与を開始しても、SpO_2の上昇が認められないことは、患者に鼻閉がある、または呼吸パターンに変化が生じていることが原因だと考えられます。

2. 鼻閉や呼吸パターンの変化が原因の場合

経鼻カニューラを使用した酸素療法では、まずは鼻閉や呼吸パターンの変化がないかを観察することが必要でしょう。

鼻閉がある場合は、鼻閉を改善させ、経鼻カニューラでの酸素投与を継続します。呼吸パターンに変化がある場合は、低流量システムでは安定した吸入酸素濃度が得られないため、高流量システムに切り替えて酸素投与を継続します。

3. それでもSpO_2が上昇しない場合

鼻閉や呼吸パターンの変化がなく、SpO_2の上昇が認められない場合は、経鼻カニューラで投与されている吸入酸素濃度では、患者が必要とする酸素濃度を充足できていないと考えられます。

よって、簡易マスクやリザーバーマスクなどに変更し、酸素流量を上げて、吸入酸素濃度を増加させる必要があります。SpO_2が低下する原因や呼吸パターンが変化する原因をアセスメントすることも重要です。

＊

図1　オキシマスク™（コヴィディエンジャパン）

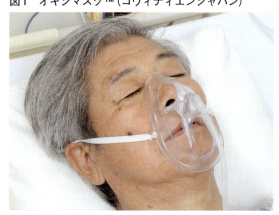

酸素療法において最も重要なのは、一定の酸素濃度を供給することです。酸素療法を受ける患者のアセスメントを的確に実施し、患者の必要とする酸素濃度に合わせて、酸素投与量の決定および酸素投与デバイスを選択します。

近年では、酸素流量の調節だけで低濃度から高濃度までの酸素投与が可能なオキシマスク™があります（図1）。開放型のデザインになっており圧迫感が少なく、会話や飲物を飲むことも可能であることが特徴です。

酸素療法にこのような新しい酸素投与デバイスも選択の1つに加えて、患者一人ひとりに見合った適切な酸素療法を実施できるようにしていくことが重要です。

（阿部絵美）

引用・参考文献
1) 石井はるみ編著：はじめてのICU看護―カラービジュアルで見てわかる！ メディカ出版，p.46-50，2011．
2) 3学会合同呼吸療法認定士認定委員会（日本胸部外科学会，日本呼吸器学会，日本麻酔科学会）：3学会合同呼吸療法認定士認定講習会テキスト．p.197-206，2008．
3) 石井宣大：これで完璧！ 急性呼吸不全患者への酸素投与パーフェクトマニュアル 4 低流量システム 経鼻カニューレ，単純酸素マスク，リザーバーマスク．呼吸器ケア，11(8)：814-824，2013．
4) Barry A. Shapiro, et al.：シャピロ血液ガスの臨床．市瀬裕一監訳，メディカル・サイエンス・インターナショナル，p.72-86，1995．

21時に睡眠剤を内服した患者が，0時に「眠れない」と訴えたらどうしますか？

患者が不眠を訴えているが，次の睡眠導入剤投与まで，まだ時間がある．

次の一手は？

腋窩の冷罨法，または後頸部の温罨法を行います．

深夜0時ごろ病棟をラウンドしていると，患者がテレビをつけて起きており，声をかけると，「薬でいったんは眠れたけど，目が覚めてから眠れないんだよね」と訴えがありました．

眠れない理由を聞いてみると，眠れるまでに1時間くらいかかり，眠れたと思って目が覚めるといつも0時前後であること，入院してからはなかなか寝つけないので，数日前から睡眠導入剤を処方してもらっており，今日も21時過ぎに飲んだと話をされました．

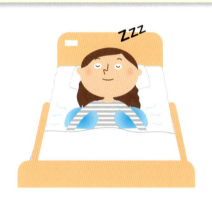

▶そもそも不眠とは？

不眠とは，必要に応じて入眠や眠り続けることができない睡眠障害であり，本人が感じる主観的症状，愁訴です．睡眠は治療因子，状況因子（環境因子・身体的因子・心理的因子）といったさまざまな因子から影響を受け，その状態に応じた介入が必要になります．

図1　サーカディアンリズム（自律神経，深部体温，睡眠との関係）

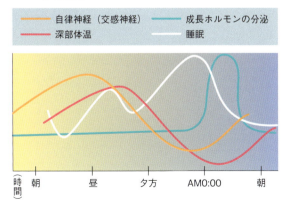

深部体温があるレベルまでスムーズに下降することで入眠は円滑になる．

円滑な入眠，熟眠への援助としては，身体的因子（疼痛，呼吸困難，悪心・嘔吐，頻尿，下痢）などが除外され，音，照度といった環境因子の調整が図られていることが基本です．

それでも入眠できない場合は，サーカディアンリズムと患者の快適性の視点から冷罨法や，後頸部の温罨法が次の選択肢となると考えます．

▶睡眠のしくみとサーカディアンリズム

睡眠は，「眠るタイミングを決める1日の周期リズム（サーカディアンリズム・概日リズム）」と「日中の疲労を解消するしくみ（ホメオスタシス）」の2つのしくみからなっています．睡眠は，体内のサーカディアンリズム（体温，自律神経系，メラトニン）のなかでも体温のリズムと密接に関係しています．

覚醒中の身体は交感神経が優位に作用していますが，入眠期には交感神経系の活動が低下し，副交感神経の作用が優位となります．体温も交感神経の活動が高い夕方18時ごろまでは深部体温が高い状態にありますが，その後は副交感神経の活動が優位となり，深部体温も低下に向かいます．深部体温は早朝で最低となり，その後は

上昇し睡眠が終了し覚醒，その後は再び交感神経活動が優位になります．

このことから，深部体温があるレベルまでスムーズに下降することで入眠は円滑になると考えられます（図1）．

▶睡眠導入につながる具体的対応

1. 腋窩の冷罨法

このケースのように「眠れない」と訴える患者は，眠ろうとすることに集中しすぎていることが多く，交感神経の活動が優位となっています．そのため，体温が下がりきらない状況になっています．

また，外的因子として室内の温度設定も大きく影響しています．睡眠時の最適温度は冬期では16～20℃，夏期は25～28℃です．室温は一定に保たれてはいても，冬期は看護師が半袖で勤務可能な状況でもあるので，患者の体感としては「暑い」と感じることが多く，不快感から入眠に入れない状態の場合もあります．

これらのことから，アイスパックによる冷罨法（腋窩）は皮膚温，深部温ともに低下させることが報告されており[1]，冷罨法による快適性を得ることは副交感神経系の活動性を高め，その後の深部体温の低下のタイミングが睡眠導入につながる選択肢と考えます．

しかし，末梢冷感がある患者の場合は，末梢血管が収縮し深部体温を上げようとしているため，クーリングは逆効果になります．その場合は後頸部の温罨法を選択します．

2. 就寝前の入浴・足浴

円滑な入眠，睡眠の条件としては，交感神経から副交感神経への切り替え，深部体温の下降を挙げましたが，もう1つの条件として四肢末梢からの熱の放散があります．具体的には，就寝前の入浴・足浴です．

入浴や足浴は皮膚血流量が増加するため，深部体温は0.5～1℃上昇します．その後，末梢の皮膚からの放熱が促されるため，深部体温が下がり，入眠までの時間の短縮，中途覚醒回数が減少し，深い睡眠が増加したという報告[2]があります．

しかし，夜勤帯の限られた人数で，睡眠の導入を目的に不眠を訴える患者全員に入浴や足浴を行うのは限界があるでしょう．代わりに選択肢となるのが，後頸部の温罨法です．10分間の後頸部温罨法は，血圧や脳血流などの循環系への影響は少なく，深部体温や手掌・足底などの末梢表面温度を有意に上昇させ，さらに接触していない肩部の筋硬度値を有意に低下させたという報告[3]もあります．

これらのことから，後頸部の温罨法は入浴・足浴と同様，深部体温上昇および四肢末梢からの熱放散により深部体温を低下させ，快適性を得ると同時に睡眠導入につながると考えられます．

*

今回は，円滑な睡眠への導入としてサーカディアンリズムの観点から冷罨法，温罨法を挙げました．

睡眠は治療因子，状況因子（環境因子・身体的因子・心理的因子）など個々の患者によって異なるため，「眠れない＝睡眠導入剤の内服」と安易に考えるのではなく，患者に合った援助を選択していくことが円滑な睡眠・熟眠への援助になると考えます．

（松井智美）

引用・参考文献

1) 樋之津淳子ほか：冷罨法による皮膚温・深部温への影響．筑波大学医療技術短期大学部研究報告，22：27-32，2001．
2) 小林敏孝ほか：身体加熱による快眠法．日本睡眠学会第29回定期学術集会抄録集，p.99，2004．
3) 中納美智保ほか：後頸部温罨法による生体反応についての基礎的研究-脳血流，血圧，体温の変化．和歌山県立医科大学保健看護学部紀要，5：9-15，2009．
4) 中山栄純ほか：睡眠の援助としての足浴の効果に関する文献的検討．石川看護雑誌，1：65-68，2004．
5) 佐藤みつ子：頸部冷罨法による生体反応に関する研究．山梨大学紀要，16：15-19，1999．
6) 井上雄一ほか：特集「眠れない」「眠らない」患者のケア．EB NURSING，11(2)：121-147，2011．

尿閉がある患者への具体策は？

トイレ誘導をしたが，尿閉があり，排尿ができない．

清潔間欠導尿を行います．

今回のケースを，具体的な事例でイメージしてみましょう．

- 85歳，男性．呼吸不全で入院しました．
- 入院時は呼吸困難感があり，体動に伴う呼吸困難感の増悪，SpO_2の低下が認められたため，排尿行動による酸素消費量の増大予防として膀胱留置カテーテルが長期に挿入されていました．
- その後，呼吸状態が改善してきたため，本日10時に膀胱留置カテーテルを抜去しました．
- 抜去後に尿意があり，ポータブルトイレへ移動しましたが，滴下程度の排尿で「ほんの少ししか出ない，すっきりしない」との訴えが続いています．夕方までに何度かポータブルトイレへの移動はしていますが，排尿が認められません．

このようなとき，どうすればよいでしょうか？
患者は「尿意を感じてはいるが，排尿ができていない」ことから，尿閉の状態であると考えます．ポータブルトイレへの移動が可能で坐位姿勢による腹圧もかけられますが，尿排出ができない状態であるため，患者は「すっきりしない．尿が少ししか出ない」という訴えのほかに，膀胱部の隆起や下腹部痛といった症状も伴っていることが考えられます．

患者は苦痛を伴っていることや，膀胱内に長時間尿が貯留することによる溢水性の尿失禁や膀胱尿管逆流を防止するため，選択肢としては清潔間欠導尿による尿の排泄が優先されます．

▶排尿機能と尿閉のしくみ

排尿機能は蓄尿機能と排出機能に分かれており，腎臓で生成された尿は，尿管を通って膀胱に送られます．膀胱内の尿量が400mL程度になると，延髄の橋にある排尿中枢に伝達され，その刺激が大脳に伝えられ尿意として認識されます．

1. 蓄尿機能と排出機能

大脳からの排尿の命令刺激は延髄脊髄を経由して膀胱・尿道に伝えられ，膀胱排尿筋の収縮と膀胱出口の拡大，尿道括約筋の弛緩が働くことによって尿が排出されます．

尿が排出され膀胱が空になると膀胱排尿筋の収縮は止まり，尿道が締まり，再び蓄尿が開始されます．

2. 尿閉とは

尿閉では，蓄尿機能の問題はありません．膀胱内の尿の貯留により尿意は感じますが，排出機能が障害されているため，今回のケースのような症状が出現します．

尿の排出障害は，「①排尿筋の収縮力低下」「②前立腺肥大症などの膀胱出口閉塞」「③排尿筋，尿道括約筋の協調不全」「④ ①,②の両方」が原因となって生じます（図1）．

▶膀胱留置カテーテル留置と尿閉

今回のケースの場合，以下の点を原因として考えます．
- 長期の膀胱留置カテーテル留置による膀胱機能の萎縮，膀胱排尿筋の低下の可能性
- 前立腺の肥大による尿道の機械的閉塞の可能性

膀胱留置カテーテルの留置中は，膀胱内にたまった尿はカテーテルを通して流出するため，膀胱容量が絶えず「0」になります．

膀胱留置カテーテルの挿入そのもの，短期間の留置では膀胱機能を損なうことはありませんが，留置中は尿の貯留による排尿中枢への尿意伝達と膀胱の排尿筋に

図1 蓄尿期および排尿期の膀胱と膀胱括約筋

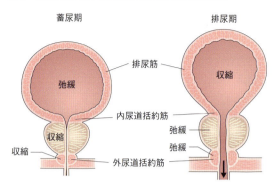

尿の排出障害は，「①排尿筋の収縮力低下」「②前立腺肥大症などの膀胱出口閉塞」「③排尿筋，尿道括約筋の協調不全」「④ ①，②の両方」が原因となって生じる．

図2 膀胱用超音波画像診断装置
　　　ブラッダースキャン システム BVI6100

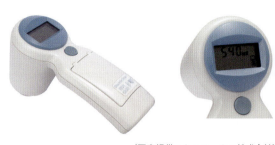

（写真提供：シスメックス株式会社）

よる膀胱の収縮，尿道括約筋の弛緩といった機能が遮断されます．そのため，膀胱機能の廃用性萎縮から膀胱壁の伸縮機能の低下が生じ，膀胱容量が減少するといった弊害が出てきます．

膀胱留置カテーテル抜去後は，排尿筋の低下と膀胱容量減少に伴い膀胱での蓄尿量も減少していることから，長時間の膀胱内への尿の貯留は，膀胱壁の過伸展による溢水性の尿失禁や膀胱尿管逆流が生じやすくなります．これらを解決に導く手段として，「排尿がない」「排尿がないがトイレへの移動の回数が多い」「残尿感がある」といった尿閉の徴候があるときは清潔間欠導尿の選択が望ましいでしょう．

▶清潔間欠導尿の目的

清潔間欠導尿の目的は，以下の点になります．
①膀胱壁の過伸展によって生じた膀胱内の血流低下の回復
②膀胱壁の過伸展を防止することにより，膀胱内圧を一定に保持し膀胱尿管逆流，水腎症，腎機能障害を防止する
③残尿をなくし，尿中の細菌数の増加を防ぎ，炎症の発生を防止する
④間欠導尿を行い膀胱の収縮と弛緩を繰り返すことによって，膀胱機能の回復促進につながる

今回のケースでは残尿感によりトイレへの移動が何度かあることから，その時点での膀胱用超音波画像診断装置（図2）を使用した残尿量の測定も清潔間欠導尿の判断に有効です．残尿量の測定は，尿の排出機能の評価につながります．

▶残尿評価と清潔間欠導尿の継続

排出機能が正常なら残尿量は0mLですが，50mL以下の残尿は臨床的な問題はないとされます．100〜150mL以上を超えた残尿は尿路感染の問題を引き起こすため介入が必要になります．自排尿が確立するまでは，1回300mLを超えない程度に清潔間欠導尿を継続していきます．

なお，今回のケースは患者が高齢男性であることから，尿閉の原因として前立腺肥大による急性閉塞の可能性もあります．その場合，機械的圧迫が除去されないかぎり尿閉は改善されないため，薬物療法，手術療法による症状の改善・消失までは待機的に膀胱留置カテーテルを挿入するか清潔間欠導尿が望ましいといえます．

尿閉の原因は今回記述した以外にもありますが，膀胱内に尿が貯留して尿意はあるものの排尿障害に陥っているため，清潔間欠導尿の選択が精神的・身体的苦痛の緩和につながる選択肢であると考えます．

（松井智美）

引用・参考文献
1）後藤百万ほか編：ナーシングケアQ&A 12　徹底ガイド排尿ケアQ&A．総合医学社，2006．
2）中島紀恵子ほか監，酒井郁子ほか編：高齢者の生活機能再獲得のためのケアプロトコール連携と協働のために．日本看護協会出版会，2010．

術後に腸管蠕動運動が確認できないときは，どうしますか？

術後患者で食事を開始したいが，排ガスがなく，罨法やマッサージの効果もない．

積極的な**早期離床**を進めます．

術後，排ガスがみられれば食事開始の指示が出ます．しかし，まだ排ガスがなく，食事を開始できずにいる患者がいます．そこでナースは罨法や腹部マッサージを行いましたが，効果がありませんでした．このような場合，どのようにすればよいのでしょうか．

▶ 術後の食事開始と排ガスの確認

1. なぜ排ガスを確認する？

従来の術後管理においては，麻痺性イレウスや消化管吻合部の縫合不全などへの懸念から，術後の経口摂取に対しては慎重な対応がとられ，患者は術後数日間，絶飲食を余儀なくされてきました．そのため，術後，排ガスの確認は，腸管蠕動運動の回復のサインと捉え，食事開始の指標の一つとされてきました．

しかし近年，さまざまな臨床研究から早期経口摂取の重要性と安全性が示され，むしろ術後，消化管の安静を保つという絶飲食は，術後患者の回復を妨げる要因になることがわかってきました．そのため，術後，排ガスが確認できなくても，早期から経口摂取を開始することが推奨されています．

2. 排ガスが確認できなくても食事開始は可能

開腹術後は，手術侵襲による腸管血流の低下や神経内分泌系の反応によって，消化管の蠕動運動が低下します．開腹術後，消化管の蠕動運動が回復するまでの時間は，小腸が4〜8時間，胃が24〜48時間，大腸が48〜72時間といわれています[1]．このような術後の消化管の蠕動運動の低下は生理的な経過であり，特別な処置をせずとも術後2〜4日程度で蠕動運動が回復し，排ガスが認められるようになります．そもそも，排ガスとは大腸の蠕動運動を意味しており，胃や小腸の蠕動運動は反映していません．術後，大腸よりも早期に胃や小腸の蠕動運動は回復するため，胃の蠕動運動と小腸の吸収能が回復していれば，排ガスを確認しなくても食事を開始できるとされています．

しかし，術後の生理的な経過の範囲を超え，消化管の運動障害による症状（排便・排ガスがない，腹部膨満，嘔気・嘔吐，腹痛）が持続する場合には，術後イレウスの可能性が考えられるため，食事開始後はもちろん，術直後から患者の状態を注意深く観察していくことが大切です．

3. ERAS®とは？

近年，各国から周術期管理法として，さまざまな科学的根拠に基づいた術後回復能力強化プログラムが提案されています．そのなかでも北欧で提唱され始めたERAS®（enhanced recovery after surgery）という概念は，世界の術後管理を変えてきました[2]．日本でもERAS®を受け，ESSENSE（ESsential Strategy for Early Normalization after Surgery with patient's Excellent satisfaction）プロジェクトが日本外科代謝栄養学会より提案され，研究が進められています[3]．

ERAS®を実施することで，周術期の合併症発生率の減少，在院日数の短縮およびコスト削減ができるとされ，この中でも，特に在院日数の短縮においては，術当日から術後1日目において，飲水（Drinking），飲食（Eating），離床（Mobilizing）が達成されることが重要であるとされています[4]．

▶ 腸管蠕動を促進させる具体的なケア

1. 積極的に早期離床を進める

では，罨法や腹部マッサージの効果がない患者に対し，術後腸管蠕動運動を促進させるケアとして，どのよ

第3章 ケアや手技の次の一手はこれ！

うなものがあるでしょうか？

それは，患者の体動・離床を積極的に早期から開始していくことです．早期離床は，術後腸管蠕動を回復させ，排ガスを促進させるための最も重要な手段の1つです．早期離床は，イレウスの予防になるだけでなく，無気肺や肺炎などの呼吸器合併症，深部静脈血栓，関節拘縮などの廃用症候群，せん妄など，術後に起こるさまざまな合併症の予防となり，患者を術後から早期回復させるために重要な役割を果たします．

2. 術後早期離床の進めかた（図1）

ERAS®においてはバイタルサインが安定し，全身状態がよければ，手術当日もしくは術翌日から離床を開始することを推奨しています．高齢化が進み，さまざまな合併症を有する患者も多く，術後早期離床がなかなか進まないことを経験する方も多いでしょう．しかし，そのような中でも，体位変換や床上での膝の屈伸運動など患者のできる範囲内での体動を促し，"不動化"の状態をつくらないことが大切です．

また，スムーズに早期離床を進めていくためにも，患者に対して術前から早期離床の有用性の理解を促すかかわりと，術後装着されるモニタやチューブ類は可能な範囲で早期の離脱を行うこと，さらに疼痛のコントロールなど，早期離床を阻害する因子を排除していくことが必要です．

3. 早期に経口摂取を開始する

ERAS®における栄養療法では，絶飲食期間の短縮と早期経口摂取の開始が，早期離床と同様に重要な要素として位置付けられています．結腸切除術後でも，術後4時間で経口摂取を開始することを推奨しており，早期経口摂取を開始することで腸管の蠕動運動も促進されるとしています[5]．不動化同様，腸管は使用しない時間が長期になるほど，腸管粘膜の萎縮を招き，腸管機能も低下していきます．術後早期の経口摂取や腸管利用は，腸管機能の早期正常化に有効であり，免疫機能を維持することで感染症の減少にもつながります．

▶ **患者の病態・リスクを評価し，医療チームで協働して早期離床を目指す**

術後管理の最大の目標は，手術侵襲によるダメージ

図1 術後早期離床の具体策

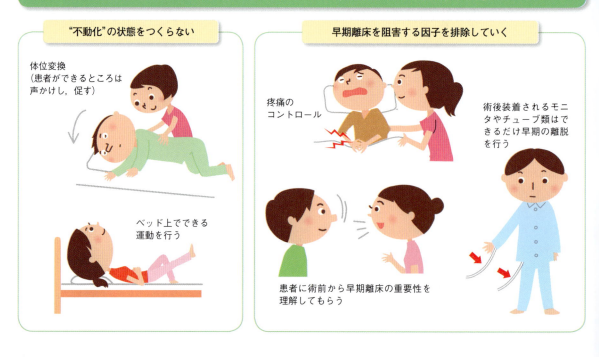

から，よりよい回復を目指すことです．また，起こりうる合併症を予防し，安全に早期離床，早期経口摂取を進めていくためには，他職種による医療チームの協力・連携が欠かせません．術後，患者が安心して早く「動ける」「食べ始める」を実現していくためには，医療チームの中でもとりわけ患者に近い立場にあるナースの役割が非常に大きいといえます．患者が"まな板の鯉"状態で手術に臨むことにならないよう，術前から十分な患者教育を実施することで不安の軽減につとめ，術前・術後を通して，患者の回復意欲を促進できるような関わりを持つことが必要となってきます．

また，患者の状態や手術の内容によっては，早期離床や早期経口摂取の実施が困難な場合も考えられるため，患者の病態とリスクを評価し，医療チーム内において十分な検討のもと実施されることが重要です．

（菅野美幸）

引用・参考文献
1) Holte K, et al.: Postoperative ileus: a preventable event. Br J Surg, 87: 1480-1493, 2000.
2) Fearon KC, et al.: Enhanced recovery after surgery: a consensus review of clinical care for patients undergoing colonic resection. Clin Nutr, 24(3): 466-477, 2005.
3) 宮田剛：ERASとESSENSE．日本外科代謝栄養学会周術期管理ワーキンググループ編：ESSENSE—日本外科代謝栄養学会周術期管理改善プロジェクト—．春恒社，p.1-12，2014.
4) Maessen J, Dejong CHC, Hausel J, et al.: A protocol is not enough to implement an enhanced recovery programme for colorectal resection. Br J Surg, 94: 224-231, 2007.
5) 平塚研之ほか：開腹結腸癌術後の早期経口摂取に関するrandomized controlled trial．日本消化器外科学会雑誌，36(10)：1370-1378，2003.
6) 深沢佐恵子ほか：下部消化管術後の早期経口摂取に関する検討．日本病態栄養学会誌，14(4)：309-316，2011.
7) 池永雅一ほか：術後絶食期間と経口摂取開始期の栄養管理．Nutrition Care，4(11)：1127-1135，2011.
8) 佐藤弘：周術期の代謝栄養管理-ERASプロトコールを巡って-ERASプロトコールと早期離床．栄養-評価と治療，29(2)：135-136，2012.

その他のケア・処置 43
「左側臥位」の指示が出ている患者が「左側臥位禁忌」の場合は，どうしますか？

左側臥位をとりたい患者だが，左側臥位が禁忌．

次の一手は？

左側臥位にする理由と根拠を考慮のうえ，左側以外の体位変換などを行います．

▶「左側臥位をとりたい患者」とは？

今回のようなケースでは，背景によりさまざまな状況や対応が考えられるでしょう．まず，代表的な「左側臥位をとりたい」場面を整理していきましょう．

1. 褥瘡予防の体圧分散

左側臥位にかぎらず，側臥位にする理由として最初に思い浮かぶものは，褥瘡予防のために行われる体圧分散を目的とした体位変換です．これは皆さんも，常日ごろ行っているケアではないでしょうか？　右側に褥瘡があった場合，左側臥位に体位変換を行うのは，当然のケアだと思います．

2. 人工呼吸器管理患者の体位ドレナージ

次に左側臥位をとる理由として，主に人工呼吸器管理患者に行われる，体位ドレナージ目的による体位変換が考えられます．体位ドレナージとは，「排痰を目的とした呼吸理学療法」の1つで，目的とする肺区域（分泌物が貯留している部位）が上側になる体位に整え，気道内貯留分泌物の流動性により誘導し，排出する方法です．体位ドレナージの角度が定義されたものはなく，一般的に40～60°の角度が必要とされています[1]．

体位ドレナージの効果と合わせて，人工呼吸器管理の場合，仰臥位では上側の肺に換気が多く，肺の下側に血流が多くなり，換気と血流のマッチングが悪くなります．患側の肺を上にした体位変換を行うことで，換気血

第3章 ケアや手技の次の一手はこれ！

流比の不均衡が是正され，酸素化が改善されるといった効果もあります．

3. 意識障害患者などの誤嚥予防

意識障害などがあり，喀血，血痰などの気道分泌物量が多い場合，解剖生理上，右気管支へ流れやすく，誤嚥するリスクが高くなります．こういった場合，できるだけ頭部挙上し，頸部前屈位，もしくは前傾左側臥位にする必要があります．嘔吐の場合は解剖生理上，右側臥位が好ましいとされています．

4. 妊娠後期の仰臥位低血圧症候群（SHS）予防

最後に，左側臥位をとりたい患者で忘れてはならないのが，妊娠後期の患者です．妊娠後期になると拡大した子宮によって下大静脈が圧迫され，静脈還流量が減少し，一過性に低血圧を呈することがあります．これを「仰臥位低血圧症候群（SHS）」といい，妊娠後期の患者には，左側臥位をとることが推奨されています．

▶「左側臥位が禁忌の患者」とは？

では，次に，「左側臥位が禁忌の患者」について整理していきましょう．

体位変換が禁忌の場合を表1に示しました[2]．おそらく今回の左側臥位禁忌も，この中に該当する疾患や病態があるためと仮定した場合，「禁忌となる疾患・病態」と「左側臥位にする目的」，どちらの優先度が高いかを考えることで，次の一手が導き出されます．

1. 体圧分散目的の体位変換の場合

仰臥位と右側臥位の体位変換と，その際に起こる皮膚のずれに対して除圧を行います．左側臥位「以外」の体位変換を行っていくことになります．

高機能マットレスおよびベッドの活用は，標準ケアが行えない場合の合併症予防のみならず，ADL拡大や快適性の保持の効果も期待できると言われており，こういった状況であれば，積極的に活用すべきです．

2. 体位ドレナージ目的の場合

左側禁忌の状況なので，それ以外の体位での体位ド

表1 体位変換が禁忌の場合

絶対禁忌	① 活動性出血 ② 循環動態が不安定 ③ 固定されていない頭部・頸部損傷
相対的禁忌	① 不整脈 ② コントロール不能な高血圧 ③ 頭蓋内圧亢進症状 ④ 活動性喀血 ⑤ 肺塞栓症 ⑥ 肋骨骨折 ⑦ コントロール不良な疼痛

レナージを試みます．

それでも酸素化不良な状態（例：左側禁忌の理由はコントロール不良な高血圧だが，右肺炎などがあり，左側臥位以外の体位では酸素化が保つことが困難な場合）であれば，医師と相談し，左側臥位にすることで酸素化の改善を期待できるならば，左側臥位への検討も考慮すべきです．

3. 誤嚥防止による体位変換の場合

左側臥位の代わりに頭部挙上し，頸部伸展を避けます．分泌物等の排泄を促すために顔面のみ左側に向けるなども，誤嚥リスクを減らす1つの方法です．

4. 妊娠後期の場合

仰臥位低血圧症候群であれば，子宮による下大静脈への圧迫を解除できれば還流量は保たれるので，セミファウラー位などを選択します．

（大山隼人）

引用・参考文献

1) 道又元裕ほか編：エキスパートナース・ガイド 人工呼吸管理実践ガイド．照林社，p.245-247，2009．
2) 道又元裕編著：重症患者の全身管理－生体侵襲から病態と看護ケアが見える．日総研出版，p.61-62，2009．
3) 佐藤憲明編著：急変対応のすべてがわかるQ&A．照林社，p.66-81，2011．
4) 寺町優子ほか編：クリティカルケア看護－理論と臨床への応用．日本看護協会出版会，p.95-108，2007．
5) 西田修編：ICU・CCU看護の超重要ポイントマスターブック－集中治療看護がまるごとわかる！．メディカ出版，p.43-45，2013．
6) 南條裕子：体位変換・褥瘡予防．Intensivist，6(2)：163-169，2014．

SHS：supine hypotensive syndrome，仰臥位低血圧症候群

「頭部挙上30°以内」の指示が出ている患者にギャッチアップしてもよいですか？

褥瘡予防のため「頭部挙上30°以内」の指示だが，呼吸困難がありギャッチアップしたい．

緊急度の高い呼吸困難なら起こしましょう．

「呼吸が苦しそうだな．よし，ギャッチアップしよう！でも，高齢で褥瘡予防のため頭部挙上が30°以内だし，どうしよう……」といったような場面を経験している方は多いのではないでしょうか．では，このようなとき，どう対応したらよいか考えていきましょう．

▶「褥瘡予防のための頭部挙上30°以内」について

1. 30°ルールとは

体圧分散のための基本手技の覚え方として，30°ルールが広く知られています．その定義は，「仰臥位でベッドの頭側を挙上する場合に，身体が下方にずれることや仙骨部の圧迫を最小限にするために，頭側挙上の角度を30°以下に制限し，同時に頭側を挙上する前に大腿を30°程度挙上する[1]」とされています．看護学校や臨床においても，この定義を元に教育・指導されているのではないでしょうか．

2. 局所圧迫のコントロールに関するエビデンス

では，この30°ルールは「絶対」なのでしょうか？
松井ら[2]は，内科外科混合病棟で日本語版ブレーデンスケールが15点以下の105名を対象に，45°以上頭部挙上をした状態に3種類のマットレス（二層式エアマット，単層式エアマット，標準マットレス）を使用して褥瘡発生の有無を比較した結果，二層式エアセルを使用した群の褥瘡発生数が有意に少なかったと述べています．
近年では，高機能マットレスの普及も進み，自動ヘッドアップ対応機能が付属されているものもあり，30°以上の角度でも局所圧迫やずれを最小限に抑えることも可能となっています．
また，「褥瘡予防・管理ガイドライン（第3版）[3]」のなかで，高齢者の骨突出部位の褥瘡発生予防にポリウレタンフィルムドレッシング材，すべり機能付きドレッシング材の貼付を勧める（ただし，使用時には保険適用がないことを考慮する）としており，貼付した場合，有意に褥瘡発生率が低下したとして，「推奨度B」が付けられています．

3. 挙上角度に固執しない

30°以下の頭部挙上の目的は，ずれや局所の圧迫を最小限にすることであり，褥瘡予防の一指標として成立していますが，上記文献やガイドラインにもあるように，挙上角度以外の要因でも局所圧迫のコントロールはある程度は可能と考えます．
もちろん，褥瘡発生の要因は湿潤，栄養状態，組織灌流などさまざまであり，それぞれの患者の状態（病態や治療過程）を考え，局所圧迫やずれ以外の要因もアセスメントしなければなりません．

▶「呼吸困難時のギャッチアップ」の目的

次に，「呼吸困難を軽減するためにギャッチアップしたい」という状況を確認しましょう．
呼吸困難時のギャッチアップに何を期待するのか，それは機能的残気量（FRC）を増やし酸素化を効率よくするためや，左心不全に伴う肺うっ血の軽減，気道分泌物の喀出をしやすくするためです．

1. 機能的残気量（FRC）の改善

FRCは安静時の呼気終末に肺の中に残っている肺気量で，ガス交換に大きく関与します．また，減少することで，換気血流比の不均衡や酸素運搬能の低下をもたらします．

FRC：functional residual capacity，機能的残気量

第3章 ケアや手技の次の一手はこれ！

FRCは，立位から臥位になると15〜20％減少するといわれています．また，ギャッチアップできない姿勢だと，腹腔内にある臓器が頭側へ移動するため，背側横隔膜の上に乗るかたちとなり，横隔膜運動を妨げてしまいます(図1)．

2. 肺うっ血の軽減・気道分泌物の喀出

左心不全の状態で臥位をとると，右心系への静脈還流の増加，これによる肺血流の増加から，肺うっ血を起こします．この変化が軽減するため，起坐位をとります．また，起坐呼吸は左心不全だけではなく，気管支喘息や肺炎，気管支炎などでもみられます．これらの疾患では肺血流量の問題ではなく，気道分泌物の喀出が臥位では困難となりやすいためと考えられています．

3. 緊急度・重症度が高い状態を見逃さない

これらのことから呼吸困難時はまず，上記をふまえたタイムリー，かつ正確なフィジカルアセスメントを行い，ギャッチアップをするべきか・しないか，ほかのバイタルサイン（とくに循環動態）も含めて評価し，緊急度・重症度が高い状態を見逃さないことが重要です．

▶呼吸困難の緊急度を見極める

以上をまとめると，呼吸困難によるギャッチアップの目的を的確に判断し，原因を迅速に解除，軽減することが最重要となります．また，30°以上の頭部挙上においても，二層式エアマットや高機能エアマット，クッション，フィルム材を使用することで予防効果が期待されます．これらの対応がすでにされているか，リスクが高い患者には，事前に対応しておくことも重要になってきます．

今回のケースに当てはめると，呼吸数の急激な増加やSpO₂の低下などの変化がある場合は，ギャッチアップするべきでしょう．ただし，フィジカルアセスメント

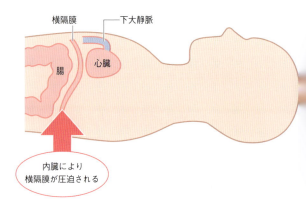

図1　背臥位姿勢における肺胞換気

ギャッチアップできない姿勢だと，腹腔内にある臓器が頭側へ移動するため，背側横隔膜の上に乗るかたちとなり，横隔膜運動を妨げる．

で呼吸困難の原因を把握，循環動態なども考慮したうえで対応します．状態が切迫していれば，早急に医師へ報告し指示を仰ぎます．また，定期的に褥瘡のリスク判定を行い，事前に局所圧迫に対する処置をしておくことも重要です．

（大山隼人）

引用・参考文献

1) 日本褥瘡学会 用語集検討委員会：日本褥瘡学会で使用する用語の定義・解説―用語集検討委員会報告3．日本褥瘡学会誌，11(4)：554-556，2009．
2) 松井優子ほか：二層式エアセルマットレスの褥瘡予防における臨床実験研究．日本褥瘡学会誌，3(3)：331-337，2001．
3) 日本褥瘡学会 学術教育委員会 ガイドライン改訂委員会：褥瘡予防・管理ガイドライン（第3版）．日本褥瘡学会誌，14(2)：165-226，2012．
4) 宇都宮明美：体位と呼吸管理．人工呼吸，27(1)：64-67，2010．
5) 南條裕子：体位変換・褥瘡予防．Intensivist，6(2)：163-169，2014．
6) 曷川 元：実践！早期離床完全マニュアル―新しい呼吸ケアの考え方．慧文社，p.12-20，2007．
7) 道又元裕監：ケアの根拠―看護の疑問に答える151のエビデンス．日本看護協会出版会，p.75，2008．

その他のケア・処置 45

車椅子上で90°坐位を保てない場合は，どうしますか？

早期離床の一環として車椅子への移乗を行うが，90°の坐位を保てない．

次の一手は？

クッション使いの工夫などにより坐位を保持できることもあります．

早期離床の第一歩として，車椅子への移乗は日常的に行われる看護援助の一部です．しかし，車椅子への坐位時間が長くなると，姿勢が悪くなり，褥瘡や不良肢位などの2次障害が発生する危険性が出現することもあります．

▶車椅子で姿勢が保てない場面とは？

車椅子が患者に合わない，また麻痺などの影響で患者の体がずれるということも多々あるのではないでしょうか．このとき，「ずれる体をとにかく元に戻す」ということで，手で支えてみたり，クッションなどをはさんだりしていると思います．

しかし，これでは根本的な解決にはなりません．本来は，患者の体格に合った車椅子を選択することが必要ですが，実際の臨床の現場では困難です．

車椅子坐位時に身体的に適合していない例としては下記のようなものがあります．

・仙骨坐り（すべり坐り，図1a）
・左右のどちらかに傾いてしまう（麻痺などの原因）

これらは，臨床でよく目にする場面です．このような姿勢が続くと，食事時の嚥下がうまくできなかったり，円背の強い患者などは，横隔膜の動きが阻害されることから，腹式呼吸が抑制され，浅くて速い呼吸になってしまいます．そのため，患者に適した坐位を取ることは重要となります．

▶「仙骨坐り」への具体的対応

1.車椅子が合っているかの確認

車椅子の座面が大きい場合は，患者の背部にクッションなどを立てて置き，座面の奥行を縮めてみます（図1b）．その際には，足底がフットサポートにしっかりとついていることを確認します．フットサポートに足底がついていないと仙骨坐りを起こしやすくなります．

また，車椅子が大きく患者の頭部が背部のバックサポートに隠れてしまう場合などは，座面にクッションを敷き，肩甲骨がバックサポートの高さになるように調節します．

図1　仙骨坐りへの対応

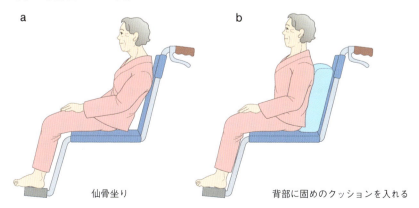

a　仙骨坐り　　　　b　背部に固めのクッションを入れる

車椅子への長時間の坐位は褥瘡の原因になったり，古い車椅子に関しては，座面のたわみから骨盤が傾きやすくなったりするため注意が必要です．

2. クッションの目的と選択

クッション使用の目的としては，「①圧分散」「②姿勢保持」「③動きの補助」などがあります．しかし，これらすべてを満たすことは困難なので，優先順位を決定する必要があります．クッションの材質も，ウレタン，エア，ゲルなどさまざまです．また，使用時には，必ず底付きを利用し，前後・表裏を確認のうえ使用する必要があります．

クッションの選択時には，褥瘡予防であれば，圧分散に優れているエア系やゲル系，坐位保持に関してはさまざまな硬さや反発性を持つウレタン系などを選択します．

▶「横方向への崩れ」への具体的対応

横方向への崩れの原因としては，麻痺などの原因もあると思いますが，まずは車椅子が患者に合っているか，座面のたわみがないかを確認しましょう．座面にたわみがある場合には，クッションを敷くなどの対応をしますが，これだけでは不十分な場合もあります．そのため，クッションの下座面とクッションの間の中央部分にタオルを入れ隙間を埋めるなどの工夫をします．

また，横崩れの際にやってはいけない対応もあります．傾いている側にクッションを挟み込んだりして対応することもあるかもしれませんが，これは，押し込んだクッションにより，骨盤が反対方向に押され，いっそう体が傾いてしまうことがあります．

＊

最後に，臥床状態や端坐位では横には崩れないのに，車椅子では横に崩れてしまうという場合には麻痺が原因と考えられ，また，体が左に傾いている場合には，臥位時にも左側に側屈する側臥位が多くなります．そのため，坐位時のみならず臥位時の体位にも注意する必要があります．

（松元亜澄）

引用・参考文献
1) テクノエイド協会：福祉用具プランナーが使う 高齢者のための車椅子フィッティングマニュアル．2013．http://www.techno-aids.or.jp/research/vol18.pdf（2019年5月閲覧）
2) 田中義博ほか：講座・高齢者のシーティング．医療機関におけるシーティング・クリニックの取り組み．作業療法ジャーナル，38(11)：1067-1072，2004．

その他のケア・処置 **46**

術前の患者が飲水を希望したら，どうすればよいですか？

11時に手術の患者が，起床時に飲水を強く希望．
しかし原則，飲食禁止となっている．

次の一手は？ **絶飲食時間の緩和**が可能か相談しましょう．

▶ 術前の絶飲食時間は短縮の傾向に

1. 長時間の絶飲食は不要

これまで全身麻酔導入時の嘔吐および誤嚥を防ぐ目的で，長時間の絶飲食時間を設け，胃内容物を空にする管理が行われてきました．しかし，長時間の絶飲食が全身麻酔導入時の嘔吐や誤嚥の予防につながるというエビデンスは存在しません．また，長時間の絶飲食は患者に口渇感や空腹感などの苦痛を与え，術前の脱水や低血糖などの合併症を増やす可能性が指摘されています．

1980年代から，麻酔導入2～3時間前までに清澄水を飲んだとしても，絶飲食と比較して胃内容量が不変かむしろ減少し，胃内容のpHも変わらないことが，多くの臨床研究から明らかになりました．この結果をふまえ，

ASA（アメリカ麻酔科学会）など，各国では術前絶飲食ガイドラインを制定し，おおよそ，緊急患者や胃排出速度（GER）の遅延が予想される消化管機能障害の患者を除き，飲水は手術2～3時間前までのclear fluids（清澄水）摂取を可能としています(表1)．

こる現象)，血糖値などが関係していると考えられており，浸透圧や熱量が高い飲料は，胃排泄速度を遅くするという研究結果も報告されています．

このほかにも，ガイドライン内では，母乳，人工乳・牛乳の術前絶飲時間についても示されています(表2)．

2. 現行のガイドラインで推奨される絶飲食時間

そしてわが国でも，安全な術前絶飲食時間の短縮に寄与することを目的に，2012年に日本麻酔科学会より「術前絶飲食ガイドライン」が公表され，「清澄水の摂取は年齢を問わず麻酔導入2時間前まで安全である(推奨度A)[2]」と示されました．清澄水とは，脂肪分を含まない，粒の入っていない液体のことであり，本ガイドラインでは，「水，茶，アップルあるいはオレンジジュース(果肉を含まない果物ジュース)，コーヒー(ミルクを含まない)などの使用が可能である[2]」と示されています．また，「浸透圧や熱量が高い飲料，アミノ酸含有飲料は胃排泄時間が遅くなる可能性があるので注意が必要であり，脂肪含有飲料，食物繊維含有飲料，アルコールの使用は推奨できない[2]」とも示されています．

胃排泄時間にはGERが大きく関係していますが，GERは摂取した飲食物の形態や成分，容量，熱量などにより変化しています．その変化には，神経系や消化管ペプチド(CCK，GLP-1など)，ileal brake(小腸遠位側に栄養素が進入してきた際に胃および十二指腸の蠕動運動抑制，幽門括約筋の緊張亢進，胃排泄抑制などが起

3. その場で判断せず麻酔科医に相談を

ここで重要なことは，本ガイドラインの適応とならない患者も示されていることです．「消化管狭窄患者，消化管機能障害患者，気道確保困難が予測される患者，緊急手術患者，およびリスクの高い妊婦(例：陣痛のある場合，胎児心拍数に異常のある場合)などは本ガイドラインの推奨する絶飲食時間を適応せず，患者の状態に合わせた対応とする[2]」としています．また，この中の消化管機能障害患者とは，飲食物のGERが遅延した胃不全麻痺(GP)の病態を呈していることが予測される患者のことを示しています．GPの原因を表3に示します．

麻酔科医は麻酔導入時の安全性を担保するために，個々の患者に合わせた術前絶飲食時間を慎重に決定しています．そのため，麻酔科医に相談することなく，ガイドラインに従って飲水を許可してしまうことは大変危険です．

絶飲食期間中に患者から飲水希望がある場合は，その場で許可・禁止を判断するのではなく，一度，麻酔科医に相談してみるとよいと思います．

表1 各国術前絶飲食ガイドラインに示されている術前絶飲水時間

国名	飲料：clear fluids*	除外
英国	3時間	救急/消化器疾患
カナダ	2時間	
米国	2時間	救急/消化器疾患
ノルウェー	2時間	救急/胃腸疾患
スウェーデン	2～3時間	救急/胃腸疾患
ドイツ	2時間	

＊clear fluids：水，繊維の入っていないジュース，炭酸飲料，ミルクの入っていないコーヒー，お茶など
伊藤健二，鈴木利保：術前補水の意義 術前経口補水療法の意義．麻酔，60(7)：p.819，2011．より抜粋

表2 日本麻酔科学会術前絶飲食ガイドラインの基準

清澄水	麻酔導入2時間前まで安全である	推奨度A
母乳	麻酔導入4時間前まで安全である	推奨度C
人工乳・牛乳	麻酔導入6時間前まで安全である	推奨度C

●推奨度のランク付け
推奨度A：2つ以上のLevel-Ⅰ文献により実証されたもの．
推奨度B：1つのLevel-Ⅰ文献により実証されたもの．
推奨度C：根拠としてLevel-Ⅱ文献しかないもの．
最終的な推奨度は，論文の科学的根拠に委員会の専門家の意見を加味して決定した．
なお，推奨度は推奨する事項の質の高さを示すものであり，推奨する強さを示すものではない．

Level-Ⅰ：十分な症例数(>100)を対象とした無作為化試験で結果が明確なもの．
Level-Ⅱ：無作為化試験であるが症例数が十分でないもの(<100)，結果に不確定要素があるもの．
公益社団法人日本麻酔科学会 術前絶飲食ガイドライン．1/6-3/6より抜粋

ASA：American Society of Anesthesiologists，アメリカ麻酔科学会
GP：gastroparesis，胃不全麻痺
GER：gastric emptying rate，胃排出速度

第3章 ケアや手技の次の一手はこれ！

▶ 飲水が許可されなかった場合はどうする？

麻酔科医との討議内容から，術前絶飲食時間を緩和することができない場合は，その理由をきちんと患者に説明します．また，なぜ飲水を強く希望するほどの「喉の渇き」が起こっているのかを考えてみることも大切です．

「喉の渇き」は，視床下部や脳室周囲器官群に存在する口渇中枢が活性化されることによって起こります．活性化させる刺激には，アンジオテンシンⅡやアセチルコリン，血漿浸透圧の上昇，体液量の減少などがあります．

術前の患者は，長時間の絶飲食や浣腸などの消化管処置により，水分バランスがマイナスとなり，脱水傾向となります．麻酔導入時は，麻酔による血管拡張作用や心筋抑制作用，交感神経系の抑制などにより血圧が低下します．これに加えて術前からの脱水傾向がある場合は，さらなる血圧低下を引き起こします．

そのため，術前の患者を観察する際には，尿量や尿の色調，脈拍，口腔粘膜などから脱水の有無をアセスメントし，==脱水状態であると判断した場合は医師への報告==を行います．可能なかぎり良好な体液環境を保持した状態で手術に向かえるようにすることも，ナースの大切な役割です．

＊

わが国でも「術前絶飲食ガイドライン」が発表され，術前の絶飲食時間の短縮が普及してきています．また，術前の炭水化物負荷や経口補水液（ORS）を用いた経口補水療法（ORT）を導入している施設もあります．

今後，科学的根拠に基づいた術前管理を導入するためには，個々の努力だけでなく，チーム・組織としての努力や改善も必要です．

（沖 良一）

表3 胃不全麻痺（Gastroparesis）の原因

```
原因不明（特発性）
  ほとんどがウイルス感染症に起因する：一番多い
疾病に合併して起こる（非特発性）
  糖尿病：二番目に多い
  上部消化管手術の既往症：三番目に多い
  胃食道逆流症，腹腔内悪性腫瘍および炎症
  医原性（薬物，放射線など）
  摂食障害（飢餓，神経性食思不振など）
  慢性腎不全，門脈圧亢進症
  自己免疫疾患（リウマチ，強皮症，Sjögren症候群など）
  筋ジストロフィー，脳梗塞
  パーキンソン病，甲状腺機能低下症
```

谷口英喜：術前絶飲食ガイドラインを考える5 病態が胃排泄速度に及ぼす影響．臨床麻酔，37（6）：p.913，2013．より引用

引用・参考文献

1) 伊藤健二，鈴木利保：術前補水の意義 術前経口補水療法の意義．麻酔，60（7）：818-823，2011．
2) 公益社団法人日本麻酔科学会 術前絶飲食ガイドライン．https://obione.xsrv.jp/anesth/files/download/news/20120712.pdf（2019年5月閲覧）
3) Maltby JR, et al.：Preoperative oral fluids: is a five-hour fast justified prior to elective surgery? Anesth Analg, 65（11）：1112-1116, 1986.
4) Sutherland AD, et al.：The effect of preoperative oral fluid and ranitidine on gastric fluid volume and pH. Can J Anaesth, 34（2）：117-121, 1987.
5) McGrady EM, et al.：Effect of the preoperative administration of water on gastric volume and pH. Br J Anaesth, 60（7）：803-805, 1988.
6) Hutchinson A, et al.：Gastric fluid volume and pH in elective inpatients. Part I：Coffee or orange juice versus overnight fast. Can J Anaesth, 35（1）：12-15, 1988.
7) Agarwal A, et al.：Fluid deprivation before operation. The effect of a small drink. Anaesthesia, 44（8）：632-634, 1989.
8) Phillips S, et al.：Preoperative drinking does not affect gastric contents. Br J Anaesth, 70（1）：6-9, 1993.
9) 佐々木俊郎：術前絶飲食ガイドラインを考える1 世界と日本の術前絶飲食ガイドライン．臨床麻酔，37（6）：884-889，2013．
10) 内藤広郎ほか：胃排出を調節する生体環境．日本消化器病学会雑誌，95（12）：1317-1326，1998．
11) KIM Chol：術前絶飲食ガイドラインを考える4 飲料の組成（浸透圧，熱量など）と胃排出．臨床麻酔，37（6）：905-911，2013．
12) 中川 淳：内分泌ペプチドと消化器の生理 インクレチン（GLP-1）と胃排泄．医学のあゆみ，238（10）：1002-1007，2011．
13) 谷口英喜：術前飲食のevidence－麻酔科医にとっての安全を求めて．日本臨床麻酔学会誌，31（7）：959-971，2011．
14) 谷口英喜：術前絶飲食ガイドラインを考える5 病態が胃排泄速度に及ぼす影響．臨床麻酔，37（6）：912-921，2013．
15) 小澤瀞司ほか：標準生理学第7版．医学書院，p.433-435，2009．
16) 稲永清敏ほか：「口の乾き」と「のどの渇き」－アセチルコリン系の関与を中心とした考察．九州歯科学会雑誌，64（2）：38-44，2010．
17) 小倉 信：術前補水の意義 高齢者における術前飲水．麻酔，60（7）：812-817，2011．

ORS：oral rehydration solution，経口補水液　　ORT：oral rehydration therapy，経口補水療法

その他のケア・処置 47

飲水制限のある患者が口渇を訴えたら，どうすればよいですか？

患者が口渇を訴えているが，飲水制限ギリギリで飲水できない．

患者に含嗽を促しましょう．

心不全で治療中の患者や，腎不全で人工透析を行っている患者には，治療として飲水制限が設けられていることがほとんどです．そのような患者が口渇を訴えているが，これ以上飲水をすることができないといった場合は，どのような対応をすればよいのでしょうか？

▶ 口渇に対する含嗽の効果

そのような患者には，まず含嗽を促しましょう．

喉の渇きは，口渇中枢の活性化によって起こります．そして，口渇中枢からの情報は延髄の唾液核に伝わり，唾液分泌を抑制します．その結果，口の乾きを認めます．そのため，含嗽を促すということは，喉の渇きには有効ではありませんが，口の乾きには有効な対応といえます．これは筆者の経験ですが，ふつうの水道水で含嗽を行うよりは，すこし味のついている水やお茶などで含嗽を行うほうが，口腔内にすこし味が残り，爽快感が得られ効果的です．

しかし，含嗽を頻回に行うと，唾液を洗い流してしまうことになります．唾液には，唾液粘液の被覆により，舌や口腔の粘膜を乾燥から保護する作用があります．唾液を洗い流してしまうと，逆に口腔の乾燥を招いてしま

うことがあるため，注意が必要です．そのような場合は，含嗽の後に口腔の潤いを保つジェルを塗布することで，口腔の乾燥を予防することができます．

▶ 水分管理に対する患者教育

1. 水分制限と塩分摂取

このようなケースでは，水分管理に対する患者教育も重要になります．

生体内の水分バランスは，食事や飲水，点滴など体内に取り込まれる「摂取水分量」と，排便や排尿，発汗などの体内から排出される「排出水分量」により一定に保たれています．そのため，嘔吐や下痢など体内から水分が失われると，生体内の水分バランスが崩れ，細胞内脱水が起こり口渇中枢を刺激します．

また，塩分摂取でも口渇中枢が刺激されます．生体内では塩分は水分を引きつける性質(血漿浸透圧)があり，塩分と水分を分けて考えることはできません．塩分を摂取すると，血清ナトリウム濃度が上昇してしまいます．生体内では，血清ナトリウム濃度を一定に保とうと，抗利尿ホルモンが増加し生体内に水分をとどめようとします．そして，口渇中枢が刺激され，喉が渇きます．水分が摂取され，血清ナトリウム濃度が正常化するまで，喉の渇きは治まりません．

腎不全で人工透析を行っている患者では，体液の増加は溢水につながり，肺うっ血やうっ血性心不全を招く可能性があります．また，心不全の患者にとって，体液の増加は前負荷を増大させ，心臓の仕事量を増大させてしまいます．そのため，水分制限だけではなく，塩分摂取についての患者教育も必要となります(表1)．

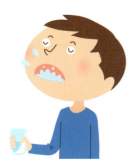

3 看護技術

169

表1　各種ガイドラインによる水分・塩分摂取の記述

- 『急性・慢性心不全診療ガイドライン(2017年改訂版)』では、塩分管理については「慢性心不全患者の減塩目標を1日6g未満とする．重症心不全ではより厳格な塩分制限を検討する」、水分管理については「軽症の慢性心不全では自由水の排泄は損なわれておらず水分制限は不要であるが、口渇により過剰な水分摂取をしていることがあるので注意を要する．重症心不全で希釈性低ナトリウム血症をきたした場合には水分制限が必要となる」と記載されています．

図1　マズローの欲求5段階説

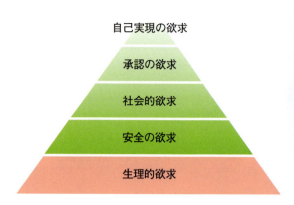

2.「喉の渇き」は人間の本能的な欲求

喉の渇きには、口腔の乾燥、脱水、薬剤性、心理的要因、塩分摂取などさまざまな要因があげられますが、患者にとっては我慢のできない生理的欲求です．

マズローの欲求5段階説(図1)では、人間の欲求は5段階のピラミッドのように構成されていて、低階層の欲求が満たされると、より高次の階層の欲求を欲するとされています．その第1階層が「生理的欲求」です．生きていくための基本的・本能的な欲求であり、喉の渇きもそこに当てはまります．第2階層の「安全の欲求」には、安全・安心な暮らしを求めます．入院中であれば、安静度を守る、疾病の自己管理や健康管理などが当てはまります．

つまり、喉が渇くという生理的欲求が満たされなければ、患者自身が水分・塩分制限を守るという安全の欲求を満たすことが困難であるということです．そのために、ナースは患者の訴えを十分に傾聴し、すこしでも口渇に対するケアを考え、実施することが必要です．

▶アセスメントから医師への報告・相談へ

心不全の水分制限について猪又[6]は、「高度な腎機能障害を合併しない軽〜中等度の心不全においては、水分制限が不要である．いいかえれば、水分管理を必要とする特定の心不全患者像を意識することが求められる」と述べています．また、心不全の重症度や年齢、体格、季節などによっても、水分制限量は異なります．

そのため、心不全の治療中で口渇を訴える患者に対しては、体重や尿量、バイタルサインを確認し、医師に相談してみることも次の一手かもしれません．それにより、医師から飲水制限の緩和の指示が出るかもしれません．

（村崎聖弥）

引用・参考文献

1) 福田純子ほか：そうか、そういうことだったのか！ 透析患者のからだのヒミツ20 溜めてはいけないものが体に溜まる（ヒミツ5）喉が渇く．透析ケア、17(7)：648-650、2011．
2) 佐藤敏子ほか：イラストでわかる！ 透析室の栄養のハナシ20 1.水分ってどのくらいとっていいの？ 食事の中にも入っているの？ 透析ケア、13(1)：12-13、2007．
3) 長谷川真美：事例を通して口腔ケアを考える14 口渇・口腔乾燥のある患者の口腔ケア．歯界展望、85(1)：218-221、1995．
4) 稲永清敏ほか：「口の乾き」と「のどの渇き」－アセチルコリン系の関与を中心とした考察．九州歯科学会雑誌、64(2)：38-44、2010．
5) 日本循環器学会/日本心不全学会合同ガイドライン 急性・慢性心不全診療ガイドライン(2017年改訂版) www.j-circ.or.jp/guideline/pdf/JCS2017_tsutsui_h.pdf（2019年5月閲覧）
6) 猪又孝元：心不全治療に水分制限は必要か？．Fluid Management Renaissance、5(1)：41-46、2015．

索引

数字・欧文

3-3-9 度方式 ……………………………… 38, 64
12 誘導心電図 …………………………………… 108
2 次救命処置 ……………………………………… 88
30°ルール ………………………………………… 163

● A, C, D
ABCD ……………………………………… 55, 66, 72
AED ………………………………………… 61, 84
AIUEOTIPS ……………………………………… 64
CO_2 ナルコーシス ……………………………… 43
CV ポート ………………………………………… 121
DESIGN-R® ……………………………………… 149
DPP-4 阻害薬 …………………………………… 128
DVT ………………………………………… 43, 139

● E, F, G
ERAS® …………………………………………… 159
ESSENSE ………………………………………… 159
FPS ………………………………………………… 47
GCS ………………………………………… 38, 64, 74

● H, J, M
HIT ………………………………………………… 134
JCS ………………………………………… 36, 64, 74
mouth-to-mouth ………………………………… 82

● N, P, Q
NERDS …………………………………………… 149
NPPV ……………………………………………… 97
NRS ………………………………………………… 47
PaO_2 ……………………………………………… 43
pH 測定 …………………………………………… 126
PTE ………………………………………………… 141
qSOFA …………………………………………… 23, 94

● R, S, V
RRS ………………………………………… 11, 23, 54
RRT ………………………………………… 23, 54
SAMPLE …………………………………………… 68
SaO_2 ……………………………………………… 40
SBAR ……………………………………… 56, 66, 74
SGLT-2 阻害薬 …………………………………… 129
SIRS ………………………………………………… 35
SOFA スコア ……………………………………… 22
SpO_2 ………………………………… 40, 102, 104, 154
VAS ………………………………………………… 47
VTE ………………………………………………… 141

● X, α, β
X 線撮影 ………………………………………… 125
α - グルコシダーゼ阻害薬 ………………… 91, 128
β 遮断薬 ……………………………………… 19, 29

あ行

● あ
アイウエオチップス ……………………………… 64
アイントーベンの三角形の原理 ……………… 106
あえぎ呼吸 …………………………………… 22, 61
アセスメント ………………………… 69, 74, 148, 168
圧迫止血 ………………………………………… 115
アドレナリン ……………………………………… 88
アラーム ……………………………………… 59, 73
アルガトロバン ………………………………… 134
アレルギー ……………………………………… 80

● い
胃管 ……………………………………………… 125
意識障害 …………………………… 36, 64, 150, 162
意識レベル ……………………………………… 63, 74
痛み ………………………………………… 44, 130
一次救命 …………………………………………… 84
胃泡音 …………………………………………… 125
イレウス ………………………………………… 159
飲食禁止 ………………………………………… 166
飲水制限 ………………………………………… 169
インスリン過剰 ……………………………………… 91

● う
運動機能 ………………………………………… 38, 65

● え
栄養管理 ………………………………………… 132
腋窩 ………………………………………………… 33
塩分管理 ………………………………………… 170

● お
応援要請 ………………………………………… 61, 83

大部屋	90, 92
オーバートリアージ	48
オピオイド	130
温罨法	156

か行

●か

開眼	38, 64
咳嗽反射	124
過呼吸	22
家族	70, 75, 92
肩の痛み	46
カテコラミン	93
カプノメータ	126
がん	121, 130
換気障害	99
間欠的空気圧迫法	140
観血的血圧測定法	112
間欠熱	34
患者教育	161, 169
感染防護策	86
陥没気味のストーマ	146

●き

気管支喘息	21
気管挿管	80
キシロカイン	80
機能的残気量	163
ギャッチアップ	163
救急カート	57
急性肺水腫	96
吸入酸素濃度	154
急変	13, 57, 66, 70, 90
急変患者の家族	77, 92
急変察知	11, 29, 48
急変対応	54, 70, 110
仰臥位低血圧症候群	162
胸骨圧迫	61, 62, 82, 84, 86
狭心症	45
胸痛	45, 106
胸部誘導	108

●く

駆血帯	118
口呼吸	154
グリセリン浣腸	136
クリップ式電極	106
クリティカルコロナイゼーション	148
クーリング	32, 34
グルカゴン	92
車椅子	165
クレンチング動作	118

●け

経口胃チューブ	125
経口血糖降下薬	127
経口補水療法	168
頸動脈	27
経鼻胃チューブ	124
経鼻カニューラ	153
経皮的動脈血酸素飽和度	104
稽留熱	34
血圧	10, 24, 100, 110, 168
血液ガス分析	41
血液分布異常性ショック	95
血管確保	110, 117, 119
血管の虚脱	88
解熱	34
下痢	132
ケロイド	104
言語障害	65
肩峰	107

●こ

降圧薬	27, 29
口渇	169
口腔ケア	150, 152
口腔内出血	152
後頸部温罨法	156
高血圧	27
恒常性	15, 33
肛門パウチ	145
高齢者	29, 40, 136, 150
誤嚥	150, 162

五感	12, 35, 55, 69	褥瘡予防	148, 161, 163, 166
呼吸	11, 19, 67, 73, 100	除細動	61, 84
呼吸音	14, 21, 98, 126	ショック	15, 50, 51, 110, 117
呼吸パターン	154	ショックスコア	51
呼吸不全	42	徐脈	31
誤挿入	126	心筋梗塞	45, 47
骨髄路投与	88	心原性ショック	15
コードブルー	61	人工肛門	146
コミュニケーション	48, 59, 74	人工呼吸	62, 82
コルチゾール	93	人工呼吸器管理	96, 161

さ行

● さ

採血	113, 116	心室細動	84
サイレントチェスト	14, 21	滲出液	148
サーカディアンリズム	155	心臓血管外科術	86, 96, 109
酸素中毒	43	迅速対応システム	54
酸素投与	43, 153	迅速対応チーム	54
酸素飽和度	41	心電図	106, 108
酸素療法	40, 42, 154	心肺蘇生	60, 82
残尿感	158	心肺停止	61, 68, 82, 85
残尿計	50	心拍数	29

● し

視覚的アナログスケール	47	深部静脈血栓症	17, 43, 139
弛緩熱	34	心不全	18, 50
止血	114, 152	腎不全	169, 169
歯周病	153	深部体温	155

● す

耳朶	41, 102, 105	水分制限	169
実測	13, 25	睡眠障害	155
自動血圧計	24	水様便	143
シバリング	34	数字評価スケール	47
シャント	116	スキンケア	137, 144, 147
手指の肥厚	104	ステロイド療法	93
出血	50, 152	ストーマ	146
術後管理	159, 160	スピリチュアルペイン	131
手動式血圧計	25	スルホニル尿素薬	91, 128

● せ

手背静脈網	119	清潔間欠導尿	157
循環血液量減少性ショック	15	正常換気量	22
静脈血栓塞栓症	141	生理食塩液	81, 123
食事開始	159	生理的欲求	170
触診法	25	絶飲食	133, 159, 166
		前額部	102, 105

穿刺	88, 113, 118
全身浮腫	111
全身麻酔	166
蠕動運動	159
喘鳴	14, 21
せん妄	39
前立腺肥大	158

● そ

挿管チューブ	80
早期経口摂取	160
早期離床	159
創傷被覆材	148
相対的副腎不全	93
搔破	138
瘙痒感	137
足浴	156
速効型インスリン分泌促進薬	128

た行

● た

体圧分散	161
第一印象	13, 37, 69
体位変換	161
体温	14, 32, 100, 155
大腿静脈	88, 113
大腸ファイバースコープ	136
大動脈解離	45
大伏在静脈	119
脱水	50, 168
多尿	50

● ち

チアゾリジン	128
蓄尿袋	50
中心静脈路の確保	88
中枢神経	67, 73
腸骨稜	107
聴診	19, 98
鎮痒薬	138

● つ

爪白癬	42

● て

低血糖	91, 127
低酸素血症	42
ディスポ電極	107
電気ショック	86
電極	87, 108
点滴ルート	110, 117
転棟	91
電話連絡	77

● と

トイレ誘導	157
橈骨動脈	27, 30
同室	77, 90
疼痛	130
頭部挙上	162
動脈血採血	41, 113
動脈血酸素飽和度	40
動脈触知	26, 110
徒手圧迫	115
凸型装具	147
ドライスキン	137
努力呼吸	22, 96

な行

● に

日内変動	33
尿失禁	157
尿閉	157
尿量	49
尿路カテーテル	50
妊娠後期	162
認知症	136

● ね

熱型	34

● の

脳血管障害	45
脳卒中	45

は行

● は

肺うっ血	164
排ガス	159

敗血症 …………………………………… 22, 34, 93
敗血症性ショック ……………………… 16, 34, 93
肺塞栓症 ………………………………… 43, 139
バイタルサイン ………………………… 10, 100
排痰 ……………………………………………… 161
排尿障害 ………………………………………… 158
はさみ式電極 …………………………………… 107
バッグバルブマスク …………………………… 62
歯ブラシ ………………………………………… 152
針刺し事故 ……………………………………… 123
パルスオキシメーター ………………… 40, 102, 104

● ひ
皮下埋め込み型中心静脈ポート ……………… 121
比較的徐脈 ……………………………………… 31
非観血的血圧測定法 …………………………… 112
ビグアナイド薬 ………………………………… 128
非侵襲的陽圧換気療法 ………………………… 96
皮膚潰瘍 ………………………………………… 139
皮膚障害 ………………………………… 142, 146
皮膚の乾燥 ……………………………………… 137
鼻閉 ……………………………………………… 154
ヒューバー針 …………………………………… 122
びらん …………………………………………… 147
頻脈 ……………………………………… 18, 29, 31

● ふ
浮腫 ……………………………………… 111, 139
不整脈 …………………………………………… 30
フットポンプ …………………………………… 142
ブドウ糖 ………………………………………… 91
不眠 ……………………………………………… 155
不明熱 …………………………………………… 34
ブラッシング …………………………………… 153
ブリストル排便スケール ……………………… 144
不良肢位 ………………………………………… 165
プローブ ………………………………… 41, 102

● へ
平熱 ……………………………………………… 33
ヘパリン ………………………………………… 134
便失禁管理システム …………………………… 143

● ほ
膀胱用超音波画像診断装置 …………………… 158
膀胱留置カテーテル …………………………… 157
報告 ……………………………………… 18, 48, 73
訪室 ……………………………………… 13, 69, 73
乏尿 ……………………………………………… 50
保湿 ……………………………………… 138, 140, 151
ポート …………………………………………… 121
ホメオスタシス ………………………… 15, 155

ま行

● ま
マグコロール …………………………………… 136
マズローの欲求5段階説 ……………………… 170
末梢循環不全 …………………………… 102, 104

● み
脈拍 ……………………………………… 28, 111
脈拍触知 ………………………………… 28, 111, 112
脈拍測定 ………………………………………… 30

● む
無脈性心室頻拍 ………………………………… 84

● も
モニター心電図 ………………………………… 30

や行

● や
夜間のバイタルサイン測定 …………………… 100
夜勤 ……………………………………… 70, 156

● よ
陽圧呼吸 ………………………………………… 97

ら行

● り
リザーバーマスク ……………………………… 154
リドカイン ……………………………… 80, 89
臨界的定着 ……………………………………… 149

● る
ルート確保 ……………………………………… 119

● れ
冷罨法 …………………………………………… 156
レスキュー ……………………………………… 130
レッグポンプ …………………………………… 142
レベル …………………………………… 36, 63, 72, 74

175

バイタルチェックと急変予測・対応技術の疑問解決
すごく役立つ 患者を守れる臨床スキル

2019年6月25日　　初版　第1刷発行

監　修	石松　伸一／藤野　智子／道又　元裕／後藤　順一
発行人	影山　博之
編集人	向井　直人
発行所	株式会社 学研メディカル秀潤社 〒141-8414 東京都品川区西五反田2-11-8
発売元	株式会社 学研プラス 〒141-8415 東京都品川区西五反田2-11-8
印刷製本	共同印刷株式会社

この本に関する各種お問い合わせ先
【電話の場合】
● 編集内容については Tel 03-6431-1231（編集部）
● 在庫については Tel 03-6431-1234（営業部）
● 不良品（落丁，乱丁）については Tel 0570-000577
　学研業務センター
　〒354-0045　埼玉県入間郡三芳町上富279-1
● 上記以外のお問い合わせは Tel 03-6431-1002（学研お客様センター）
【文書の場合】
● 〒141-8418　東京都品川区西五反田2-11-8
　学研お客様センター『バイタルチェックと急変予測・対応技術の疑問解決
　すごく役立つ 患者を守れる 臨床スキル』係

©S.Ishimatsu, T.Fujino, Y.Michimata, J.Goto 2019.　Printed in Japan
● ショメイ：バイタルチェックトキュウヘンヨソク・タイオウギジュツノギモンカイケ
　　　　　　ツ　スゴクヤクダツ　カンジャヲマモレル　リンショウスキル

本書の無断転載，複製，頒布，公衆送信，翻訳，翻案等を禁じます。
本書を代行業者等の第三者に依頼してスキャンやデジタル化することは，たとえ個人や家庭内の利用であっても，著作権法上，認められておりません。
本書に掲載する著作物の複製権・翻訳権・譲渡権・公衆送信権（送信可能化権を含む）は株式会社学研メディカル秀潤社が管理します。

JCOPY〈出版者著作権管理機構委託出版物〉
本書の無断複写は著作権法上での例外を除き禁じられています．複写される場合は，そのつど事前に，出版者著作権管理機構（電話 03-5244-5088，FAX 03-5244-5089，e-mail: info@jcopy.or.jp）の許可を得てください．

　本書に記載されている内容は，出版時の最新情報に基づくとともに，臨床例をもとに正確かつ普遍化すべく，著者，編者，監修者，編集委員ならびに出版社それぞれが最善の努力をしております．しかし，本書の記載内容によりトラブルや損害，不測の事故等が生じた場合，著者，編者，監修者，編集委員ならびに出版社は，その責を負いかねます．
　また，本書に記載されている医薬品や機器等の使用にあたっては，常に最新の各々の添付文書や取り扱い説明書を参照のうえ，適応や使用方法をご確認ください．

株式会社 学研メディカル秀潤社